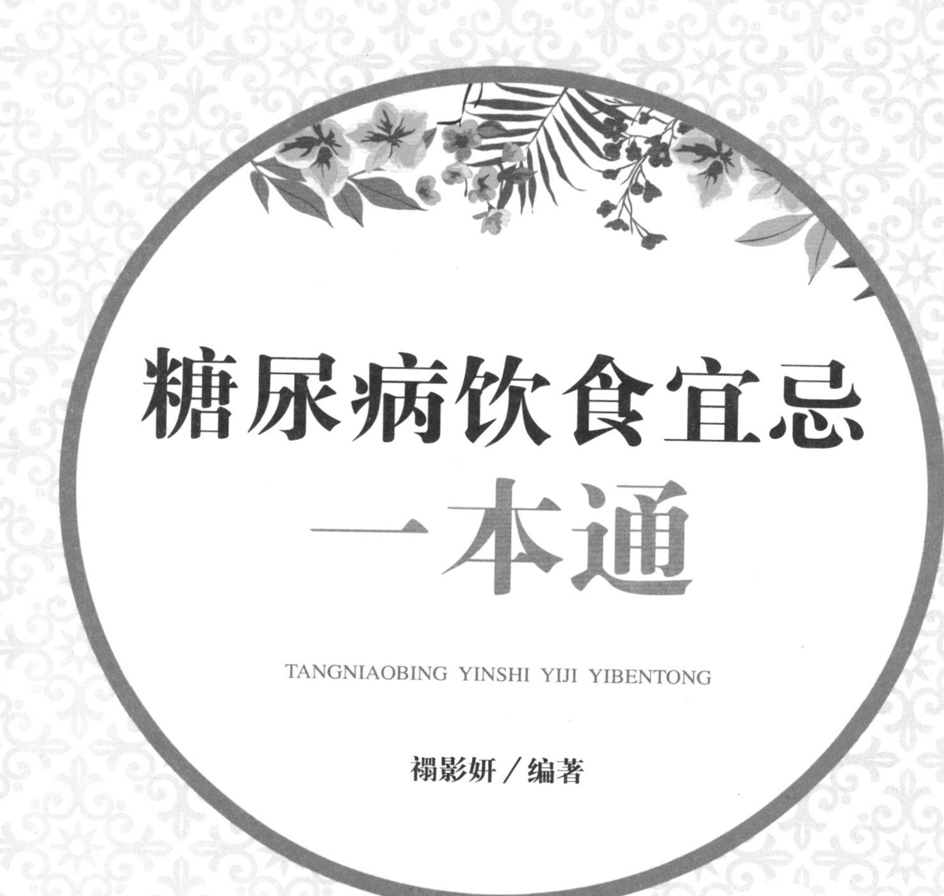

糖尿病饮食宜忌一本通

TANGNIAOBING YINSHI YIJI YIBENTONG

禤影妍／编著

中国中医药出版社
·北京·

图书在版编目（CIP）数据
糖尿病饮食宜忌一本通 / 禤影妍编著 . — 北京：中国中医药出版社，2017.1

ISBN 978-7-5132-3715-4

Ⅰ . ①糖… Ⅱ . ①禤… Ⅲ . ①糖尿病 – 食物疗法 Ⅳ . ① R247.1

中国版本图书馆 CIP 数据核字 (2016) 第 251574 号

中国中医药出版社出版
北京市朝阳区北三环东路 28 号易亨大厦 16 层
邮政编码 100013
传真 010 64405750
廊坊市晶艺印务有限公司印刷
各地新华书店经销

开本 710×1000 1/16 印张 15 字数 168 千字
2017 年 1 月第 1 版 2017 年 1 月第 1 次印刷
书号 ISBN 978-7-5132-3715-4

定价 39.80 元
网址 www.cptcm.com

社长热线 010 64405720
购书热线 010 64065415 010 64065413
微信服务号 zgzyycbs

书店网址 csln.net/qksd/
官方微博 http：//e.weibo.com/cptcm

淘宝天猫网址 http：//zgzyycbs.tmall.com

编写说明

俗话说："民以食为天。"中国人食不厌精，讲究饮食滋味，也擅长以饮食养生。在所有的疾病中，没有一种疾病比糖尿病与饮食的关系更为密切，糖尿病患者既要吃得美味，又要食能果腹，还要做到营养均衡，充分满足机体的需要，并且还不能让血糖超标，一日三餐如何安排，确实是一件"技术活"。如果对食物的升糖指数、营养成分、相互之间的搭配特点以及中医所说的功效、自己的体质特点等情况了解不多，的确很难做到吃得对，更别说做到吃得好、有营养了。

饮食是糖尿病患者控制好血糖、稳定病情的三大基石之一。在临床实践中，糖尿病患者因饮食不当而导致"祸从口入"、血糖升高的病例数不胜数。在我们的日常生活中，有无数的食材被制作成美味佳肴端上饭桌，作为糖尿病患者，虽然不可能掌握所有食材的各类属性和配搭宜忌，但对平时主要食用的主食、副食必须有大致的了解，要搞清哪些宜食，宜食多少，哪些不宜食或少食，如何搭配才能发挥食物的最大协同功效，避免食物产生相克、相侮作用，哪些食物需要在烹饪制作时特别留意，否则就可能发生截然相反的效果等。

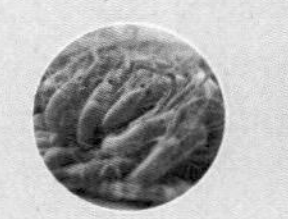
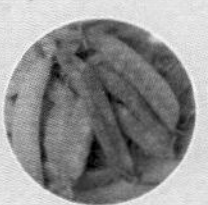
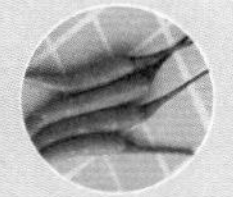

例如，有的食材本身升糖指数并不高，但烹饪的时间过长，则升糖指数直线上升，如绿豆，煮的时间越长，升糖指数越高。再如，中医认为食物本身就有性味、归经的属性，如果食物的属性与自身体质“脾气”不对，非但不会起到互补的作用，反而会损益增害，经常食用就有可能对健康产生不利的影响。有的蔬菜对血糖影响并不大，但其属性偏寒或偏热，若不适合患者的体质，食后可引起患者身体不适。例如，本身属于阴虚火旺体质的糖尿病患者，若性偏温热的食物吃得太多，则可加重口干欲饮的症状；而寒凉体质的糖尿病患者，哪怕摄入的食物热量不高，但嗜食生冷寒凉之物，也容易引起腹泻、食欲不振。病程较长的糖尿病患者多数伴有多种并发症，如果进食只看升糖指数，却不问食物的寒热属性、搭配宜忌、烹饪方法等，即使每餐热量计算得非常准确，也有可能加重并发症或导致其他不适症状。

本书可帮助糖尿病患者了解日常主要食物的营养成分、功效、热量、对糖尿病及其并发症的相关影响以及食物之间的搭配宜忌、食用注意要点等。糖尿病患者在使用前除了应该对自己的病情有比较全面的认识外，还要掌握一些糖尿病饮食的主要原则，例如：饮食总量控制原则、三餐比例“343”原则、饮食清淡原则、膳食均衡原则、进食定时定量原则等。只有在严格遵守了糖尿病饮食主要原则的基础上，食物的宜忌、功效、搭配等才有意义，这是糖尿病患者在使用本书过程中必须了解的，切忌断章取义，孤立地看待某些食物与糖尿病的关系。例如，不能因为某种食物具有降糖功效就不管自身体质情况如何，没有节制地多吃，以为吃得越多降糖效果就越好。事实上，任何食物本身都具有一定的热量，即使食物有降糖功效，但摄入超过一定的限度，也能产生一定的热量，目前还没有像药物一样能降糖又不增加热量的食物。就拿苦瓜来说，其降糖的活性成分主要是提纯后的苦瓜素，要服用很大剂量才有效，单纯依靠吃苦瓜来降糖，作用十分微弱，与其说能降糖，还不如说其升糖指数低，相对更适合糖尿病患者食用而已，不能指望它能代替降糖药。

本书在介绍食物时，为了让读者一目了然，方便查阅，使用了一些指数作为参考指标。“适宜指数”是指该食物对

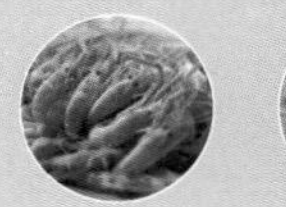
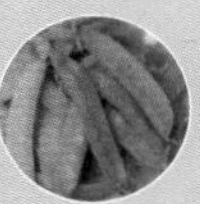
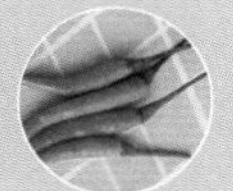

糖尿病患者是否适合食用的综合判断指标，最高的适宜指数为★★★★★；“升糖指数”即血糖生成指数（GI），是指食物进入人体 2 小时内血糖升高的相对速度，反映食物引起人体血糖升高的程度，是人体进食后机体血糖生成的应答状况，升糖指数在 0~45，为低升糖指数食物，在 46~70 为中升糖指数食物，高于 70 则为高升糖指数食物；“热量”是指食物中的产热营养素所提供的供人体每时每刻消耗的能量，通常以千卡 /100 克为单位，食物中能产生热量的营养元素有蛋白质、脂肪和碳水化合物，当供给超过人体消耗时，多余的热量就会变成脂肪贮存起来，随着时间的累积，身体就容易胖起来，糖尿病的风险也就随之加大；“每天可吃”是指该食物在分别被作为主食 、副食食用时，首先应满足饮食总量控制原则，也就是说，选取的食物的分量不能超标。

CONTENTS
目 录

第一篇 主食类

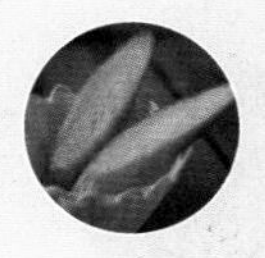

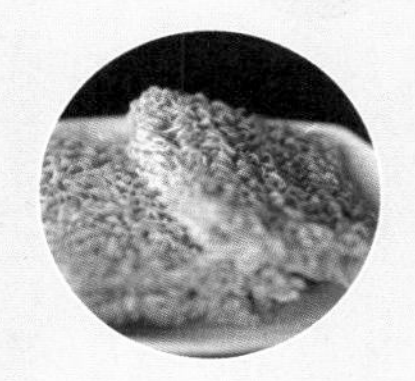

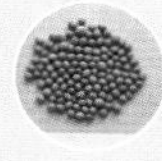

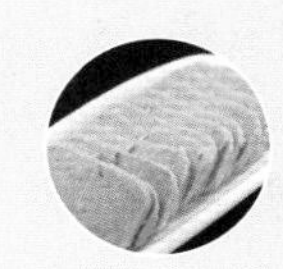

第二篇 蔬菜类副食

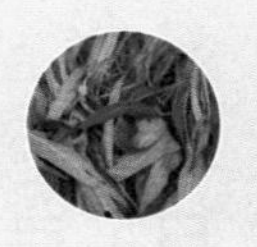
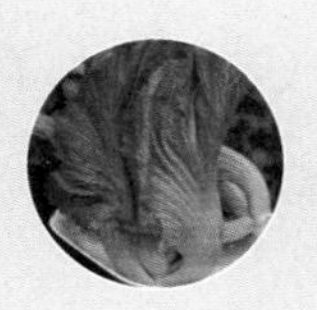

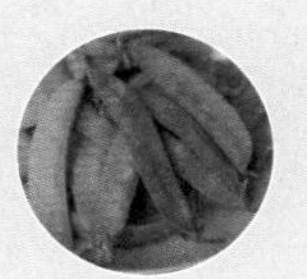
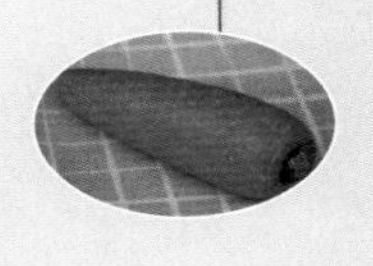

第三篇 肉类副食

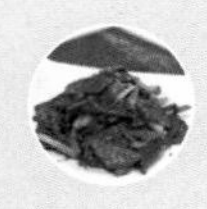
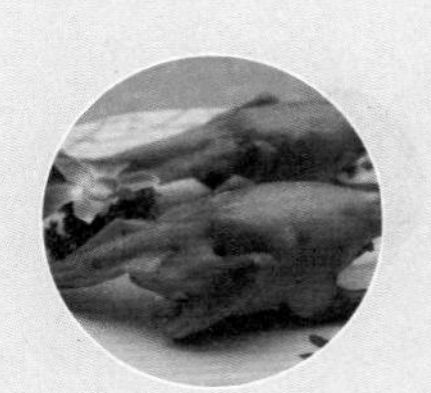
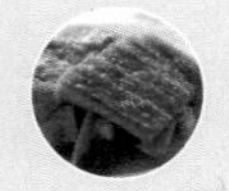

CONTENTS

目 录

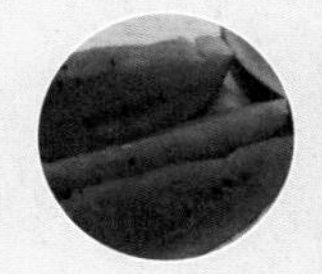

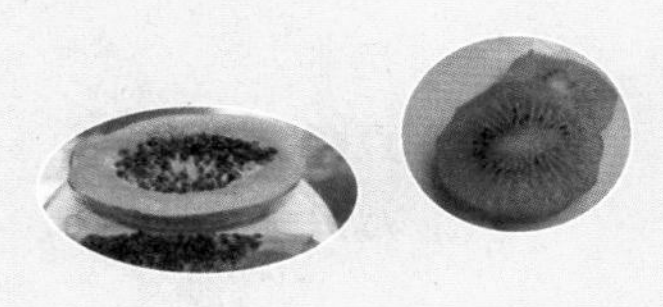

第六篇
其他副食

特别篇
药茶

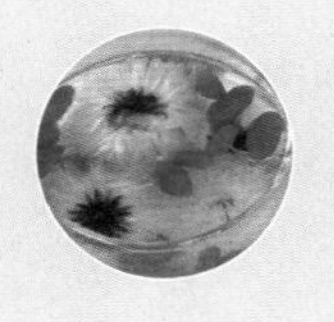
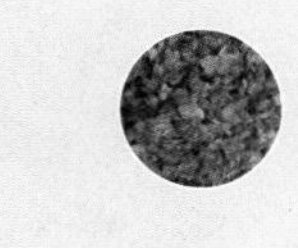

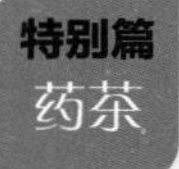

第一篇 主食类

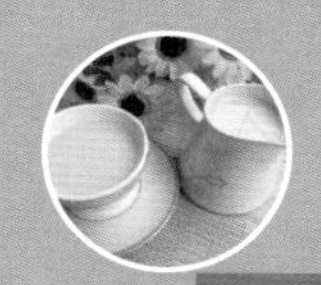

主食是指主要成分为碳水化合物的稻米、小麦、玉米等谷物，以及土豆、红薯、山药等块茎类食物。在多数人的膳食摄入比例中，主食是名副其实的餐桌主角，其提供的能量超过身体摄入总量的50% 以上。很多人都知道，主食摄入过多可引起肥胖，也是导致血糖升高的“元凶”之一，因此，不少追求瘦身的人士以及糖尿病患者都主动控制主食的摄入量，甚至只吃青菜和一点儿肉，完全不吃主食。但是，如同汽车跑起来要烧油一样，人体的一切活动都必须建立在能量的基础上，而主食就是提供能量的“动力”来源。无数的临床实践证实，糖尿病患者主食吃得过少，不但容易引起对身体健康危害更为严重的低血糖反应，而且还可能会引起体内升糖激素的分泌增加，出现低血糖后的反应性高血糖。因此，主食可以说是糖尿病患者的“双刃剑”，不能不吃，但也不能多吃，关键在于控制好主食的摄入量和搭配。主食摄入量和搭配的原则可以概括为：总量控制，少食多餐，粗细搭配。其中，总量控制是指总热量和主食量的双重控制，即除了主食量不能超标外，肉类、水果等副食摄入的热量也要控制。少食多餐是指在每天的主食总量不变的前提下，可分成少量、多次进餐，可避免进餐时间间隔过长引起的血糖波动。粗细搭配是指粗粮和细粮搭配着吃，不能食不厌精，也不能顿顿咽粗粮。

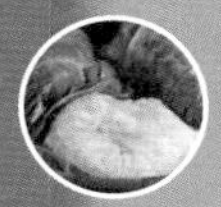

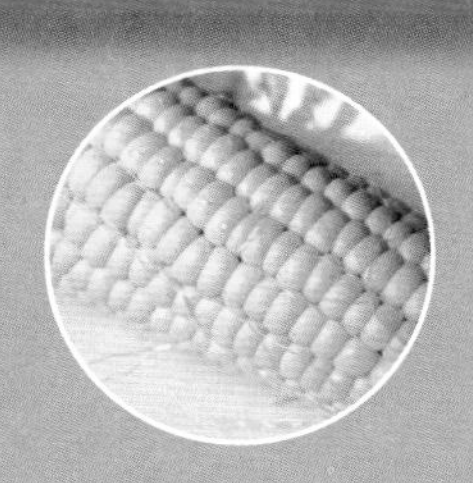

一 宜食的主食

1 玉米

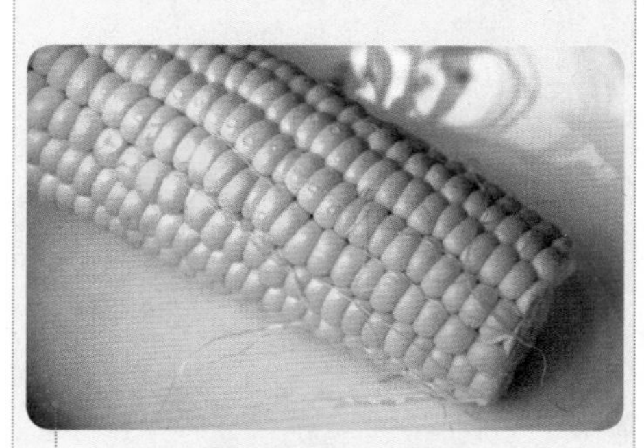
玉米是主食中的“黄金作物”

“黄金作物”玉米被称为天下第一主食，其营养价值和保健价值有口皆碑。在以玉米作为主食的地区中，人们罹患心脑血管病、糖尿病和肿瘤的概率都比较低。

适宜指数：★★★★★
升糖指数：55（中）
热　　量：292千卡/100克
每天可吃：60克

中医功效：味甘，性平，清湿热，利肝胆，调中开胃，益肺宁心。

对糖尿病的作用：虽然玉米的升糖指数在主食中为中等，但每100克新鲜玉米中含膳食纤维2.9克，一方面丰富的膳食纤维有助于保持大便通畅，将人体中多余的脂肪和能量带走，帮助减轻体重；另一方面，可溶性植物纤维可在肠壁上形成一层薄膜，阻止葡萄糖的吸收，有调整血糖的作用。

对糖尿病并发症的作用：糖尿病可通过对血管产生的种种危害而影响人体健康。玉米中的不饱和脂肪酸，尤其是亚油酸的含量达60%以上，与维生素E产生协同作用，可降低血液中的胆固醇，防止其沉积在血管壁上，从而起到预防动脉粥样硬化，改善高血压、高血脂的作用；糖尿病容易使视力受损，玉米中的硒、黄体素和黄质都可延缓眼睛老化；丰富的膳食纤维有减肥调脂的功效；玉米胚尖中所含的特殊营养物质能增强人体的新陈代谢，调整神经系统功能，增强机体免疫力，防御感染性疾病的发生。

推荐搭配食法：玉米有多种吃法，如烤玉米、煮玉米、玉米面、榨玉米汁、炒玉米、烙玉米、玉米楂、玉米煲汤、玉米粥等。但适合糖尿病患者的吃法是水煮玉米、蒸玉米和炒玉米，玉米应整颗吃，不去皮磨粉，也不能煮太长时间，不提倡糖尿病患者榨玉米汁喝。煮玉米时最好把玉米须与玉米棒子一起煮，水开后，煮至玉米刚熟即可。玉米须水对口渴烦饮的糖尿病患者有食疗功效。蒸玉米时可保留里面几层玉米衣，口感更具风味，更原汁原味。玉米入菜肴时，可把整颗玉米粒刮下，与松子、肉粒、芹菜丁同炒，既美味、营养丰富，又对健康有利。玉米还可煲汤、做羹，味道鲜美，适合糖尿病患者夏季饮用。

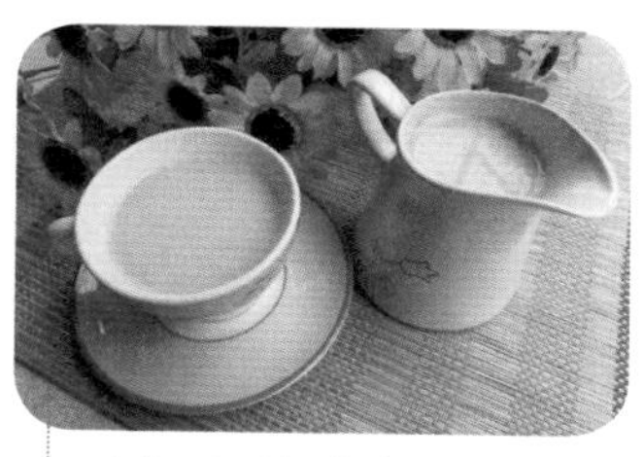

玉米可以打磨成糊状作为早餐的饮料

☑ **食用注意要点：**玉米的品种较多，常见的有普通玉米、甜玉米、糯玉米等，甜玉米和糯玉米的糖分含量比普通玉米高，糖尿病患者最好吃不太甜的普通玉米。市场上出售的加工过的即食玉米片，用牛奶或豆浆一冲就可食用，但因其去掉了壳等粗纤维，升糖指数也随之升高了，糖尿病患者要引起注意，不能多吃。

主要营养成分一览表

营养成分	功效
碳水化合物	全面补充营养
蛋白质	提高免疫力，促进新陈代谢
赖氨酸	降低甘油三酯，预防心脑血管疾病，提高记忆力，增强体质，改善失眠，帮助钙吸收，防止骨质疏松
不饱和脂肪酸	可降胆固醇和血脂
膳食纤维	促进大肠蠕动，被誉为“肠道之宝”，减慢人体对碳水化合物的吸收速度
磷、镁、铁等矿物质	维持人体心脑血管和造血功能的正常，改善动脉硬化，预防高血压
芦丁	软化血管，降血脂，保护视力，保护心脑血管
烟酸	促进新陈代谢，增强排毒功能，降血脂，降胆固醇

宜玉米＋各种蔬菜；
宜玉米＋肉类；
宜玉米＋豆浆、牛奶。

糖尿病患者忌吃糯玉米和超甜玉米。

2 荞麦

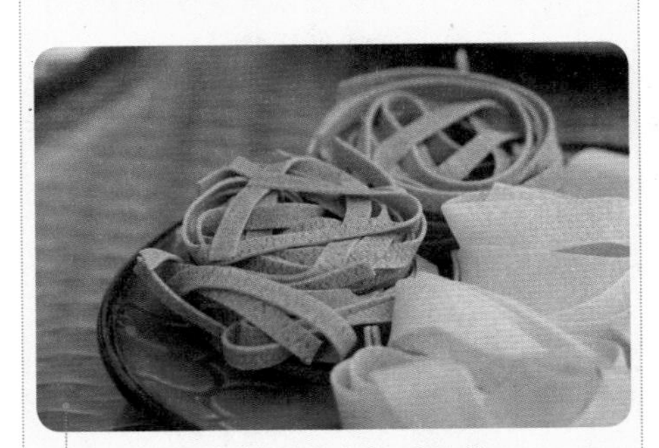

荞麦面美味又有营养

中国是荞麦的故乡，人们对荞麦的种植和食用有丰富的经验。荞麦是营养成分较高的杂粮，在日本等一些地区被列为保健食品，因其较好的通便功效被中国民间称为“净肠草”。

适宜指数：★★★★★

升糖指数：41（低）

热　量：324 千卡 /100 克

每天可吃：100 克

中医功效：味甘，性偏寒，健脾益气，开胃宽肠，消食化滞。

对糖尿病的作用：荞麦中的淀粉可消化性很低，并含有 α－淀粉酶和 β－淀粉酶的抑制物，该物质可阻碍淀粉转化成可供人体吸收和利用的葡萄糖；其含有的矿物质镉，可增强胰岛素功能，改善葡萄糖耐量；此外，荞麦中丰富的膳食纤维也可减慢肠道对碳水化合物的吸收速度，起到了降低餐后血糖的作用。因此，荞麦是比较理想的糖尿病患者的主食。

对糖尿病并发症的作用：荞麦所含有的膳食纤维、不饱和脂肪酸、丰富的矿物质和芦丁、烟酸等物质具有多方面的作用，可降低毛细血管的通透性和脆性，促进新陈代谢，防止血细胞凝集，加强胃肠道蠕动，通便作用明显，可降血脂，降胆固醇，扩张冠状动脉，对心脑血管具有较好的保护作用。

推荐搭配食法：荞麦通常磨成面粉，食用方法也很多，常见的有荞麦粥、荞麦面条，用荞麦和其他面粉一起做成包子、糕、烙饼等。荞麦粉做成的荞麦面是糖尿病患者膳食不错的选择，在荞麦粉中加入20%~30% 的小麦粉揉面，可增加面粉的延展性和弹性，做出来的面条风味独特，有益健康。荞麦面在水中煮熟后捞起，以凉开水或冰水冷却，可使面条筋斗、爽口、弹牙，减少糊化程度，降低餐后血糖，撒入葱花、芝麻酱等凉拌，或加高汤做成汤面，更加美味可口。

☑ **食用注意要点:** 荞麦性偏寒，不易消化，每次食用量不宜过多，有胃痛、消化不良症状的患者不宜吃荞麦，不宜搭配其他性偏寒凉或难消化的食物。

主要营养成分一览表

营养成分	功效
碳水化合物	全面补充营养
蛋白质	提高免疫力，促进新陈代谢
赖氨酸	降低甘油三酯，预防心脑血管疾病，提高记忆力，增强体质，改善失眠，帮助钙吸收，防止骨质疏松
不饱和脂肪酸	可降胆固醇和血脂
膳食纤维	促进大肠蠕动，被誉为“肠道之宝”，减慢人体对碳水化合物的吸收速度
磷、镁、铁等矿物质	维持人体心脑血管和造血功能的正常，改善动脉硬化，预防高血压
芦丁	软化血管，降血脂，保护视力，保护心脑血管
烟酸	促进新陈代谢，增强排毒功能，降血脂，降胆固醇

宜荞麦＋肉类；
宜荞麦＋牛奶；
宜荞麦＋面粉、大米等做成主食。

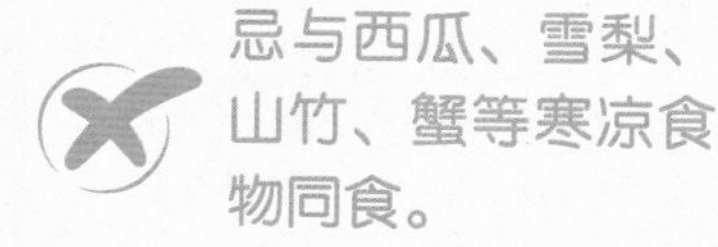

3 黑米

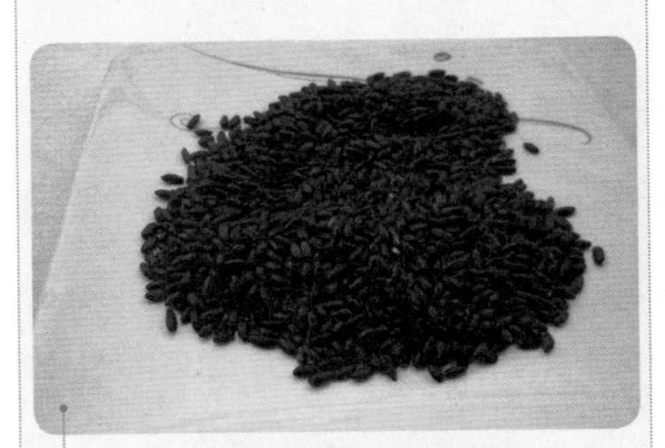
黑米有较强的滋补功效

黑米是一种名贵的水稻，根据中医“黑色入肾”的说法，肾藏精，精血同源，黑米既补肾又补血，有“长寿米”“药米”之称。

适宜指数：★★★★★
升糖指数：55（中）
热　　量：333千卡/100克
每天可吃：50克

中医功效：味甘，性平，滋阴补肾，活血暖身，健脾和中。

对糖尿病的作用：黑米的降糖作用一是因其富含可溶性膳食纤维，可在肠道壁形成一层膜，降低机体对葡萄糖的吸收，同时促进排便，有助于减轻体重；二是其含有的硒等微量元素高于普通大米，目前的医学研究表明，糖尿病患者血液中的硒明显低于健康人，缺硒是诱发糖尿病的因素之一，黑米中的硒可提高机体对胰岛素的敏感性，起到降血糖的作用。

对糖尿病并发症的作用：黑米的滋补作用可改善体弱糖尿病患者的身体素质，提高机体免疫力，降低糖尿病患者患感染性疾病的风险。和其他粗粮一样，黑米也有调整血脂、稳定血压、预防动脉硬化的功能，可减少患心脑血管疾病的风险。

推荐搭配食法：黑米无须精加工，脱壳后可像糙米一样直接食用，但黑米不容易煮烂，食用未煮烂的黑米饭不但不能发挥黑米较高的营养价值，且难以消化，会加重肠胃负担。黑米在食用前应先提前浸泡，使其变软，可做成汤圆、粽子和点心。糖尿病患者的推荐食法是煮黑米杂豆粥：把黑米与红豆、绿豆、核桃、莲子、赤小豆、芡实、薏苡仁、花生等一起煮，煮至黑米熟后就可收火。黑米粥很适合久病体虚、贫血、肾虚夜尿较多的糖尿病患者食用。

☑ **食用注意要点：** 黑米不易消化，每次食用量不宜过多，尤其是脾胃虚弱的老人和小儿不宜食用。

主要营养成分一览表

营养成分	功效
碳水化合物	全面补充营养
蛋白质	提高免疫力，促进新陈代谢
不饱和脂肪酸	可降胆固醇和血脂
氨基酸	调整免疫机能，促进新陈代谢
含硒、铁、锌等微量元素	调节体内糖类代谢，抗自由基，抗衰老，参与免疫调节
膳食纤维	大量的膳食纤维可减慢淀粉的消化和吸收，避免餐后血糖波动
黄酮类物质	避免血脂在血管壁沉积，预防动脉硬化，保护心脑血管
烟酸	促进新陈代谢，增强排毒功能，降血脂，降胆固醇

宜黑米＋肉类煮粥；宜黑米＋红豆、绿豆、核桃、莲子、赤小豆、芡实、薏苡仁、花生煮粥。

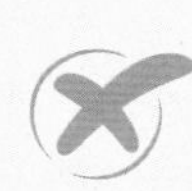

忌与其他粗粮或像螺肉等难消化的食物同食，以免损伤脾胃。

4 燕麦

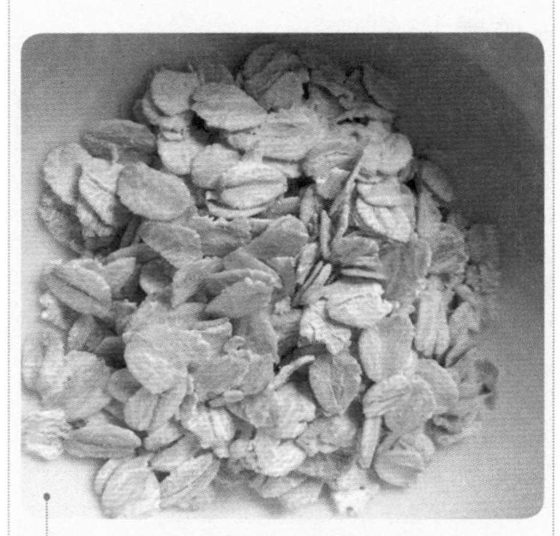

燕麦是最常见的早餐主食之一

燕麦是一种营养价值高、富含蛋白质的低热量粮食，被誉为“谷物之王”，是世界公认的高营养杂粮，也是大众非常喜爱的健康食物。

适宜指数：★★★★★
升糖指数：49（中）
热　　量：353千卡/100克
每天可吃：60克

中医功效：味甘，性平，滋阴补肾，活血暖身，健脾和中。

对糖尿病的作用：燕麦在谷类作物中蛋白质含量最高，且含有人体必需的8种氨基酸，可提高糖尿病患者的体质，有助于抵御疾病和抗感染。同时，燕麦的含糖量比较低，含有的是果糖衍生的多糖，可减少胰岛素依赖，提高胰岛素的敏感性，因而是糖尿病患者极好的食物。

对糖尿病并发症的作用：燕麦中含有的不饱和脂肪酸较高，有保护心脑血管的作用；燕麦中的功能因子首推膳食纤维，胶体状的β－葡聚糖是燕麦水溶性膳食纤维的主要成分，高纤食物起到一定的“血管清道夫”作用，不但能预防便秘，减肥瘦身，其中的某些成分还可结合人体的胆固醇，并使之排出体外，起到降脂、降压的作用；燕麦片中丰富的维生素B_6有助于提高人体的血清素水平，改善久患糖尿病而导致的郁闷情绪；尼克酸、叶酸、泛酸则可促进新陈代谢，减少体内废物堆积。

推荐搭配食法：燕麦的食用方法非常丰富，可繁可简，既可当早餐，又可当正餐主食，还可以当零食。推荐的食法和搭配有：燕麦鸡蛋煮牛奶，燕麦煮豆浆，燕麦打入鸡蛋可摊成薄饼，燕麦掺入面粉做成燕麦面条，燕麦与大米同煮做杂粮饭，燕麦与杂豆同煮成杂粮粥，燕麦掺面粉做成各式面包、糕点，如燕麦杂粮包、燕麦曲奇、燕麦牛奶馒头、燕麦皮馄饨、燕麦皮饺子、洋葱燕麦饼等。

☑ **食用注意要点：**燕麦富含粗纤维，不宜长时间大量食用。市场上有很多即食燕麦片，以开水或热牛奶、热豆浆一冲即可食，这些即食麦片大多经过精加工和熟化处理，从降糖效果来看，需要煮的燕麦比速食燕麦要好。还有一些速食燕麦片，里面添加了糖和奶粉、面粉等材料，燕麦片的含量很少不说，里面添加的糖、奶、面粉等，糖尿病患者要高度警惕。要降糖，糖尿病患者最好还是购买高纤燕麦自己回家煮。要注意的是，麦麸中的纤维素可与食物中的钙形成人体难以吸收的草酸钙，不但导致钙难以被人体吸收，而且有可能形成尿路结石。故有服用钙片习惯的老年糖尿病患者，如果当天吃过燕麦，那么应把服用钙片的时间与吃燕麦的时间错开 3~4 小时。同理，除了钙之外，富含草酸的食物，如竹笋、菠菜、苋菜等，不能与燕麦同食。

主要营养成分一览表

营养成分	功效
碳水化合物	全面补充营养
优质蛋白质	增强体力，提高免疫力，促进新陈代谢
膳食纤维	促进胃肠蠕动，缓解便秘，防止血糖升高，降低胆固醇，预防肠癌
钙、磷、铁等矿物质	预防骨质疏松，促进伤口愈合，预防并改善贫血
不饱和脂肪酸	降低胆固醇，预防心脑血管疾病
维生素 B、维生素 E、烟酸、叶酸、泛酸	减少抑郁情绪，改善血液循环，促进新陈代谢，减少体内废物的堆积

宜燕麦 + 牛奶、鸡蛋；
宜燕麦 + 豆浆；
宜燕麦 + 肉类或其他粗杂粮等同煮。

忌 + 钙片、竹笋、菠菜、苋菜同食。

5 小米

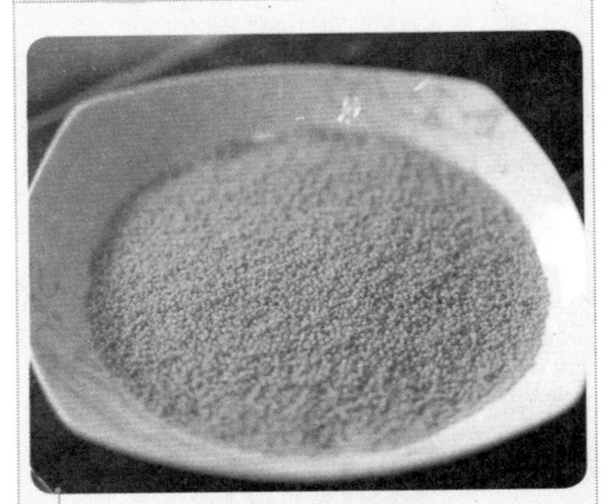

小米粥非常适合失眠患者食用

在所有谷物中，小米是不需要精制就有良好口感的一种粮食，保存了多量维生素和无机盐，因其补益功效明显，又利于肠蠕动，是中国产妇传统的月子餐主食之一，有“代参汤”之称。小米还有宁神助眠的功效，想要有一个好睡眠，不妨在晚餐时喝碗小米粥。

适宜指数：★★★★★

升糖指数：61（中）

热　　量：361 千卡 /100 克

每天可吃：40 克

中医功效：味甘、咸，性凉，补虚损，益精气，健脾胃，润肺补肾。

对糖尿病的作用：小米含有丰富的膳食纤维，为大米的 4 倍之多，膳食纤维在肠道中形成一层“滤网”，可避免餐后血糖的剧烈波动，改善体内脂肪平衡；小米对体弱的糖尿病患者有很好的滋补作用，可益五脏，充津液，壮筋骨，强肌肉，改善糖尿病患者的营养状况，增强体质，提高机体的免疫力。

对糖尿病并发症的作用：小米能滋阴，可清热解渴，能改善糖尿病引起的口干欲饮的症状。小米入脾、胃、肾经，有显著的健脾和胃的功效，老年糖尿病患者易出现腹胀、腹泻、消化不良、食欲不振、营养不良的症状，小米粥可以调整各种原因引起的肠胃症状。小米是所有谷类作物中色氨酸含量最高的粮食，色氨酸有稳定情绪、调节睡眠的功效，丰富的维生素 B 也能缓解紧张情绪，故失眠的糖尿病患者不妨喝点小米粥。小米中的维生素 E 对生殖功能也有一定的改善作用。

推荐搭配食法：虽然红糖小米粥是滋补的经典搭配，但显然不适合糖尿病患者。最受欢迎的小米食法是煮粥，小米中氨基酸的含量不足，因此宜搭配肉类、豆浆、鸡蛋等氨基酸丰富的食物同煮，以补充小米的不足，如肉碎小米粥、豆浆小米粥、鸡蛋小米粥等。小米的升糖指数在主食中属于中等，故煮小米粥时可加些杂豆、薏苡仁、燕麦等同煮，如绿豆小米粥、红豆薏苡仁小米粥、核桃花生小米粥、燕麦小米粥等，可进一步降低血糖。小米也可入菜肴，小米蒸排骨软糯美味，营养搭配科学。

☑ **食用注意要点：** 小米的升糖指数与烹饪时间成正比，煮的时间越长，升糖指数也就越高，因此，熬小米的时间不能过长，一般开锅后转小火，焖至小米熟透即可食用。

主要营养成分一览表

营养成分	功效
碳水化合物	全面补充营养
蛋白质	提高免疫力，促进新陈代谢
不饱和脂肪酸	可降胆固醇和血脂
铁、钙、磷等矿物质	预防骨质疏松，改善贫血，对久病虚劳、缺铁性贫血有较好的疗效
复合维生素 B 和维生素 E 等	预防消化不良，促进人体能量代谢、生物合成，抗氧化，抗衰老，缓解焦虑情绪，有明显的安神助眠作用
色氨酸	稳定情绪，调节睡眠
膳食纤维	增强肠蠕动，防止便秘
锌	促进食欲，增加免疫力

宜小米 + 肉类煮粥；
宜小米 + 鸡蛋煮粥；
宜小米 + 其他豆类煮粥；
宜小米 + 粗杂粮煮粥。

忌 + 醋，因醋可破坏小米中的胡萝卜素；
忌 + 杏仁同食，否则可能会出现呕吐、腹泻等胃肠道症状。

6 大米

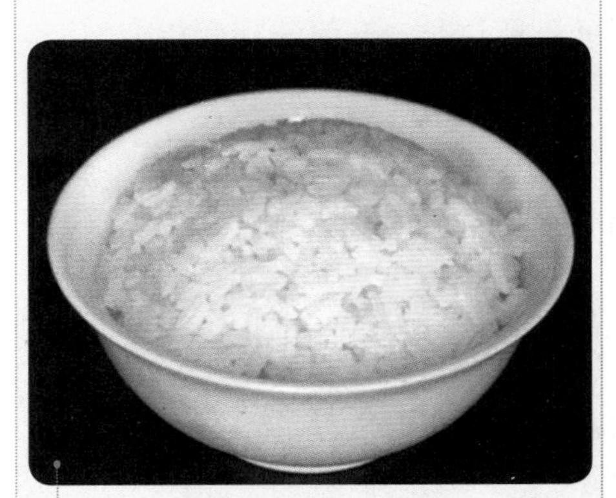

大米饭是南方人的主食

大米的种植历史悠久，可煮饭，煮粥，还可以做成各种米粉、肠粉等，是南方人餐桌上的主角，被称为“五谷之首”。大米熬成的大米粥，口感绵软，有补益功效，对消化十分有利，但大米粥中的糖分非常容易被吸收而使血糖升高，故糖尿病患者最好不要喝大米粥。

适宜指数：★★★

升糖指数：83（高）

热　　量：346 千卡 /100 克

每天可吃：两餐主食不能超过 100 克

中医功效：味甘，性平，有补中益气、健脾养胃、通血脉、实五脏、除烦止渴、止泻的功效。

对糖尿病的作用：大米的升糖指数比较高，膳食纤维相对于其他主食不高，这是糖尿病患者要限制吃大米饭的原因。但大米今天仍然是糖尿病患者不可缺少的主食之一，因为大米所含的淀粉、优质蛋白质是人体活动的能量来源，粗粮、杂粮虽对降低血糖大有裨益，但长期食用难以消化，使人食欲不振，即使是健康人也受不了，而且还易使脾胃功能受损，阻碍其他营养元素的吸收，造成糖尿病患者营养不良、体质下降，容易罹患感染性疾病。粗粮细粮搭配着吃，才是糖尿病患者长久的饮食之计。因此，适当食用大米对糖尿病患者是有直接好处的。在各种大米中，糙米的膳食纤维和矿物质比较丰富，对降糖最有益处。

对糖尿病并发症的作用：大米中的谷维素可改善皮肤的功能状态，能防止皲裂，减少皮肤出现感染性疾病的概率；氨基酸组成配比合理，接近世界卫生组织认定的蛋白质氨基酸最佳配比模式，且易于吸收消化，有很好的补虚作用；丰富的维生素 B 族可缓解焦虑情绪，预防脚气病，消除口腔炎症；有健脾养胃的功效，对腹泻有辅助疗效。

☑ **推荐搭配食法：**大米吃法多样，可煮饭、熬粥、煮米糊，磨成粉做成米饼、米糕、米粉、米线、肠粉等，但最适合糖尿病患者的食法是大米饭，而且最好煮得稍硬。米饭放的水越多，煮得越烂，糊化程度就越高，食后的血糖也就越高。大米熬粥后食用可造成糖尿病患者餐后血糖飙升。因此，糖尿病患者不应喝纯米粥，若想喝大米粥，可搭配其他杂豆和杂粮，煮成杂豆稀饭或大米薏米绿豆粥等。

☑ **食用注意要点：**同样是大米，但不同品种，加工的程度不同，升糖指数也不同。例如甘香的泰国香米，升糖指数是 109，而糙米（水稻剥去外壳和粗糠而保留胚芽和内皮的大米）只有 59。因此，选购大米时最好挑选加工较少的品种，也可以普通大米和糙米混搭着吃。大米其他的营养元素含量不是很高，赖氨酸含量较少，故应配搭肉、菜等食物补充相应的营养。

主要营养成分一览表

营养成分	功效
碳水化合物	全面补充营养
蛋白质	提高免疫力，促进新陈代谢
不饱和脂肪酸	可降胆固醇和血脂
富含维生素 B 和磷、钙、硒等无机盐	稳定情绪，预防脚气病，维持血糖平衡
谷维素	降低毛细血管脆性，促进末梢血管循环

宜大米 + 粗粮、杂粮煮粥、煮饭。

大米容易发生霉变，出现霉变的大米不能食用；
糖尿病患者不宜喝纯米粥；
煮得烂绵的米糊也不适合糖尿病患者饮用。

7 薏苡仁

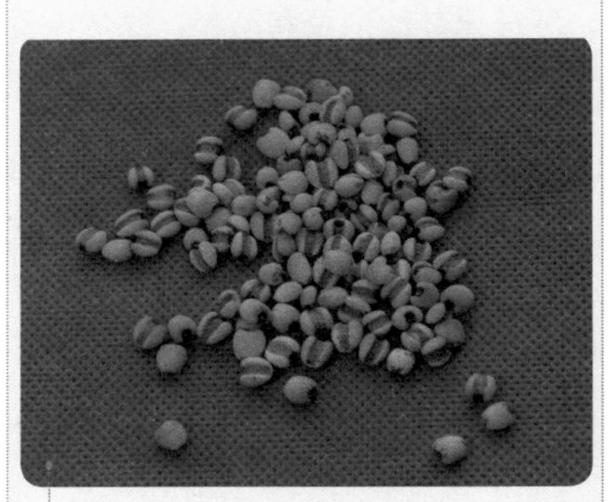

薏苡仁可药食两用

薏苡仁是一种常用的具有健脾祛湿功效的中药材，也是公认的保持皮肤光洁细腻的美容保健食品，因其富含淀粉，因此药食皆宜。

适宜指数：★★★
热　　量：357 千卡 /100 克
每天可吃：60 克

中医功效：味甘、淡，性微寒，入肺、肠、胃经，可健脾利水，补肺清热，驻颜美容，祛湿止泻，利尿消肿。

对糖尿病的作用：薏苡仁中的粗纤维可促进排便，降低肠道对葡萄糖和脂肪的吸收，调整餐后血糖，还可通过其利尿消肿作用起到减肥瘦身的功效。

对糖尿病并发症的作用：薏苡仁中的水溶性纤维可降低血液中的胆固醇和甘油三酯，预防心脑血管疾病；薏苡酯油可增强免疫力和抗炎作用，提高抵抗力；薏苡仁止泻的药理作用对糖尿病患者的胃肠功能紊乱有辅助疗效；丰富的维生素，尤其是维生素 B 族可预防脚气病；酯类和硒有预防肿瘤的功效；薏苡仁是禾科植物中蛋白质含量较高的粮食，可促进新陈代谢，改善体质和营养状况。

推荐搭配食法：薏苡仁可与豆类、莲子、百合、大米或小米一起煮粥，以增加主食中的粗纤维含量；可加入其他药材，如芡实、怀山药、莲子等与肉类一起煲汤，收到健脾开胃、补肾利水的功效；还可以作为菜肴，如薏苡仁与佛手瓜、虾仁煮成羹，薏苡仁与芋头、椰奶搭配可做成椰汁香芋薏苡仁煲。

☑ **食用注意要点：**从药材炮制来说，薏苡仁有生熟之分，生薏苡仁经过铁锅翻炒至微黄，发出香气后，收火晾冷后变成熟薏苡仁，熟薏苡仁减缓了生薏苡仁寒、淡的特性，加强了其健脾止泻的功效，对于脾胃虚寒的腹泻患者，一碗熟薏苡仁粥既可充饥补虚，又可止泻。

主要营养成分一览表

营养成分	功效
膳食纤维	增强肠蠕动，防止便秘，调整餐后血糖
碳水化合物	为人体活动提供重要的能量来源
钙、磷、铁、维生素 E、维生素 B、矿物质	维持营养平衡，促进新陈代谢，预防脚气病，抗衰老，抗氧化，改善皮肤功能
薏苡酯和硒	是抗肿瘤的活性物质，可抑制癌细胞繁殖
蛋白质	维持人体的免疫功能和新陈代谢

宜薏苡仁＋肉类、其他药食皆宜的药材煲汤；宜薏苡仁＋其他豆类、大米、小米等煮粥。

忌一次性大量食用。

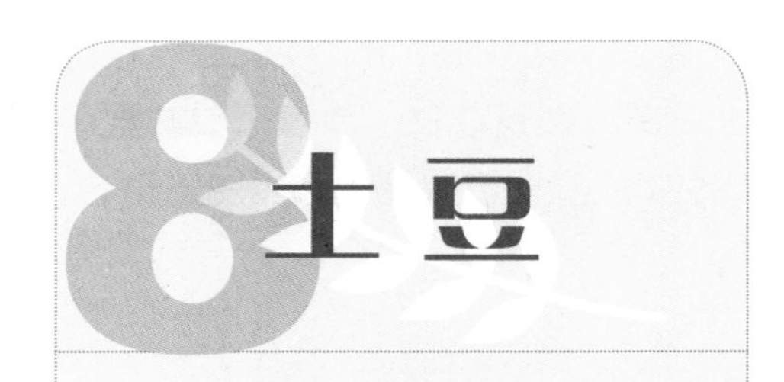

8 土豆

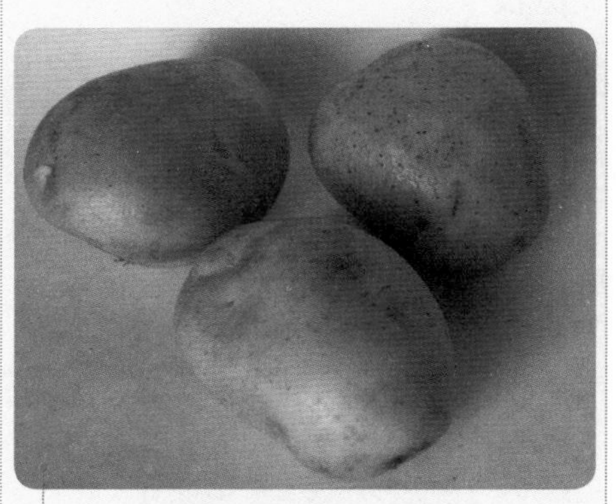

土豆已经成为第四大主食

土豆是东西方都喜爱的粮食、蔬菜兼用的农作物，在西方，土豆有“地下苹果”“第二面包”之称，中国人则更喜欢把土豆当蔬菜烹饪，制成薯片等零食，现在也经常将其当作粗粮主食。

适宜指数：☆☆☆☆
升糖指数：55～62（中）
热　　量：80 千卡/100 克
每天可吃：60 克

中医功效： 味甘，性平，健脾和中，益气调中，缓急止痛，通利大便。

对糖尿病的作用： 很多人以为土豆淀粉含量高，食后容易使血糖升高，但事实上，土豆的升糖指数只属中等，原因是土豆含水较高，淀粉只有 20% 左右，而且土豆富含不提供热量的膳食纤维，食后容易使人产生饱腹感，减少对其他食物的摄入，膳食纤维还可与胆固醇结合，促进排便，降糖降脂；黏多糖和胶原等物质也可调整脂代谢，避免过度肥胖。

对糖尿病并发症的作用： 土豆提供了大量优质蛋白，尤其是一般主食不具有的色氨酸和赖氨酸，可维持人体的新陈代谢，提高机体的抗病能力，减少感染性疾病的发生。土豆与同为主食的大米相比，脂肪少，热量低，膳食纤维多且细嫩，可降低心脑血管疾病，预防肠癌，避免发胖，细嫩的纤维素对胃黏膜无刺激作用，可缓解胃痛。土豆是含维生素最全的食物，维生素 A、维生素 C 和胡萝卜素远高于其他蔬菜，同时还是矿物质宝库，有助于维持人体的营养均衡，避免罹患维生素和微量元素缺乏的疾病，保持情绪稳定。

☑ **推荐搭配食法：**土豆作为蔬菜，可以搭配肉类和其他蔬菜，使营养更丰富，如土豆烧牛肉、土豆烧排骨、土豆焖鸡、青椒土豆丝等；土豆也可以单独烹饪，如醋溜土豆丝、孜然椒盐土豆；土豆还可以做汤羹，如番茄土豆汤、土豆猪骨汤、玉米土豆蘑菇汤、西式土豆汤；土豆做主食时，食法更是多种多样，如烤土豆、水煮土豆、土豆披萨、洋芋擦擦、土豆萝卜白菜饼等。

☑ **食用注意要点：**土豆的升糖指数虽不高，但仍高于其他蔬菜，因此，土豆当蔬菜食用时需要将其计算入总热量，相应地减少主食的摄入量。土豆被碾成土豆泥时，升糖指数大大增加，如果再添加大量糖、盐、油制作，将会成为名副其实的“三高”食物，如炸薯条、芝士焗薯泥、香煎薯饼等，这类食物糖尿病患者不宜食用。在烹饪土豆中，烤土豆的升糖指数最低，其次是水煮土豆，土豆切得越细、越接近泥状，煮的时间越长，升糖指数也就越高。

主要营养成分一览表

营养成分	功效
氨基酸	合成组织蛋白质，促进人体新陈代谢，可提高人体对自然界有害因素的抵抗力
优质淀粉	土豆中含有的淀粉食后虽有饱腹感，但因其吸收缓慢，不会令血糖波动太大
膳食纤维	促进肠蠕动，有降糖、降脂和降低肠癌的风险
丰富的维生素B、维生素C、胡萝卜素以及铁、钙、磷等矿物质	维持人体的营养均衡和酸碱平衡，缓解不良情绪，抗衰老
钾	可排除人体多余的钠，有助于降低血压，补充体力，增强记忆
黏蛋白、胶原蛋白	调整脂代谢，防止胆固醇在血管内堆积，避免过度肥胖

宜土豆＋肉类烹饪；
宜土豆＋蔬菜一起烹饪；
宜土豆单独素炒成土豆丝。

忌做成薯泥；
忌油炸，忌加入大量牛油；
忌长时间烹饪；
发芽的土豆忌食。

9 芋头

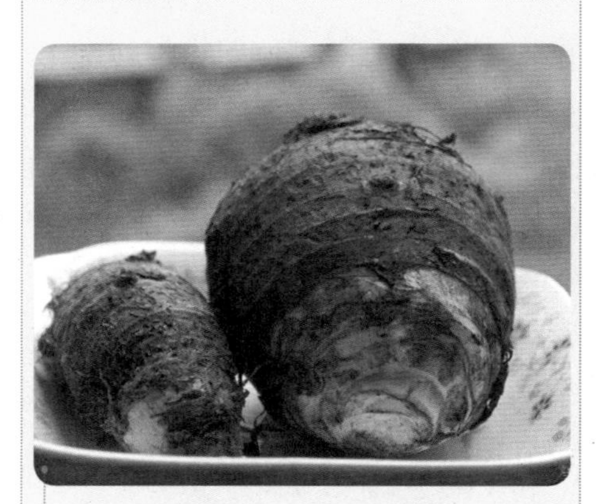

对糖尿病患者来说，芋头当菜还不如当主食

芋头是根茎类农作物，因淀粉含量高达70%，故既是蔬菜，又是粮食。在所有薯类食物中，芋头的升糖指数是最低的。

适宜指数：★★★★

升糖指数：64（中）

热　　量：81千卡/100克

每天可吃：60克

中医功效：味甘、辛，性平，归肠、胃经，有小毒，能益胃宽肠，通便解毒，健脾化痰，消肿止痛。

对糖尿病的作用：芋头的淀粉含量颇高，但升糖指数在主食中属于中等，作为一种粗食，芋头含有丰富的膳食纤维，进食后容易有饱腹感，在肠道中起“隔离”作用，阻止了胃肠道对淀粉的大量吸收，因此，芋头可以代替部分米、面等传统主食，轮番出现在糖尿病患者的餐桌上。

对糖尿病并发症的作用：芋头含有的黏液蛋白被人体吸收后能产生免疫球蛋白，可提高糖尿病患者的抗病能力。其丰富的各类维生素、多种微量元素、矿物质等可维持人体营养平衡，增强免疫力。

推荐搭配食法：作为菜肴，芋头可与各种肉类搭配，可消除肉类的肥腻，如芋头焖排骨，芋头红烧肉，也可与各类蔬菜搭配，如芋头水瓜煲、芥菜煲芋头、芋头薏苡仁红豆椰汁煲，可加强胃肠的蠕动功能。做主食时，可水煮后直接食用；还可做馅料包进点心中，如香芋包、香芋馒头等。

食用注意要点：芋头虽然升糖指数不高，但食用时同样要注意摄入量，不要认为是粗粮就可不加限制地摄入。芋头入菜肴时应切成小块，若被制作成芋泥时，糊化程度较高，升糖指数也随之急剧升高，尤其是加入猪油、糖等制作而成的炸芋卷、潮州芋泥、翻砂芋等，属于高油、高糖食品，糖尿病患者要慎食；过敏性体质、食滞胃痛的患者应少吃为宜。芋头对糖尿病患者来说，更适合被当作主食而不是蔬菜。

主要营养成分一览表

营养成分	功效
膳食纤维	增进肠蠕动，防止便秘，调整餐后血糖
碳水化合物	为人体活动提供重要的能量来源
黏液蛋白	被人体吸收后可提高机体免疫力
钙、磷、铁、维生素 A、维生素 C、维生素 E、矿物质、胡萝卜素	维持人体所需要的均衡营养，保护视力
大量氟	有保护牙齿、预防龋齿的作用
丰富的黏液皂素及多种微量元素	可帮助机体纠正微量元素缺乏导致的生理异常，能增进食欲，助消化

宜芋头 + 肉类做菜；
宜芋头 + 蔬菜做菜；
宜芋头 + 其他粗粮煮粥；
宜单独作为主食食用。

忌做成芋泥；
忌油炸食用。

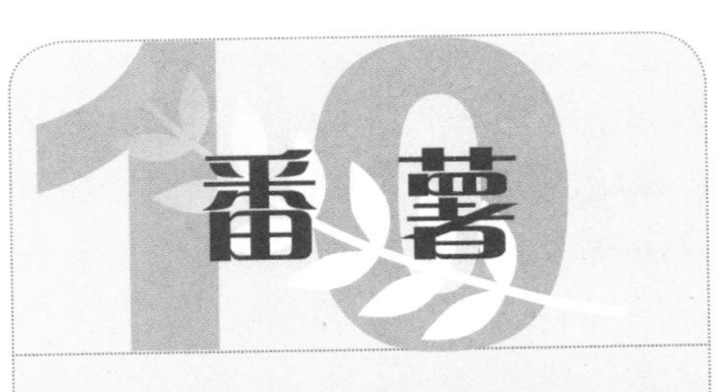

10 番薯

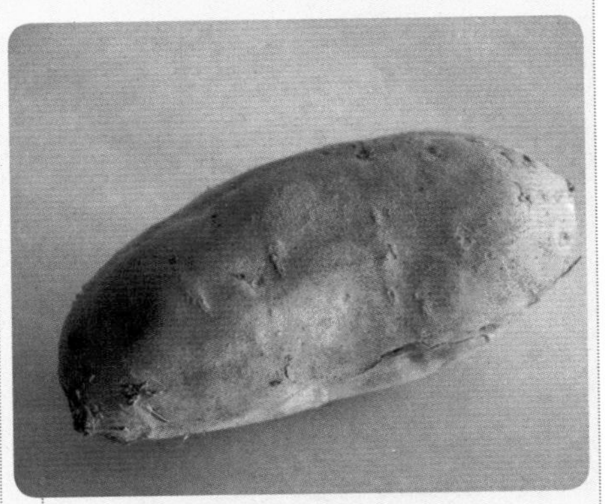

番薯含有气化酶，宜与米面搭配着吃

番薯又称地瓜、甘薯，在困难时期，地瓜曾被当作主食之一，近年来，又被当作富于乡村风味的健康食品。

适宜指数：★★★★
升糖指数：55（中）
热　　量：99 千卡 /100 克
每天可吃：50 克

中医功效：味甘，性平，归脾、肾经，能补中活血，益气生津，宽肠胃，通便秘。

对糖尿病的作用：番薯的主要成分是淀粉，吃起来容易产生饱腹感，虽然味道较甜，但升糖指数却不高，临界于低升糖指数与中升糖指数之间，热量也不高。因其富含膳食纤维，进食后肠道蠕动明显，可促进排毒，预防便秘，是有名的减肥健康食品，可调整血糖和血脂；番薯中还含有硒，可保护胰岛 B 细胞，促进胰岛素分泌。

对糖尿病并发症的作用：番薯含有丰富的 B 族维生素，可维持糖尿病患者的情绪稳定，预防抑郁症；含有的其他维生素 C、叶酸、胡萝卜素等有助于维持营养均衡，预防动脉粥样硬化性心脏病；钾、镁、钙等元素则有助于人体细胞液和电解质的平衡，维持血压和心脏功能。番薯含有丰富的膳食纤维，却几乎不含脂肪和胆固醇，有较强的促进排便的功能，可预防便秘；其含有的脱氢表雄甾酮，是一种天然荷尔蒙，可用于预防心血管疾病、糖尿病、结肠癌和乳腺癌，并能延缓衰老；赖氨酸则可促使上皮细胞正常成熟，抑制皮细胞异常分化，消除有致癌作用的氧自由基，促进人体免疫力的增强。

推荐搭配食法：番薯可与蔬菜搭配，既增加了维生素，又加强了通便作用，如番薯芥菜汤，很适合夏季热盛便秘者食用；番薯可与其他粗粮或细粮搭配着吃，一来有利于增加蛋白质，二来有利于消化，如番薯大米粥、番薯玉米粥、番薯小米粥、番薯板栗粥等；用番薯和面也可以做成番薯包等点心；番薯也可以水煮或烤熟了吃。

☑ **食用注意要点：**番薯不能生吃，因为生番薯中淀粉的细胞膜未经高温破坏，很难在人体中被吸收消化，食后容易出现腹胀、烧心、打嗝、反胃、排气等不适的感觉；番薯也不能空腹吃，否则可致反流、嗳气。番薯虽然能抗癌，但街边以废弃油桶烘烤的番薯，或煮熟压成泥，再涂上牛油高温烘烤，则可产生苯类物质，提高致癌风险。番薯不能与柿子同食，因番薯中的糖分发酵后可使胃酸分泌增多，与柿子中的鞣质、果胶反应发生沉淀、凝聚、结块，严重时可致肠胃出血或造成胃溃疡。番薯不宜连皮吃，因番薯皮含有较多的生物碱，食用过多会导致胃肠不适；番薯也不宜多吃，因其富含淀粉，并含有氧化酶，氧化酶可轻易地在胃肠道里产生大量二氧化碳气体，使人腹胀、打嗝、放屁，淀粉含糖量高，吃多了可产生大量胃酸，使人感到“烧心”。

主要营养成分一览表

营养成分	功效
膳食纤维	延缓肠道对糖和脂肪的吸收，促进肠蠕动，减肥排毒，防止便秘
碳水化合物、多糖	为人体活动提供重要的能量来源
钙、磷、钾、镁、铜、硒、维生素 B、维生素 C、维生素 E、胡萝卜素	维持人体所需要的均衡营养，维持稳定情绪，消除疲劳，提高免疫力，抗衰老，预防动脉硬化
亚油酸	润泽皮肤，抗衰老
赖氨酸	促进上皮细胞成熟，消除氧化自由基
脱氢表雄甾酮	抗衰老，预防糖尿病、心血管疾病

宜番薯＋蔬菜；
宜番薯＋大米、面粉、小米、玉米等粗细粮作为主食食用；
宜单独作为主食食用。

忌生吃、连皮吃、大量食用、空腹食用；
忌＋大量油脂、糖一起烹饪；
忌＋柿子。

二 忌食的主食

1 糯米

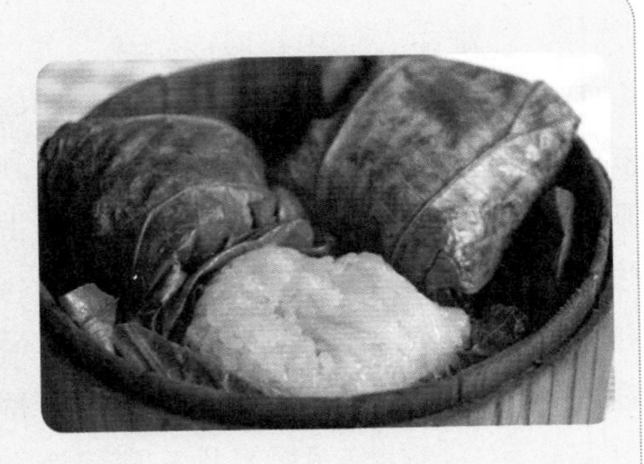

糯米是一种脱壳糯稻米，因其香糯软滑性黏，常被制成粽子、寿司、汤圆、艾粑、年糕、竹筒饭、蕉叶饭、糯米鸡等各种风味食品。用糯米制作的糯米酒更是一种甘醇浓郁、香味独特的补酒。糯米含有大量的蛋白质、脂肪、碳水化合物、维生素B族和矿物质，能为患者提供较为均衡的营养，作用温和滋补，常被用作产妇补品。但糯米属于高升糖指数食物，是让血糖飙升的帮凶，糯米酒和糯米粥更是糯米的血糖升级版，因此，糯米及糯米食品是糖尿病患者需要严格限制的食物，只能偶尔少量品尝，并需计算其热量进行食物等份交换。此外，糯米性黏滞难以消化，有实质性胃病和年纪较大的糖尿病患者不吃为宜。用糯米酿成的糯米酒不但甜度颇高，而且能量也高，糖尿病患者最好不要沾。

2 方便面

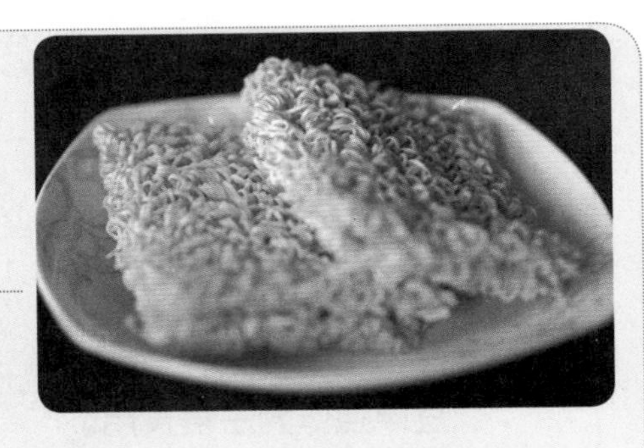

方便面开水一泡就可以直接吃，比较受工作忙碌或不会做饭的糖尿病患者的欢迎。有的糖尿病患者认为，方便面的升糖指数不见得比其他面条高，当三餐饮食不规律，感觉肚子饿时，方便面正好派上用场。

实际上，方便面是一种高热量、高盐、高油又营养不均衡的快餐食品，方便面饼由小麦粉制作而成，淀粉含量高，且多经油炸处理，再加上各种调味包，脂肪含量已超标，酱包、盐包盐分含量偏高，小包脱水蔬菜维生素不足。一包方便面吃下去，糖尿病患者吸收的是热量以及过量的盐和脂肪，优质蛋白、维生素和矿物质却很少。

方便面本来就是不健康食物，健康人也要少吃，糖尿病患者更应该严格限制摄入。

3 面包（成品）

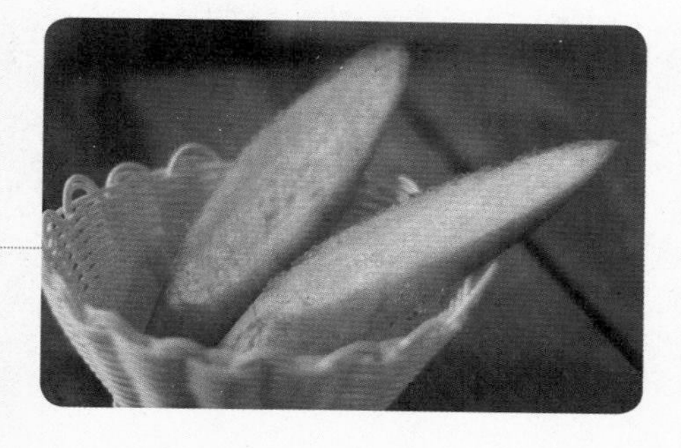

这里所指的面包是指超市、面包店出售的面包，这些面包多由精白米面制成，即使是所谓的全麦面包，也只是在精白米面中加了少量的麦麸或燕麦片，不是真正意义的粗粮面包，因为真正的粗粮面包口感是比较差的，很难在市场上站得住脚。此外，各式面包中添加的大量食用油、糖以及香肠、肉松、叉烧、奶油等原料均是不健康食物，更不要说出售的面包还可能含有反式脂肪酸、香精、色素等化学添加剂了。即使是看起来比较清淡的咸方包，除了盐外，还同样添加了大量的油和糖，这是由于加了砂糖的面发酵起来才更快、更好，加了油脂的面包吃起来才又松又软。

如果实在喜欢吃面包，最好是自己制作，粗粮和细粮搭配，控制油、盐、糖，拒绝人工添加剂，用面包机也可以很轻松地制作比较健康的面包，但自制的面包再健康，也是面粉做的，要计入热量总量中。

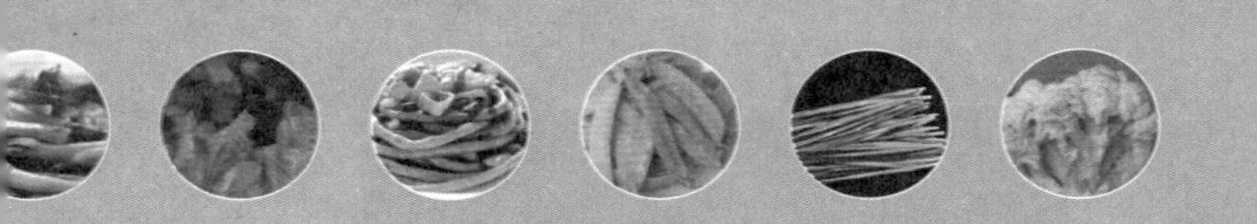

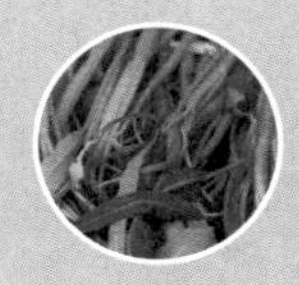

第一篇 蔬菜类副食

很多研究都表明，经常吃深绿色的绿叶蔬菜不但可降低患糖尿病的风险，而且对已罹患糖尿病的患者来说，绿叶蔬菜基本上都适于日常食用，每天吃500克左右的绿叶蔬菜没有问题，如果食后没出现不适症状，每天吃1000克绿叶蔬菜也是可以的。绿叶蔬菜不但含有丰富的维生素和钙、镁等矿质元素，而且富含膳食纤维、叶绿素、叶黄素、胡萝卜素以及类黄酮等物质，升糖指数和热量基本处于低水平，在所有蔬菜中最适合食用。从中医的角度看，绿叶蔬菜多数稍偏寒凉，也有少部分蔬菜性偏温热，糖尿病患者需要根据自己的体质选择食用。很多人认为，糖尿病患者口干多饮，必定属于内热体质，其实不然，在临床上，相当多的糖尿病患者属于阳虚痰湿体质，只是由于脾阳不振、气不化津而导致口干，尤其是肥胖人士，所以并非所有糖尿病患者都是阴虚内热的体质。糖尿病患者可咨询中医师或营养师，选择适合自己食用的蔬菜。

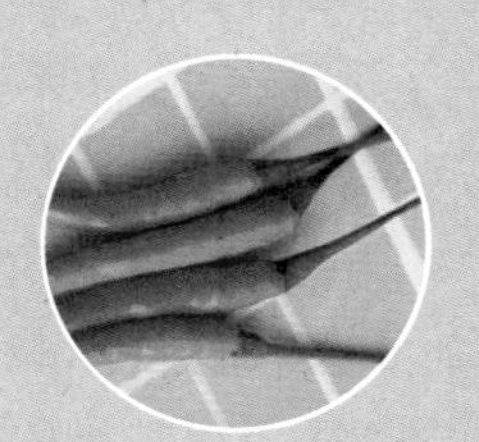

一 宜食的蔬菜

（一）绿叶类蔬菜

1 大白菜

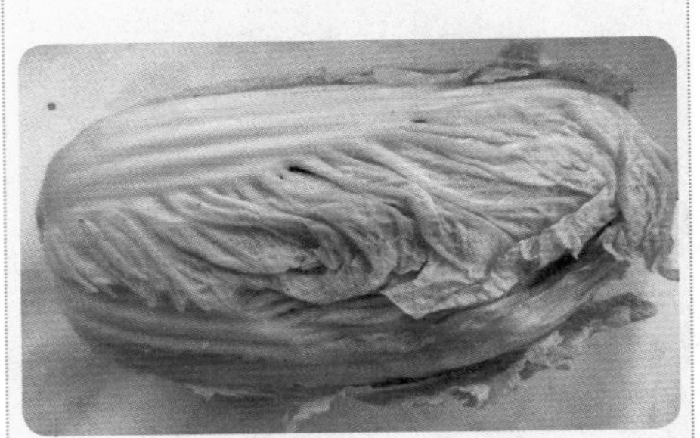

大白菜原产中国，也是制作泡菜的主要蔬菜

大白菜是我国的原产蔬菜，被称为“百菜之王”，也是老百姓生活中不可缺少的重要蔬菜。

适宜指数：★★★★★
升糖指数：23（低）
热　　量：17 千卡 /100 克
每天可吃：150 克

中医功效：性寒味甘，能养胃生津，除烦解渴，利尿通便，清热解毒。

对糖尿病的作用：大白菜本身的含糖量很低，食后血糖上升也不高。大白菜含有丰富的膳食纤维，这些膳食可以在肠道中起到“筛子”的作用，阻碍了肠道对葡萄糖和脂肪的吸收，而且能润肠通便、促进排毒；微量元素硒具有类似胰岛素的作用，可以调节体内的糖代谢，尤其能降低血糖和尿糖，是糖尿病的天然“克星”之一。

对糖尿病并发症的作用：大白菜含有丰富的微量元素，例如，钙可以增加体内的钙“储备”，预防糖尿病引起的骨质疏松，锌可以促进人体对钙质的吸收，减少钙的流失，还有钼等微量元素，有防癌抗癌的功效。大白菜中丰富的维生素 C 不但可增加机体对感染的抵抗力，还可起到很好的护肤养颜作用；大白菜丰富的维生素能抗氧化、抗衰老。大白菜的膳食纤维在同类蔬菜中不算很多，但含水量充足，清热养阴，对糖尿病常见的症状如口干、口渴有一定的食疗作用。

☑ 推荐搭配食法：大白菜的蛋白质含量不高，故无论是含植物蛋白的豆腐，还是含动物蛋白的肉类，都是大白菜的绝佳搭配，口感及营养相得益彰，既可增加肉和豆腐的美味，又能使蛋白质消化后的废弃物在膳食纤维的帮助下排出体外。经典搭配有大白菜虾仁豆腐汤、白菜猪肉粉条、鱼丸煮白菜、白菜炖鸡、白菜猪肉饺等；大白菜搭配其他蔬菜也同样有益健康，如大白菜素炒木耳、白菜炖番茄、醋溜大白菜等。

☑ 食用注意要点：大白菜因富含维生素，故不适宜高温或长时间蒸煮，以免破坏大白菜里维生素 C 的氧化酶，这些酶在 60℃～ 90℃范围内使维生素 C 受到严重破坏，影响其营养成分；大白菜要先洗后切，以保证可溶于水的营养成分不会流失，烹饪大白菜时可以加点醋，使大白菜中的钙、磷、锌、铁等矿质元素析出，有利于人体更好地吸收。大白菜性偏寒，肠胃虚寒者不宜多吃。大白菜也是用来制作泡菜的常用蔬菜。

主要营养成分一览表

营养成分	功效
膳食纤维	刺激肠胃蠕动，促进大便排泄，调整血糖，降低胆固醇
维生素 A、维生素 C、维生素E等,胡萝卜素,钙、磷等矿质元素	防止动脉硬化和细胞老化，增强机体免疫力，预防骨质疏松，保持肌肤的润泽和弹性
硒	保护胰岛 B 细胞，调节血糖

宜大白菜＋肉；
宜大白菜＋豆腐；
宜大白菜＋其他蔬菜；
宜大白菜＋醋同煮

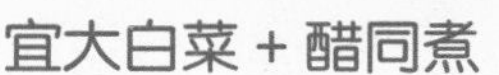

忌高温长时间烹饪；
肠胃虚寒者不宜多吃。

2 芹菜

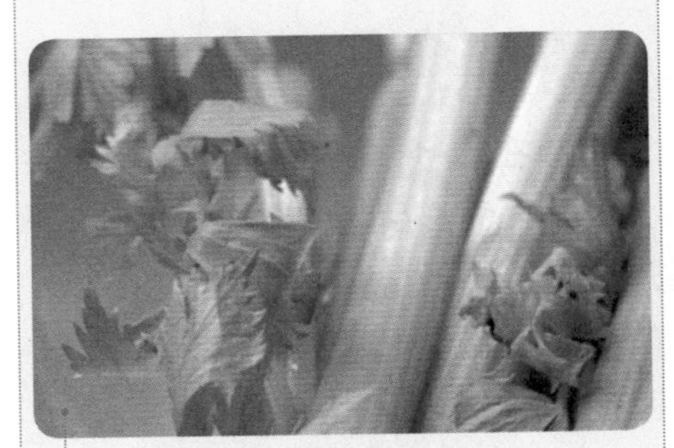

芹菜的粗纤维含量非常丰富

芹菜的粗纤维含量非常丰富。芹菜有水芹、旱芹、西芹三种。其中，旱芹香气较浓，被称为药芹。无论哪种芹菜，都有平肝清热、降血压的功效。

适宜指数：★★★★★
升糖指数：25（低）
热　　量：14 千卡 /100 克
每天可吃：150 克

中医功效： 性寒味甘，入肝经、胃经，可疏肝降压，镇静安神，利尿消肿，清热利湿。

对糖尿病的作用： 芹菜是一种高纤维蔬菜，富含膳食纤维，可阻碍胃肠道对葡萄糖的吸收，因而有降糖的作用；芹菜中的硒是天然的抗糖“克星”，可促进胰岛素的分泌；黄酮类物质则能促进葡萄糖在肌肉组织中的转化。

对糖尿病并发症的作用： 膳食纤维既能降糖，又能降脂，可促进大便排泄，排毒防癌；黄酮类物质可抑制致癌物质的活性；丰富的微量元素和维生素可预防骨质疏松、贫血、脚气病等并发症，能镇定情绪，抗衰老。

推荐搭配食法： 芹菜清香质脆，适合凉拌和热炒。热炒时，可以搭配猪肉、牛肉和鸡肉、豆腐干，使味道鲜美，营养更为均衡，如芹菜炒牛肉，芹菜肉片炒菜椒豆腐干等；芹菜用热水焯后也可以和其他蔬菜一起凉拌，使维生素保存得更完整，微量元素更易被分解和吸收，如凉拌芹菜木耳、凉拌芹菜海蜇等。

食用注意要点： 芹菜能疏肝止眩，尤其是芹菜叶，对高血压、动脉硬化有辅助治疗作用，但高温烹饪可使芹菜的降压作用减弱；芹菜不能与虾、蟹、甲鱼等海鲜同吃，因海鲜中含有维生素 B_1 分解酶，与芹菜同食可破坏芹菜的维生素 B；炒芹菜或凉拌芹菜加些醋可保存芹菜中的维生素 C。芹菜性偏寒，脾胃虚寒的糖尿病患者慎食。

主要营养成分一览表

营养成分	功效
膳食纤维	调整血脂、血糖，促进大肠蠕动，防止便秘
硒、镁、铁、钙、磷等矿质元素	保护胰岛细胞，促进胰岛素合成，预防骨质疏松和贫血，降血压
蛋白质	促进新陈代谢，提高细胞的生物活性
碳水化合物	为机体活动提供能量来源
黄酮类物质	改善微循环，促进糖在肌肉等组织中的转化
人体所必需的氨基酸	促进蛋白质的合成
硒等微量元素	保护胰岛 B 细胞，降低血糖

宜芹菜 + 牛肉、鸡肉、猪肉；
宜芹菜 + 木耳；
宜芹菜 + 豆腐干；
宜芹菜 + 醋。

忌芹菜 + 海鲜同食。

3 苋菜

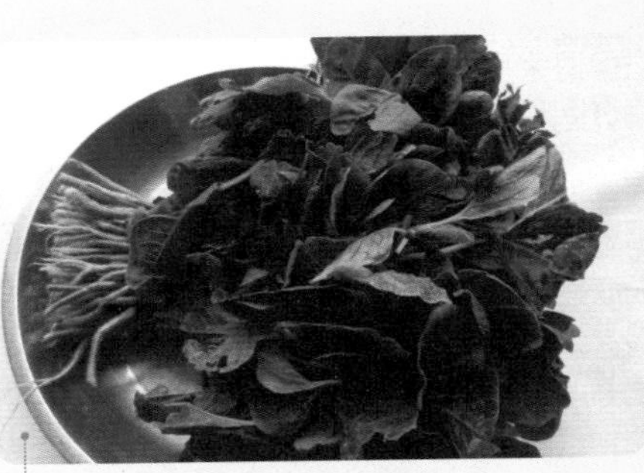

苋菜沸水焯过后再烹饪，有利于矿物质的吸收

苋菜以前是一种野菜，因其味道浓郁，菜叶柔软，清爽可口，营养丰富，含有很多人体必需的维生素和矿物质，近年来已成为人们喜爱食用的蔬菜，被誉为“长寿菜”。

适宜指数：★★★★★
升糖指数：25（低）
热　　量：20千卡/100克
每天可吃：150克

中医功效：性寒味甘，入大肠经，可清热解毒，收敛止泻，凉血散瘀，对目赤肿痛、咽喉肿痛、湿热下痢有较好的食疗功效。

对糖尿病的作用：苋菜含有丰富的不溶性膳食纤维，这种纤维是嚼不烂的食物“残渣”，食后容易产生饱腹感，可避免糖尿病患者过量进食，且刺激胃肠道蠕动，加速体内“垃圾”的排泄，有助减肥。

对糖尿病并发症的作用：苋菜含有的铁质和钙质极其丰富，且苋菜不含草酸，补血、补钙的作用很强，是贫血、骨折患者的最佳食用蔬菜之一，可以预防贫血和骨质疏松；不溶性膳食纤维可促进排便，预防便秘和肠癌。

推荐搭配食法：苋菜可搭配蛋白质丰富的肉类、鸡蛋，宜上汤煮或清炒，如上汤肉碎窝蛋苋菜汤、蒜蓉炒苋菜。

食用注意要点：不溶性膳食纤维难以消化，消化不良的糖尿病患者一次不宜多吃，太老的苋菜也不宜食用；因富含铁质，故不宜与浓茶、咖啡、菠菜等同食，以免妨碍铁质的吸收；苋菜也忌与含草酸丰富的蔬菜同煮，如菠菜、芥兰等；苋菜能通窍滑胎，怀孕的糖尿病妇女不能食用。

主要营养成分一览表

营养成分	功效
不溶性膳食纤维	增加饱腹感，刺激肠蠕动，降糖降脂
铁、钙、磷、镁等矿质元素	补血、补钙作用较强
蛋白质	促进新陈代谢，提高细胞的生物活性
胡萝卜素、维生素 C 等	维持人体营养均衡，提高机体免疫力，预防眼睛老化
人体所必需的氨基酸	促进蛋白质的合成
硒等微量元素	保护胰岛 B 细胞，降低血糖

宜苋菜+肉+鸡蛋。

忌苋菜 + 菠菜；
忌苋菜 + 芥蓝；
苋菜忌浓茶；
苋菜忌咖啡；
孕妇、消化不良者忌吃。

4 菠菜

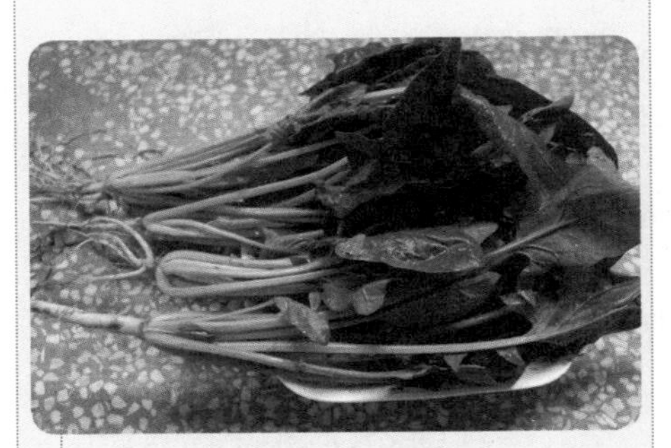

菠菜虽好，但要注意搭配上的相克问题

菠菜鲜嫩软滑可口，色泽深绿，因其富含多种营养成分，而且含铁量较高，故被称为“蔬菜之王”“补血菜”。

适宜指数：★★★★★
热　　量：24 千卡 /100 克
每天可吃：150 克

中医功效：性凉，味甘，入肠、胃经，能补血止血，利五脏，通血脉，下气调中，止渴润肠，滋阴平肝，助消化。

对糖尿病的作用：菠菜的热量较低，食后能平衡血糖，是糖尿病患者理想的食用蔬菜；菠菜中含有的维生素 A、维生素 B、维生素 C、维生素 E 以及铁、钙、磷、镁等，能供给糖尿病患者多种营养物质，有助于提高免疫力，预防因营养缺乏而引起的多种疾病；菠菜的膳食纤维丰富，含有大量抗氧化剂以及硒元素，可调整血糖，促进胰岛素的分泌，促进细胞增殖，预防大脑退化，降低中风的风险。

对糖尿病并发症的作用：菠菜中丰富的维生素可增强抗病能力，保护视力，稳定情绪，养颜，抗衰老，预防老年痴呆，是含维生素 K 最多的蔬菜之一，维生素 K 是合成骨钙素的主要成分，食后可提高骨钙含量，降低糖尿病患者骨折的风险；膳食纤维有促进肠道蠕动的作用，利于排便，且能促进胰腺分泌，帮助消化，对痔疮、慢性胰腺炎、便秘、肛裂等病症有治疗作用；其富含的铁、钙可以预防贫血，强筋健骨，增加体内的钙储备；菠菜特有的叶绿素为天然造血剂，可预防贫血。

☑ 推荐搭配食法： 菠菜可搭配各种肉类，如鱼丸、肉茸、瘦肉片、鱼片、猪肝、猪血等，因菠菜快熟，故所搭配的肉类应被切成薄片或做成肉茸、肉丸等，既美味鲜甜，又营养丰富；菠菜也宜搭配鸡蛋同炒或滚汤；菠菜宜与海带丝一起滚汤，海带可促进菠菜中草酸的排泄；菠菜的食法最好是凉拌，以减少维生素的流失。

☑ 食用注意要点： 菠菜含有大量的草酸，食用前应以开水焯一下，使菠菜中的草酸溶解于水中，把水倒掉，捞出的菠菜再炒或煮汤；菠菜中的草酸不但影响人体对钙质的吸收，而且可与钙质结合成草酸钙，引起尿路结石，故菠菜忌与高钙食物搭配，如豆腐、黄豆、小虾等，也忌与牛奶、钙片同食；菠菜根富含铁质和膳食纤维，应与菠菜叶一起食用；菠菜含铁丰富，不宜与浓茶、咖啡同食，应间隔4小时以上。

主要营养成分一览表

营养成分	功效
膳食纤维	清理肠胃，控制体重，有助减肥
铁、钙、钾、镁等矿质元素	维持血压及电解质平衡，预防贫血，强健骨骼，预防心脏病
蛋白质	促进新陈代谢，提高细胞的生物活性
胡萝卜素、维生素A、维生素B、维生素E、维生素K以及叶酸等	保持视力清晰，预防维生素缺乏引起的夜盲症和口角炎，预防胎儿缺陷
叶绿素	天然造血，预防贫血
人体所必需的氨基酸	促进蛋白质的合成
硒等微量元素	保护胰岛B细胞，降低血糖

宜菠菜＋鱼肉、牛肉、猪肉；
宜菠菜＋鸡蛋；
宜菠菜＋海带。

忌菠菜＋豆腐；
忌菠菜＋虾米；
忌菠菜＋牛奶、钙片；
忌菠菜＋黄豆；
忌菠菜＋咖啡、浓茶。

5 菜心

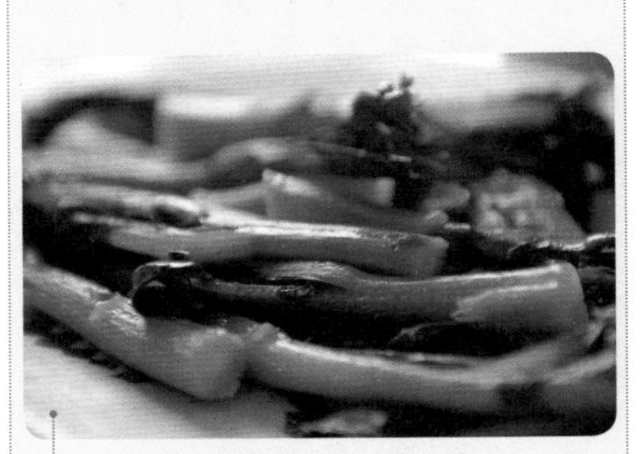

菜心在南方的食用十分广泛

菜心是南方百姓非常喜欢食用的蔬菜，品质柔嫩，美味可口，尤其在港澳台一带，几乎是人们必食的蔬菜。

适宜指数：★★★★★
热　　量：11 千卡 /100 克
每天可吃：150 克

中医功效：性凉味甘，入肠、胃经，能清热解毒，除烦止渴，利水化痰。

对糖尿病的作用：菜心丰富的纤维素可促进肠壁蠕动，帮助消化，防止大便干燥，促进排便，稀释肠道毒素，既能治疗便秘，预防肠癌，又能延缓餐后血糖升高，调整血脂；菜心的热量之低，在所有蔬菜中名列前茅，被人们当作减肥蔬菜，常食可有助于控制体重。

对糖尿病并发症的作用：菜心富含维生素 C、胡萝卜素、核黄素等，可维持机体的营养均衡，预防维生素不足引起的口角炎、视力退化、骨质疏松等，丰富的维生素 B 有利于保持情绪稳定；普通菜心的膳食纤维较丰富，可促进排便，预防便秘、肠癌。

推荐搭配食法：菜心可搭配肉类同炒，味道鲜美，营养丰富，如菜心炒牛肉、菜心炒肉片、菜心炒鸡肉或菜心滚鱼丸汤等；香菇是菜心绝妙的搭配，菜心扒香菇是经典粤菜，氨基酸丰富的香菇使菜心更咸鲜可口；菜心也是大米的好“搭档”，如菜心粒炒饭，糖尿病患者很想喝大米粥时，在白粥中放入菜心粒可以起到增加膳食纤维、延缓血糖吸收的作用。

☑ **食用注意要点：** 菜心的品种比较多，不同品种的菜心热量和降糖指数不一样，例如“迟菜心”比普通菜心要甜，膳食纤维也要少一些，夏季的菜心膳食纤维较多，消化不良的人宜少吃；菜心里常有一些小黄花，可食用，但会有更多的农药残留，故最好掐掉小黄花再食；有的人为求菜心烹饪后碧绿鲜嫩，炒菜心时加一点食用碱，但这样会使菜心的维生素 C 溶解在碱性溶液中；此外，菜心不宜炒得过熟，以免营养被破坏掉；菜心属于涩味蔬菜，可先用开水焯一下再炒，以去掉部分草酸；蒜蓉炒菜心时常用蚝油调味，糖尿病患者要注意调味品中糖分的摄入。

主要营养成分一览表

营养成分	功效
膳食纤维	促进肠蠕动，预防便秘，有助于降低餐后血糖和血脂
铁、钙、钾、镁等矿质元素	维持电解质平衡，预防贫血，强健骨骼
蛋白质	促进新陈代谢，提高细胞的生物活性
胡萝卜素、核黄素、烟酸等	保持视力清晰，预防维生素缺乏引起的夜盲症和口角炎
碳水化合物	为机体活动提供能量来源

宜菜心 + 肉；
宜菜心 + 香菇；
宜菜心 + 大米。

忌菜心 + 碱。

6 生菜

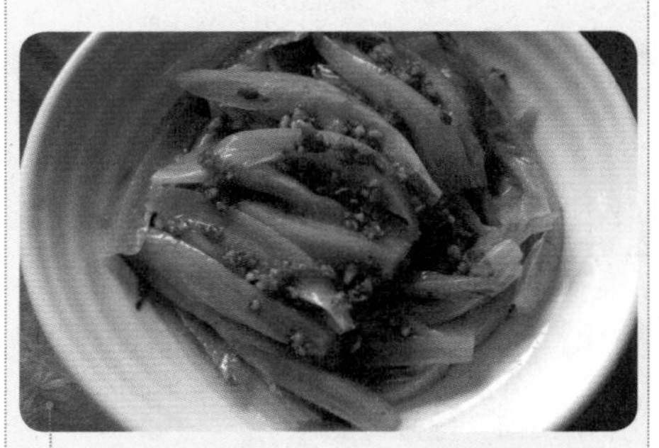

生菜所含的干扰素诱生剂在高温烹饪下容易被破坏

生菜非常脆嫩，是最适合生吃的蔬菜，如生菜包烤肉、生菜沙拉、生菜包肉末玉米丁等，脆嫩而鲜，故名之为生菜。

适宜指数：★★★★★
热　　量：13千卡/100克
每天可吃：150克

中医功效：性凉味甘，入肠、胃经，补脾益气，润燥化痰，疏利肠胃。

对糖尿病的作用：生菜中富含的膳食纤维使生菜获得“减肥蔬菜”的美誉，膳食纤维可清除肠内毒素和多余的脂肪，有助于调整血糖和血脂；生菜所含的烟酸是胰岛素的激活剂，可改善糖的代谢功能；硒元素能促进胰岛素的分泌，有降血糖的功效。

对糖尿病并发症的作用：生菜中的矿质元素锌、磷、钙、镁、铁比较丰富，特别是铁元素很容易被人体吸收，生菜中的钾、钠、镁离子含量丰富，有利于调节体内盐的平衡，对于高血压、心脏病等患者，具有促进利尿、降低血压、预防心律失常的作用；莴苣素能预防心脑血管疾病，改善精神状态，预防抑郁症。

推荐搭配食法：生菜可以加酸奶或沙拉酱与其他水果、瓜菜一起做沙拉吃；做早餐时，也可用生菜叶夹三文治、牛扒、春卷一起吃；生菜也是香菇的好搭配，生菜扒香菇，清甜可口，有益健康；生菜也是豆腐的经典搭配，各种豆腐煲中加入一些生菜，加强了生菜的清热作用，可清肝利胆，滋阴补肾，减肥健美；煮汤面、汤粉时，搁一点生菜，立刻就可以使一碗简单的面条或汤粉增加了多种维生素和微量元素；生菜也可以白灼或素炒；生菜粥可清热解毒，除烦止渴，糖尿病患者感觉“上火”时可适量喝点生菜粥“下火”，但大米粥可使血糖快速升高，生菜虽含有膳食纤维，但仍要严格控制粥的摄入量。

☑ **食用注意要点：**生菜生吃时要清洗干净；生菜性凉，有利尿功效，有胃寒及尿频的糖尿病患者慎吃。

主要营养成分一览表

营养成分	功效
膳食纤维	清除肠内毒素，预防便秘，有助于消除多余的脂肪，降低餐后血糖和血脂
铁、钙、钾、磷、钠、镁等矿质元素	改善胃肠血液循环，促进脂肪和蛋白质的消化吸收，利尿止渴
莴苣素	镇痛催眠，降低胆固醇，辅助治疗神经衰弱
硒、叶酸	保护胰岛 B 细胞，促进胰岛素的分泌
烟酸	可改善糖的代谢功能
人体所必需的氨基酸	促进蛋白质的合成
硒等微量元素	保护胰岛 B 细胞，降低血糖

宜生菜 + 肉；
宜生菜 + 香菇；
宜生菜 + 豆腐；
宜生菜 + 面条、粉、面包、大米粥。

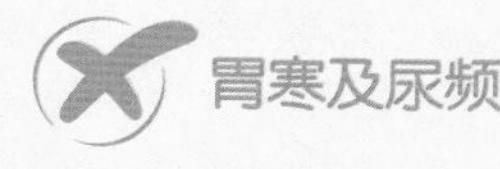

7 西兰花

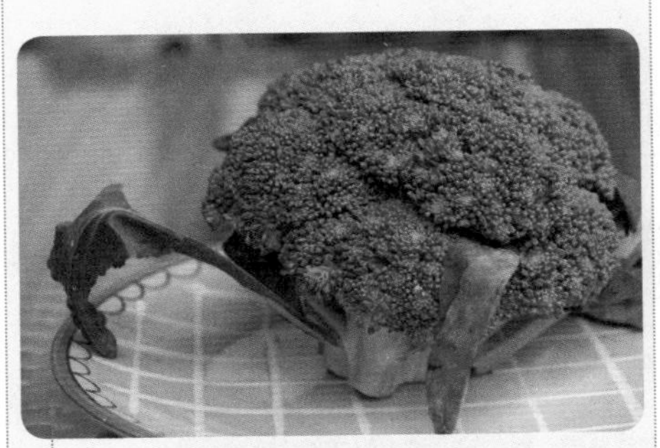

西兰花有“抗癌蔬菜”之称

西兰花是蔬菜中有名的“抗癌战士”，因其营养丰富以及强大的保健功效，被人们称为“蔬菜皇后”。

适宜指数：☆☆☆☆☆
升糖指数：25（低）
热　　量：33 千卡 /100 克
每天可吃：150 克

中医功效：性凉味甘，入肠、胃经，能补肾填精、健脑壮骨、补脾和胃。

对糖尿病的作用：西兰花属于高纤蔬菜，能有效降低肠胃对葡萄糖的吸收，进而降低血糖，有效控制糖尿病的病情；西兰花中含有的铬元素可提高胰岛素的敏感性，促进胰岛素的分泌。

对糖尿病并发症的作用：西兰花中的类黄酮类物质对高血压、心脏病有调节和预防的功用；西兰花含有的维生素丰富，维生素 A 可保护视力，维生素 C 则可增强体质，预防感冒，清除自由基，维生素 K 可预防血管硬化破裂；萝卜硫素、吲哚衍生物等物质可预防乳腺癌、皮肤癌、大肠癌等癌症。

推荐搭配食法：西兰花可搭配各种肉类，如牛肉、猪肉、鸡肉、羊肉、蚌肉等同炒，与肉类搭配的西兰花增加了动物蛋白和氨基酸，使营养更为丰富；西兰花与香菇搭配相得益彰；西兰花还可搭配豆腐干，加强补钙功效；西兰花配腰果、红萝卜同炒，色泽鲜艳，腰果所含的不饱和脂肪酸与西兰花的膳食纤维共同“对付”血液中的“坏”胆固醇；西兰花与蘑菇、番茄、鸡蛋可做浓汤，营养丰富，味道甘鲜开胃。

☑ **食用注意要点：** 西兰花的烹饪火候要恰当，不能过熟或过生，否则易破坏菜中的营养成分，影响吸收和消化；还要注意西兰花有农药残留，宜在水中多泡，并用开水焯，去掉涩味。

主要营养成分一览表

营养成分	功效
膳食纤维	促进大肠蠕动，排毒减肥，降低餐后血糖和血脂
铁、钙、钾、磷、铬、镁等矿质元素	强健骨骼，预防贫血，保持电解质平衡
维生素 A、维生素 C、维生素 K 以及胡萝卜素	可有效提高人体免疫功能，增强人的体质，预防感冒，促进肝脏解毒，保护人体血管的韧性，使其不易破裂，保护视力，提高记忆力
类黄酮类	对高血压、心脏病有调节和预防的功用
烟酸	可改善糖的代谢功能
萝卜硫素、吲哚衍生物	提高致癌物解毒酶活性，预防癌症
抗坏血酸	增强肝脏的解毒能力，提高机体免疫力

宜西兰花 + 牛肉、猪肉、鸡胸肉等；
宜西兰花 + 香菇；
宜西兰花 + 豆腐干；
宜西兰花 + 腰果；
宜西兰花 + 蘑菇、番茄、鸡蛋。

忌煮得过生或过熟。

8 菜花

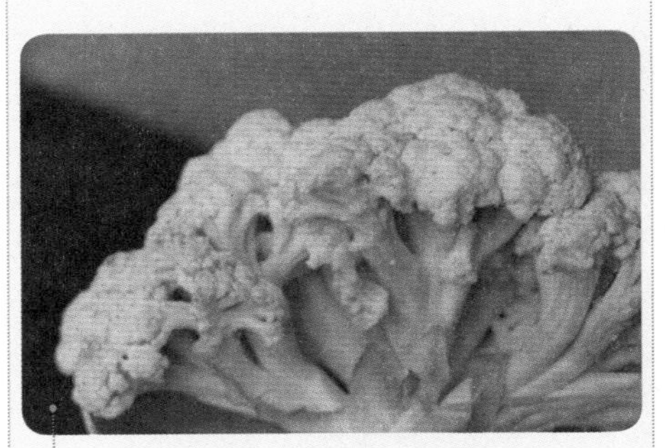
菜花有抗癌蔬菜的美誉

菜花质地柔嫩，清甜无渣，食后易于消化，消化能力不足的老人和小孩也适合吃。

适宜指数：★★★★★
热　　量：15 千卡 /100 克
每天可吃：150 克

中医功效：味甘性凉，入肝、胃、肺经，能健脾益胃，生津止渴，助消化，润肠通便，强筋骨，利内脏。

对糖尿病的作用：菜花中的铬元素是很好的降糖矿物质，可改善糖耐量和血脂异常，有研究表明，糖尿病的发生与患者体内缺乏铬元素有关，长期食用菜花可补充体内缺乏的铬元素；尼克酸在糖代谢中也起着重要作用，可降低餐后血糖。

对糖尿病并发症的作用：菜花中含有丰富的类黄酮物质，可以清理血管，防止胆固醇在血管壁内堆积，减少心肌梗死和脑卒中的风险；菜花中的维生素 K 是血管保护“卫士”，可使血管壁加厚不易破裂；其他丰富的维生素可保护视力，为眼睛提供足够的抗氧化物质，改善心脏机能，预防慢性并发症；菜花含水量充足，常食可缓解糖尿病口干欲饮的症状；不溶性膳食纤维可促进大肠蠕动，排毒减肥，降糖降脂；丰富的矿物质则有助于维持体内酸碱平衡，强筋健骨，提高机体抵抗力。

推荐搭配食法：菜花搭配肉类，味道鲜美，营养更为齐全，如菜花炒鸡肉、菜花炒牛肉、菜花炒瘦肉片等；和其他蔬菜一样，菜花配菌类可增加氨基酸含量，提高机体抗病能力，如菜花炒牛肝菌、菜花扒香菇；菜花还可搭配其他蔬菜，如番茄、金针菜等，可生津止渴；菜花与木耳凉拌，可软坚散结，通利血管。

☑ **食用注意要点：** 菜花常有农药残留的问题，因此，菜花在食用前宜浸泡一段时间；菜花含大量维生素，不宜长时间保存和烹饪，否则维生素会流失，宜即买即食，把菜花焯熟后凉拌或短时间与其他食材同炒或素炒即可食用；焯菜花时加点盐可使菜花变软，缩短烹饪时间。吃菜花时宜细嚼，以加强对营养的吸收。

主要营养成分一览表

营养成分	功效
铬	可改善糖耐量和血脂异常
不溶性膳食纤维	抑制餐后血糖飙升，促进排便，调整血脂
维生素 A、维生素 C、维生素 E、维生素 K 等	保护眼睛，增强抵抗力，抗氧化，抗衰老，使血管壁加厚，不易破裂
烟酸	预防糖尿病肾病
钾、钠、钙、磷、镁等矿质元素	维持体内酸碱平衡，提高血糖调节能力
萝卜硫素、吲哚衍生物	提高致癌物解毒酶活性，预防癌症
抗坏血酸	增强肝脏的解毒能力，提高机体免疫力

宜菜花 + 鸡肉、牛肉、瘦肉；
宜菜花 + 菌类；
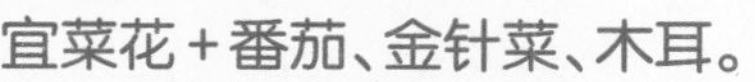
宜菜花＋番茄、金针菜、木耳。

忌长时间高温烹饪；
忌长时间储存。

9 大芥菜

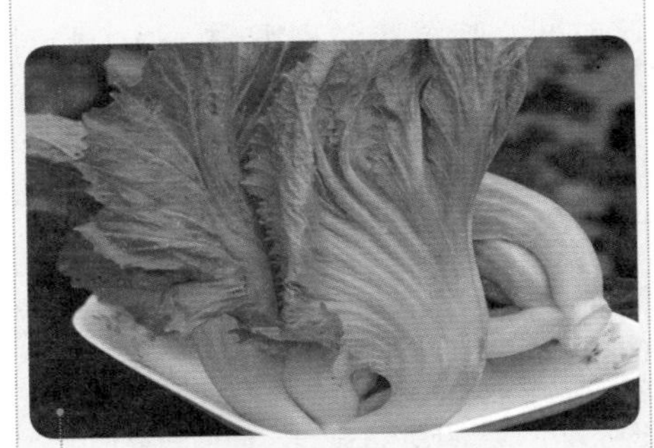

大芥菜富含粗纤维，是排便小能手

大芥菜是中国的本土菜，大芥菜是芥菜中的一种，芥菜叶大肥厚，冬季的大芥菜最高的可近半米，最大的每棵可重十斤八斤，叶朝心内卷曲，有点像包心椰菜，以包心处最为鲜嫩。雪里蕻和榨菜是芥菜的变种，性味与大芥菜不同。

适宜指数：★★★★★

热　　量：12 千卡 /100 克

每天可吃：150 克

中医功效：性凉，味甘稍苦，入肺、胃、肾经，能清热解毒、宣肺化痰、宽中利气、开胃消食、润肠通便。

对糖尿病的作用：大芥菜中含有非常丰富的粗纤维，粗纤维是“隔”糖和“隔”脂能手，而且有很好的促进肠蠕动，排毒养颜的功效，是有名的减肥蔬菜，常食可通过减轻体重而控制糖尿病；大芥菜里的硒可保护胰岛，尼克酸可调整糖代谢，降低餐后血糖。

对糖尿病并发症的作用：大芥菜的粗纤维素可以起到“刮脂”的作用，通过调整糖尿病患者的血脂而降低发生心脑血管疾病的风险，其排便作用极强，对老年人的习惯性便秘有防治功效；大芥菜含有的维生素和矿物质丰富，可维持人体酸碱和营养均衡，预防因营养不均衡引起的各种慢性疾病。

推荐搭配食法：大芥菜的做法多种多样，可炒可煮，可做汤。最经典的搭配是上汤煲淋大芥菜，以骨头或鱼头、鱼丸熬成的高汤把大芥菜煮熟，不但可使大芥菜吃起来鲜嫩无比，清甜无渣，而且还可吸收肉汤内的蛋白质，即使是牙不好或消化能力差的人也可食用；大芥菜可搭配芋头、甘薯煮汤，两者的粗纤维“强强联手”，可大大加强排毒通便功能，对一些咽喉肿痛的实火患者往往能收到很好的效果，中医认为，对于实火患者，通过泻下加强排便，使“热有出路”，“体内垃圾”被排泄了，“上火”症状也就减轻了，但糖尿病患者摄入的番薯、芋头要计入主食中，并且要控制摄入量；咸蛋滚大芥菜汤也是南方群众清热下火的一道家常菜，咸蛋性咸，可引火下行，大芥菜的粗纤维则可解咸蛋黄的腻，两者相得益彰；大芥菜还可搭配豆腐做豆腐芥菜煲，能清热解毒，强筋骨；大芥菜白灼，糖尿病患者可以多食，以增加饱腹感。

☑ **食用注意要点：** 烹饪大芥菜时不宜加过多油，否则糖尿病及心血管疾病患者不宜食用；大芥菜性凉，本身脾胃虚寒，容易腹泻的患者慎吃。

主要营养成分一览表

营养成分	功效
蛋白质	改善体质，提高组织细胞活性
膳食纤维	宽肠通便，刮脂减肥，阻碍肠道对葡萄糖的吸收
维生素 A、维生素 B、维生素 C、维生素 D，胡萝卜素等	保持体内维生素均衡，保护眼睛，稳定情绪，预防坏血病、脚气病、骨质疏松等
铁、钾、钠、钙、磷、镁、硒等矿质元素	维持人体机能和新陈代谢
烟酸	调整糖代谢，预防糖尿病肾病
碳水化合物	为机体活动提供能量来源
抗坏血酸	增强肝脏的解毒能力，提高机体免疫力

宜大芥菜 + 肉汤；
宜大芥菜 + 番薯、芋头；
宜大芥菜 + 咸蛋；
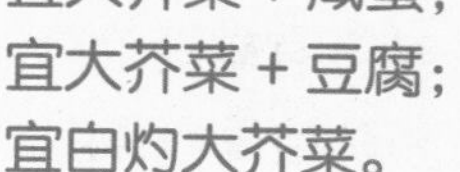
宜大芥菜 + 豆腐；
宜白灼大芥菜。

忌重油炒大芥菜；
脾胃虚寒、腹泻者忌食。

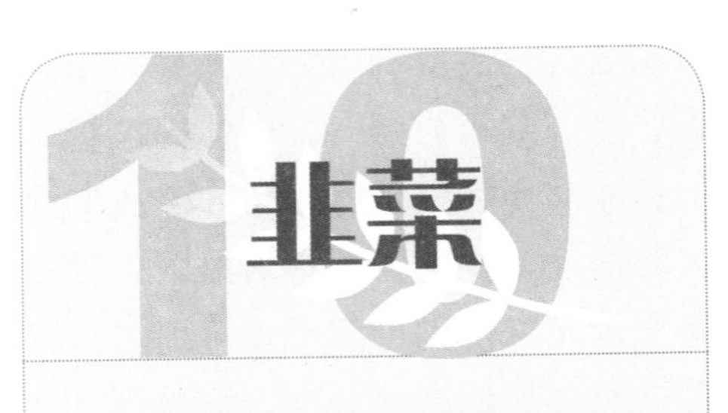

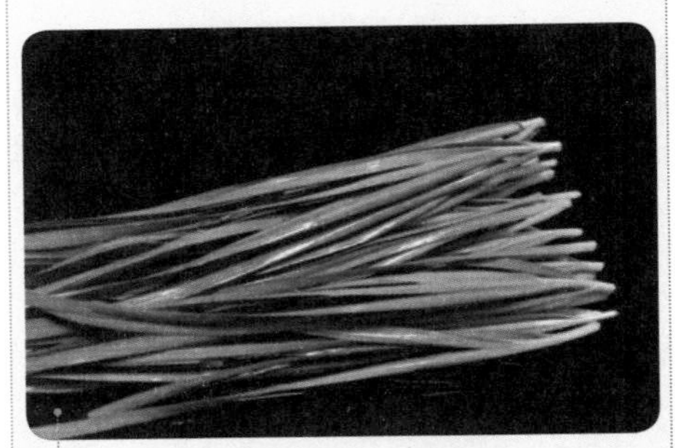

韭菜以春季食用为最佳

韭菜颜色碧绿，味道浓郁，被称为蔬菜中的“荤菜”，原因是其有明显的补阳功效，故又叫“起阳草”，是“药食同源”的蔬菜。和其他性味偏于寒凉的蔬菜相反，韭菜性偏温，这也是有的糖尿病患者认为韭菜不适合糖尿病患者食用的原因，实际上，韭菜是一种富含膳食纤维的蔬菜，其热量和升糖指数都不高，是否宜吃韭菜，主要还是与糖尿病患者的体质属性有关，若属体质内热，则不宜食用韭菜；若体质虚寒，性功能下降，夜尿多，手足不温，那么韭菜不但适合食用，而且还有辅助的治疗功效。

适宜指数：★★★★
热　　量：26千卡/100克
每天可吃：50克

中医功效：性温，味甘辛，能和中下气，补肾益阳，健胃提神，固精止泄，调和脏腑，理气降逆，暖胃除湿，解毒。

对糖尿病的作用：韭菜的膳食纤维非常丰富，对肠道中葡萄糖的吸收起到直接的阻隔作用，因而能降低餐后血糖；在韭菜所含有的微量元素中，硒对胰岛素B细胞有保护功效，可促进胰岛素的分泌。

对糖尿病并发症的作用：韭菜里的纤维素可增进胃肠蠕动，排便减肥，对肥胖、血脂偏高、食欲不振，慢性便秘的糖尿病患者比较适合；韭菜中的维生素丰富，可以预防因维生素不均衡而引起的慢性疾病；胡萝卜素、硫胺素、核黄素、抗坏血酸等能抗菌消炎，预防皮肤疾病；挥发性精油及含硫化合物等可降低血脂，预防心脑血管疾病；韭菜能温肾助阳，固精止泄，对糖尿病引起的阳痿、性欲减退、尿多、尿失禁等有辅助治疗功效；尼克酸则可预防糖尿病肾病。

推荐搭配食法：小鲜河虾是韭菜的绝配，韭菜炒小河虾可补肾益精，壮阳疗痿，强筋健骨，但糖尿病患者要控制河虾的摄入量；韭菜可搭配核桃同炒，可益智健肾，预防老年痴呆；鸡蛋是韭菜的黄金搭档，二者同炒香味扑鼻，在营养上可取长补短，鸡蛋含胆固醇，但韭菜中的硫化物可降血脂，韭菜中含有的纤维素较粗，容易刺激胃，而鸡蛋中的蛋白膜可将韭菜表面包裹起来，减少韭菜对胃黏膜的刺激，两者相得益彰；韭菜与猪肉、牛肉搭配，无论是小炒还是做饺子馅，都味美提鲜，营养丰富，尤其是韭菜猪肉饺子，深得人们的喜爱，蛋白质、维生素和淀粉可满足人们每餐的营养需求。

☑ **食用注意要点：** 韭菜有较强的季节性，以春天的韭菜最好吃，“春食韭菜则香，夏食则臭”，春季阳气升发，适当食用韭菜有助升阳，夏季酷热，人体多有暑热，此时不宜食韭菜，以免“火上浇油”；韭菜性偏温补，体有内热者不宜服用，如咽喉肿痛，胃溃疡、胃肠湿热，里急后重，小便黄短，目赤肿痛等皆不宜食韭菜；韭菜也不宜与牛肉、羊肉搭配；韭菜含草酸，不宜与牛奶、菠菜、钙片同食；烙韭菜盒子因要加入大量的食用油，糖尿病患者不宜多食。

主要营养成分一览表

营养成分	功效
蛋白质	改善体质，提高组织细胞活性
膳食纤维	调整血糖、血脂，促进肠蠕动，排毒抗癌
维生素 A、维生素 C、胡萝卜素等	保护眼睛，提高抵抗力，抗氧化抗衰老
挥发性精油及含硫化合物	降低血脂，预防心脑血管疾病
铁、钾、钠、钙、磷、镁、硒等矿物质	维持体内酸碱平衡，提高血糖调节能力
烟酸	预防糖尿病肾病
核黄素	抗菌消炎，预防口角炎

宜韭菜 + 鸡肉、猪肉；
宜韭菜 + 河虾；
宜韭菜 + 鸡蛋；
宜韭菜 + 大米煮粥；
宜韭菜 + 面条或韭菜饺子。

忌韭菜 + 牛肉、羊肉；
忌韭菜 + 菠菜；
忌韭菜 + 牛奶、钙片；
夏季、体内有热的人忌吃韭菜。

11 通菜

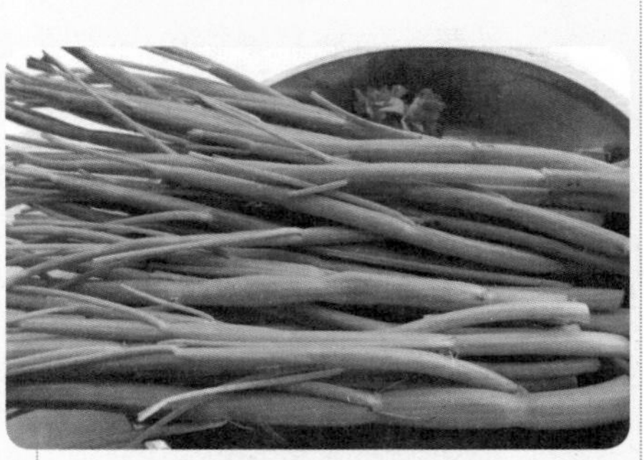

通菜性寒，烹饪时宜加蒜或少许辣椒祛其寒性

通菜，又名空心菜，广泛产于华南热带地区，东南亚也有种植，是南方人炎炎夏日的开胃菜。

适宜指数：★★★★★
热　　量：20 千卡 /100 克
每天可吃：150 克

中医功效： 味甘，性微寒，入胃、肠二经，能清热解毒，凉血利尿，疗疮解毒，清肠通便。

对糖尿病的作用： 空心菜含有大量的纤维素和半纤维素、胶浆、果胶等食用纤维素，在胃肠道中可起到延缓餐后血糖上升，吸附油脂的功效；空心菜中还有胰岛素样物质，可提高机体的胰岛素敏感性，调整血糖。

对糖尿病并发症的作用： 空心菜富含的膳食纤维可促进肠蠕动，排毒减肥，常食 能控制糖尿病患者的体重，其中的木质素、果胶可提高巨噬细胞吞食细菌的活力，可杀菌消炎，加速体内有毒物质的排泄；空心菜性寒，夏季吃可清暑解热，促进消化液的分泌。

推荐搭配食法： 空心菜脆嫩多汁，烹饪时多以素炒为主，或配以肉末急火快炒，多配以蒜蓉、椒丝、腐乳同炒，蒜蓉、椒丝性温，可祛除空心菜的微寒，腐乳为豆腐的发酵品，可带出空心菜的咸鲜味，又增加了钙质的吸收；空心菜要避免长时间高温蒸炒；空心菜性寒滑利，腹泻或肠胃虚寒者慎吃。

食用注意要点： 空心菜快熟，炒菜时宜热锅冷油，可减少用油量，腐乳不宜放过多。

主要营养成分一览表

营养成分	功效
蛋白质	改善体质，提高组织细胞活性
胰岛素样物质	提高胰岛素敏感性，调整血糖
维生素 A、维生素 B、维生素 C、维生素 D、胡萝卜素等	保持体内维生素均衡
钙、磷、镁、硒等矿物质	维持人体机能新陈代谢
木质素、果胶等膳食纤维	提高巨噬细胞吞食细菌的活力，可杀菌消炎，加速体内有毒物质的排泄
烟酸	预防糖尿病肾病
核黄素	抗菌消炎，预防口角炎

宜空心菜 + 肉末；
宜空心菜 + 椒丝。

忌过油、长时间高温烹饪；
腹泻、脾胃虚寒者忌食。

12

茼蒿

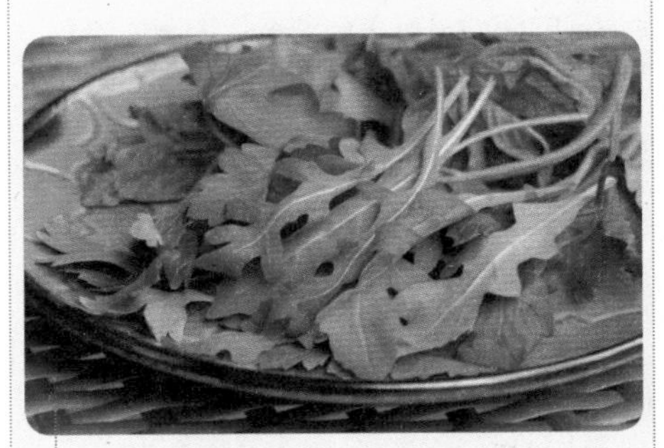

茼蒿古代时为宫廷蔬菜，有皇帝菜之称

茼蒿气味清香，叶和茎都比较细小，质地柔嫩爽口，又被称为菊花菜，是人们夏季最爱食用的蔬菜之一。

适宜指数：★★★★★
热　　量：21千卡/100克
每天可吃：150克

中医功效：味甘，性平凉，调胃健脾、疏肝降压 ，宽中理气，化痰开郁，消积通便。

对糖尿病的作用：茼蒿本身的热量很低，糖尿病患者即使多吃对血糖的影响也很小，而它所含有的丰富的粗纤维却是降低肠道对葡萄糖的吸收，促进排便，控制体重的“利器”；硒元素可促进葡萄糖和脂肪的代谢。

对糖尿病并发症的作用：茼蒿气味芳香，其含有的挥发性精油不但可宽中理气，辟秽化浊，消食开胃，对糖尿病患者夏季食欲下降，消化能力下降有帮助，而且可开郁理气，降血压，可预防抑郁症和高血压；茼蒿里的多种氨基酸、维生素和胡萝卜素可养心安神，稳定情绪，健脑益智，提高机体免疫力，护肝脏，有助体内毒素排出；微量元素和蛋白质可调节体内水液代谢，消除水肿。

推荐搭配食法：茼蒿菜与鸡蛋搭配可提高对维生素A的利用，如鸡蛋炒茼蒿，鲫鱼茼蒿汤；茼蒿常用于涮火锅；茼蒿与豆腐搭配食用可增加对蛋白质和钙的摄入，如茼蒿豆腐汤；茼蒿与香干、红萝卜是绝配，色泽诱人，味道鲜美，蛋白质、钙和维生素A都极其丰富，搭配相得益彰；茼蒿与菌类配搭既可提鲜，也可促进机体对维生素的吸收和利用；茼蒿焯熟后凉拌或以蒜蓉清炒也同样健康好吃。

☑ **食用注意要点：** 茼蒿含挥发性精油，不宜长时间高温烹饪，最好以急火炒至熟即可；脾胃寒的患者不宜多吃茼蒿。

主要营养成分一览表

营养成分	功效
膳食纤维	促进大肠蠕动，排毒减肥，调整血糖和血脂
铁、钙、钾、磷、硒、镁等矿物质	预防贫血、骨质疏松，保持电解质平衡
维生素 A、维生素 C、胡萝卜素	保护视力，提高人体免疫功能，促进肝脏解毒，提高记忆力
蛋白质、氨基酸	调节体内代谢，通利小便，消除水肿
挥发性精油、胆碱	降血压、健脑，增加食欲
烟酸	预防糖尿病肾病
核黄素	抗菌消炎，预防口角炎

宜茼蒿 + 鸡肉、猪肉、羊肉；
宜茼蒿 + 香菇、蘑菇；
宜茼蒿 + 豆腐干、少量红萝卜；
宜茼蒿 + 鸡蛋；
宜茼蒿 + 金针菜、青椒。

忌高温长时间烹饪；
脾胃虚寒者忌食。

13 豆芽菜

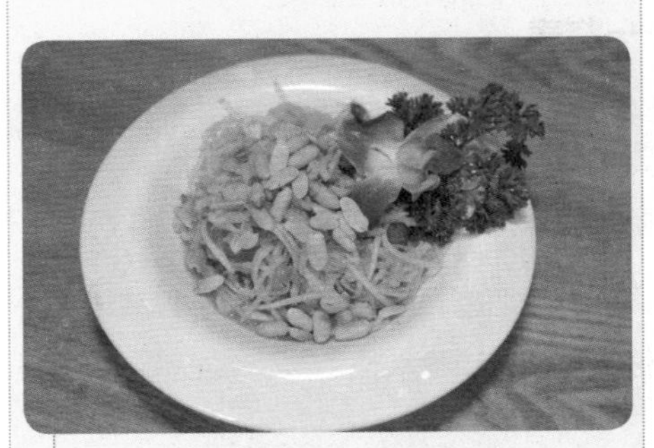
豆芽是最原始的无土种植蔬菜

豆芽菜是以黄豆、绿豆浸泡，每天淋水数次后发芽长出来的一种无土栽培蔬菜。豆类在发芽的过程中，会产生许多有益于人体的变化，它洁白晶莹，嫩滑爽脆，味甘而鲜，与笋、菌并称素食鲜味三霸。

适宜指数：★★★★★
升糖指数：低于 55
热　　量：22 千卡 /100 克
每天可吃：100 克

中医功效：性凉，味甘无毒，入脾、胃经，能清热解毒，醒酒，调五脏，利尿除湿。

对糖尿病的作用：豆芽菜的升糖指数低，热量也低，它含有的膳食纤维被称为第六营养素，能减少消化道对糖分的吸收，延缓餐后血糖上升；维生素 B_1 和烟酸具有刺激胰岛素分泌和降血糖的功效。

对糖尿病并发症的作用：豆芽菜中的纤维素不但可降血糖，还能降胆固醇，预防糖尿病引起的各类心脑血管疾病；豆类发芽后维生素物质大大增加，释放出更多的磷、锌等矿物质，丰富的维生素可预防各类维生素不足引起的慢性疾病，保护皮肤和毛细血管，微量元素可防止动脉硬化，改善体内乳酸堆积，抗疲劳，抗肿瘤；淀粉酶可调整胃肠机能，改善糖尿病患者食欲不振，尤其苦夏时节不思饮食时，吃点凉拌绿豆芽可生津养胃。

推荐搭配食法：豆芽菜可搭配肉丝烧菜做汤，如猪肉丝或牛肉丝炒豆芽菜，豆芽鱼片汤等，著名的酸菜鱼也必有豆芽铺底，当然酸菜鱼高油高盐过于辛辣，糖尿病患者不宜食用；豆芽菜与菌菇类配搭，可增强降胆固醇和抗癌功效，如蘑菇炒豆芽菜、冬菇炒豆芽菜；豆芽菜还可与其他蔬菜凉拌或同炒，如芦笋拌豆芽、青椒丝炒豆芽、韭菜炒豆芽菜等；豆芽菜与主食搭配可做成豆芽炒粉条、豆芽炒面、豆芽炒豆皮等。

☑ **食用注意要点：** 市场有的豆芽是用化肥、激素催熟的，选购时一定要注意挑选有根须的豆芽；豆芽菜要趁新鲜时食，若豆芽发红、发黑，则不应食用；炒豆芽时宜猛火急炒，不加碱，可加少量醋，以更好地保存豆芽中的维生素；做凉拌豆芽或焯豆芽时，八成熟即可。

主要营养成分一览表

营养成分	功效
膳食纤维	促进大肠蠕动，排毒减肥，调整血糖和血脂
铁、钙、磷、锌等矿质元素	维持电解质平衡，预防贫血、骨质疏松
维生素 A、维生素 B、维生素 C、胡萝卜素、烟酸	保护视力，预防夜盲症、口角炎、脚气病，提高人体免疫功能，促进肝脏解毒，消除疲劳，振奋精神
蛋白质、氨基酸	调节体内代谢，生津止渴，通利小便
干扰素诱生剂	增加体内抗病毒、抗肿瘤能力
淀粉酶	可调整胃肠机能，改善食欲不振
天门冬氨酸	改善能量代谢、提高对疲劳的抵抗力

宜豆芽菜 + 鸡肉、牛肉、猪肉、羊肉、鱼、虾仁；
宜豆芽菜 + 香菇、蘑菇；
宜豆芽菜 + 芦笋、青椒、韭菜；
宜豆芽菜 + 粉条、面、豆皮；
宜豆芽菜 + 醋。

忌食无根豆芽；
忌加碱炒及长时间高温烹饪；
脾胃虚寒者慎吃。

14 莴笋

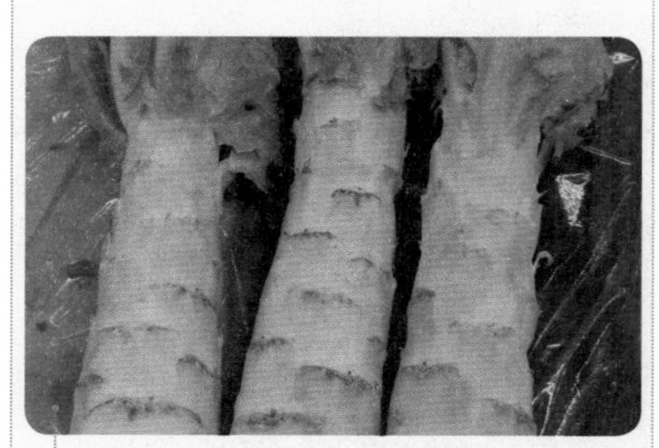
莴笋的主要食用部位为地上茎类

莴笋是夏日常食的苦味菜之一，又称莴苣，南方人称之为麦菜。

适宜指数：★★★★★
热　　量：14 千卡 /100 克
每天可吃：60 克

中医功效： 味苦甘，性微寒，入肠、胃经，能通经脉，利五脏，壮筋骨，明眼目，去口气，通乳汁，利小便，解热毒。

对糖尿病的作用： 莴笋的碳水化合物含量低，含有较多的烟酸，烟酸是胰岛素的激活剂，可以改善糖代谢；莴笋的膳食纤维和硒也可延缓葡萄糖的吸收，保护胰岛细胞。

对糖尿病并发症的作用： 莴笋的汁液可刺激胃液和胆汁消化酶的分泌，促进消化，提高食欲，对糖尿病患者夏季消化不良、食欲不振有帮助；莴笋中含有丰富的钾，可维持心脏节律，利尿，降血压；莴笋含有的铁质易被人体吸收和利用，可预防贫血。

推荐搭配食法： 莴笋与木耳同炒，可加强对血管的保护作用，对糖尿病、高血压患者有较好的食疗作用；莴笋去皮切片可与其他蔬菜搭配，如莴笋炒蒜苗可防治高血压，莴笋炒白萝卜可润肠通便；莴笋与芸豆是补钙的最佳搭配，芸豆含钙量高，莴笋根含有一种菊粉，可加强钙的吸收；莴笋炒香菇是人们常吃的素食；莴笋可以搭配各种肉类，营养全面，健康美味，如莴笋炒鸡块、莴笋炒牛肉、莴笋炒虾仁、莴笋炒猪肉等。

☑ **食用注意要点：**莴笋含水溶性维生素，故焯水时不宜把水分挤太干，以免流失部分维生素；莴笋性寒，女性月经期间或脾胃虚寒者慎吃。

主要营养成分一览表

营养成分	功效
膳食纤维	调整血糖、血脂，排便减肥
钾、磷、钙、镁、铁、钠、锌、硒	维持体内电解质平衡，预防骨质疏松、贫血，提高胰岛素的敏感性
烟酸	胰岛素的激活剂，可改善糖代谢
胡萝卜素、维生素 C、维生素 E、核黄素	提高抵抗力，预防口角炎、坏血病等，清除自由基，延缓衰老
干扰素诱生剂	增加体内抗病毒、抗肿瘤能力
淀粉酶	可调整胃肠机能，改善食欲不振
天门冬氨酸	改善能量代谢，提高对疲劳的抵抗力

宜莴笋 + 猪肉、鸡肉、虾仁；
宜莴笋 + 冬菇、木耳；
宜莴笋 + 蒜苗、白萝卜；
宜莴笋 + 芸豆。

女性月经期间或脾胃虚寒者忌食。

（二）果实类蔬菜

1 凉瓜

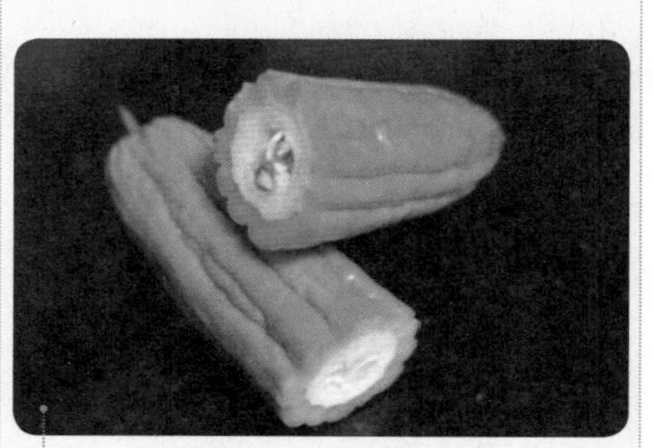

凉瓜虽味苦，但不影响与其搭配的食物的味道，有君子菜之称

凉瓜滋味苦中带甘，又叫苦瓜，是夏季有名的“下火”菜，有“药物蔬菜”之称，具有良好的降血糖功效，是糖尿病患者的理想蔬菜。

适宜指数：★★★★
热　　量：17千卡/100克
每天可吃：80克

下面说说果实类蔬菜：相对于绿叶蔬菜来说，果实类蔬菜的升糖指数和热量稍高，这类蔬菜有凉瓜、茄子、冬瓜、萝卜、葫芦瓜、青瓜、白瓜、节瓜、番茄、丝瓜、四季豆、豆角等。

☑ **中医功效：**性味苦寒，归心、肺、胃经，能清热解毒，养颜美容，清肝明目，降糖降脂。

☑ **对糖尿病的作用：**苦瓜的降糖机理复杂，它含有多种降糖成分，主要有萜类、植物甾醇、甾体类和肽类等，有类胰岛素作用，堪称“植物胰岛素”，有刺激胰岛素释放的功能，具有良好的降血糖功效。

☑ **对糖尿病并发症的作用：**苦瓜有清热解毒，抗菌消炎的功效，可预防和治疗口角炎、口腔溃疡、痱子、暑热烦渴、疮疡疖肿等中医认为“上火”的疾病，能清热利尿，清肝明目；凉瓜的苦瓜苷和苦味素，可刺激唾液分泌，生津健胃，夏季食用有助提高食欲；苦瓜的维生素C含量很高，可预防坏血病，提高机体抵抗力，保护心脏，丰富的维生素B族则可镇静安神；苦瓜素被称为“脂肪杀手”，可降低胆固醇，预防动脉硬化；类黄酮类物质对心血管有保护作用；苦瓜中的蛋白质可调动机体免疫力，促进新陈代谢，抗肿瘤。

☑ **推荐搭配食法：**苦瓜可与其他蔬菜，如青瓜、青椒、芹菜、苹果等榨成蔬果汁，作为夏季的清暑饮料饮用，能清暑解毒，消脂排毒，减肥美容；苦瓜炒蛋是经典搭配，简单美味，清爽怡人；苦瓜搭配各种肉类，营养丰富齐全，苦瓜还能消除肉类的油腻，如苦瓜炒牛肉、苦瓜炒猪肉、苦瓜炒鸡肉、排骨焖苦瓜等，而苦瓜蚬肉汤、苦瓜蛏子汤是糖尿病患者的夏季靓汤，能清热生津，可改善糖尿病患者口干欲饮的症状；苦瓜凉拌木耳是适宜糖尿病伴有高脂血症患者的一道药膳，可加强降脂功效。

☑ **食用注意要点：**凉瓜在烹饪前以盐腌渍可以去除部分苦味；脾胃虚寒的人不宜喝苦瓜汁，并要注意控制苦瓜的摄入量，以免寒凉伐胃，女性在月经期间也不宜吃苦瓜；苦瓜即使降糖功效显著，但毕竟只是一种食物，不能代替降糖药物的使用，糖尿病患者也不能食用了苦瓜就减少甚至停止服用降糖药；苦瓜含有丰富的草酸，不能与豆腐、钙片、牛奶同食，以免影响钙的吸收，应以开水焯一下，使大部分草酸溶解在水里，再凉拌或炒。

主要营养成分一览表

营养成分	功效
苦瓜素苷类、胡萝卜甾醇	含有类胰岛素物质，有降低血糖的作用，刺激唾液分泌，帮助消化
钾、钙、钠、磷、镁等矿质元素	强健骨骼，预防贫血和骨质疏松，保持电解质平衡
维生素 B、维生素 C	抗氧化，防止动脉硬化，保护细胞膜，提高机体应激力，保护心脏，预防脚气病，稳定情绪
类黄酮类	对高血压、心脏病有调节和预防的功用
干扰素诱生剂	增加体内抗病毒、抗肿瘤能力
淀粉酶	可调整胃肠机能，改善食欲不振
天门冬氨酸	改善能量代谢、提高对疲劳的抵抗力

宜苦瓜＋鸡肉、牛肉、猪肉、羊肉、蚬、虾仁等；
宜苦瓜＋青瓜、青椒、芹菜、苹果等蔬菜；
宜苦瓜＋木耳。

忌苦瓜＋豆腐、牛奶、钙片同食；
脾胃虚寒者忌食；
女性在月经周期忌食；
忌以苦瓜代替降糖药物。

2 辣椒

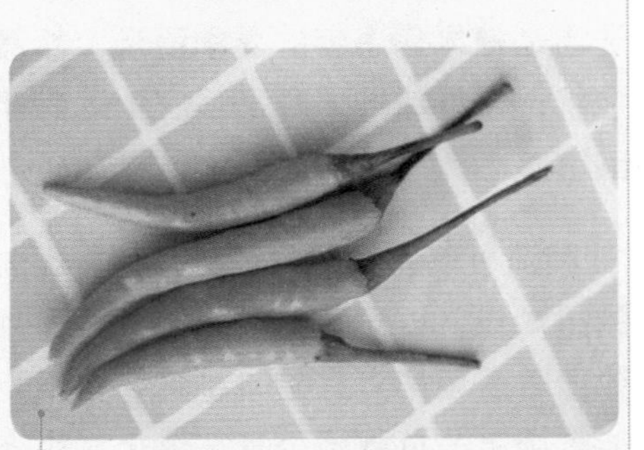

辣椒食后会令人辣得呱呱叫，有超级军火库之称

辣椒是一种草本植物的果实类，虽然明朝后期才引进中国，但这种辣味蔬菜却在不少地方大受欢迎，既可作为主菜，又可以作为配菜食用，在四川、湖南等地甚至到了“无辣不欢”的地步。

适宜指数：★★★
热　　量：22 千卡 /100 克
每天可吃：10~30 克

中医功效：性温热，味辛香，入脾、胃经，能温中散寒，下气消食，祛风活血。

对糖尿病的作用：辣椒中所含的辣椒素经研究证实可提高胰岛素的分泌量，可直接降低血糖水平，辣椒素还有降脂的功效，有助于减肥。

对糖尿病并发症的作用：辣椒含有丰富的维生素 C，是含维生素 C 最丰富的果实类蔬菜，维生素 C 可使体内多余的胆固醇转化成胆汁酸，可预防高脂血症和胆结石，保护心脏；辣椒素味道辛辣，食后能促进胃液分泌，增加食欲，使血液循环加快，对食欲不振的人可作为健胃剂使用，对怕冷、手脚不温有一定帮助，冬季受寒感冒时，吃点辣椒可以出一身汗，有发汗解表的作用；体质能耐受辣椒的人常吃辣椒，可促进血液循环，降低血脂，预防血栓形成；辣椒还富含钙、磷、钾、铁、铜、镁等矿物质，可以预防骨质疏松、贫血，提高机体对胰岛素的敏感性。

推荐搭配食法：辣椒可与其他蔬菜素炒，如辣椒炒茄子、辣椒土豆丝、辣椒炒豆角、辣椒炒茼蒿；辣椒搭配各种肉类堪称完美，辣椒炒牛肉、辣椒烩羊肉、辣椒炒鸡丁、辣椒炒田鸡、辣椒炒猪肉片等，味道鲜辣可口；辣椒搭配鸡蛋、木耳可做成家常菜，对喜爱素食的人来说是可口的菜肴；辣椒与豆腐干、肉类搭配，营养丰富，非常受老百姓喜爱。

☑ **食用注意要点：** 辣椒虽然营养丰富，但从中医角度看，辣椒是大辛大热之品，刺激性比较大，不是人人都受得了。其次，只有体质虚寒的人比较适合食用辣椒，体质平和的人在冬季也适合吃点辣椒，但如果患有中医所说的“热病”，如患红眼病、肺结核、扁桃体发炎、咽炎、胃炎、痔疮出血、胃溃疡、高血压等疾病的人不宜食用。体质属于阴虚火旺、湿热型的人也不适合吃辣椒，以免加重症状，或引起肛门灼热、胃痛、泛酸、腹泻等症状；辣椒因其富含维生素 C，不宜与含有维生素 C 分解酶的蔬菜如青瓜、红萝卜、南瓜等同食，也不宜高温烹饪，以免维生素 C 大量流失。

主要营养成分一览表

营养成分	功效
维生素 B、维生素 C、胡萝卜素等	抗氧化，降低胆固醇，保护心脏，预防动脉硬化和胆结石，
辣椒素	促进血液循环，改善怕冷、食欲不振等症状，增加胃肠蠕动，有助减轻体重，促进体内废物代谢
钙、磷、钾、铁、铜、镁等矿物质	增加骨量，改善贫血

宜辣椒 + 鸡肉、牛肉、猪肉、羊肉、田鸡等肉类；
宜辣椒 + 土豆丝、豆角、茄子、茼蒿等蔬菜；
宜辣椒 + 木耳、鸡蛋。

忌高温烹饪；
忌辣椒 + 青瓜、南瓜、红萝卜；
体质偏热的人忌食辣椒。

3 秋葵

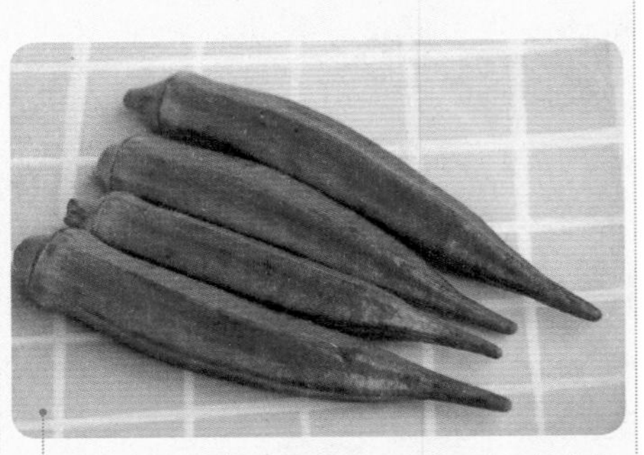

秋葵作为餐桌上的新面孔，很多功效被吹过了头

秋葵，又名黄秋葵，外形有点像青椒，是近年来才开始陆续进入我国餐桌的新潮蔬菜，香味独特，口感柔嫩润滑，烹饪简单。

适宜指数：☆☆☆☆

热　　量：37千卡/100克

每天可吃：80克

中医功效：性寒，味淡，入肾、膀胱经，能清热利咽，通淋利水，提神醒脑。

对糖尿病的作用：秋葵是低能量食物，食后有饱腹感，是很好的减肥食品，常食有利于糖尿病人控制体重；秋葵含有的黏蛋白具有抑制葡萄糖吸收，降低血糖水平的功效，是新兴的适合糖尿病患者食用的蔬菜；秋葵的膳食纤维丰富，可以促进胃肠蠕动，防止胆固醇吸收，降脂通便，延缓肠道对葡萄糖的吸收，使餐后血糖水平缓慢上升。

对糖尿病并发症的作用：秋葵吃起来比较嫩滑，是因为其含有一种黏性液质和阿拉伯聚糖等多糖成分，可以补充体力，帮助消化；秋葵的维生素含量丰富，尤其是维生素A和胡萝卜素，对保护视力，预防糖尿病视网膜病变有帮助，维生素C则可增强体质，预防坏血病；秋葵的钙质丰富，但草酸含量不多，非常适合老年人作为补充钙质的蔬菜来源；秋葵是一种含钙量比较高的蔬菜，而且钙的吸收利用率可以达到5~6成，对全素食者、对牛奶中的乳糖过敏者，秋葵是不错的钙来源，可预防糖尿病患者骨质疏松。

推荐搭配食法：秋葵的搭配食法多样，与肉、蛋、菇菌及其他蔬菜搭配，可蒸，可煮，可热炒，可凉拌。秋葵与鸡肉、猪肉、牛肉同炒，可增加蛋白质的摄入，食后体力充沛；秋葵炒鸡蛋简单清爽不油腻；秋葵还可与洋葱、青椒、番茄、木耳等蔬菜搭配，增强降血脂的功效；秋葵最能保存营养的做法是清蒸或开水焯熟后蘸酱油和醋吃，可以减少维生素的流失。

☑ **食用注意要点：** 秋葵性寒，腹泻、脾胃虚寒的人慎吃；煮熟后的秋葵应用瓷器盛，不要用铜、铁等器皿盛，否则秋葵容易变色。

主要营养成分一览表

营养成分	功效
营养成分	功效
黏蛋白	抑制葡萄糖吸收，降低血糖水平
多种聚糖成分	帮助消化，增强体力，保护肝脏，调理肠胃
钙、铁、锌、硒等多种矿物质	提高骨量，预防骨质疏松，预防贫血，健脑益智
可溶性膳食纤维	促进排便，调整血糖、血脂，预防大肠癌
维生素 A、维生素 C、胡萝卜素	保护视力，保护视网膜，增强体质

宜秋葵 + 鸡肉、牛肉、猪肉、羊肉；
宜秋葵 + 番茄、青椒、木耳等蔬菜；
宜秋葵 + 鸡蛋。

腹泻、脾胃虚寒者慎食；
忌用铜、铁等器皿盛。

4 青瓜

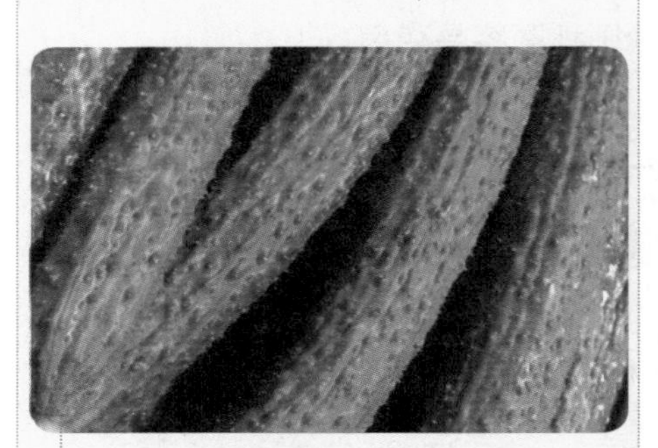

青瓜在大江南北都有种植，食用的范围很广

青瓜是我国大江南北的老百姓都非常喜爱的一种健康蔬菜，爽脆多汁，既可当水果吃，又可当蔬菜吃，因其热量很低，更被广大女性作为减肥蔬果而食用，甚至被当作美容护肤品而外用。

适宜指数：★★★★

热　　量：15 千卡 /100 克

每天可吃：1 条

中医功效：味甘性凉，入肺、胃、大肠经，清热利水，解毒除烦，消肿，润肺生津。

对糖尿病的作用：青瓜可蔬可果，是糖尿病患者的理想食品，它的味道虽甘嫩而脆，但热量很低，这是因为它含有的葡萄糖苷、果糖本身不参与机体的糖代谢，而丙醇二酸能抑制糖类物质转变成脂肪，可通过减肥来达到帮助防治糖尿病的效果；膳食纤维和硒都是降糖好帮手，前者能延缓餐后血糖的升高，后者则能提高胰岛的敏感性。

对糖尿病并发症的作用：青瓜丰富的膳食纤维可降低血糖中甘油三酯、胆固醇的含量，加速废物排泄，促进新陈代谢，预防血管粥样硬化和便秘、肠癌等；苦味素、葫芦素 C 则可提高机体抵抗力，预防肿瘤；青瓜的维生素和微量元素均衡而全面，可使人体保持电解质和营养均衡，提高细胞活性，预防各种因营养元素缺乏或不均而引起的慢性疾病；青瓜含有大量水分，口干欲饮的糖尿病患者食后可改善症状。

推荐搭配食法：青瓜和其他很多食材都“对脾气”，非常好搭配。青瓜搭配肉类，营养非常丰富，如青瓜炒肉丝、青瓜炒牛肉、鱼肉酿青瓜、虾仁炒青瓜等；青瓜搭配木耳，有很好的排毒、减肥功效，因为青瓜本身就是减肥佳品，木耳是血管的“清道夫”，其含有的植物胶质可将肠道中的胆固醇等杂质吸附而排出体外，二者搭配加强了排毒降脂功效；青瓜与鸡蛋也是黄金搭配，三者搭配就是著名的木须肉；拍青瓜是家家户户都会做的家常小菜，凉拌的青瓜能更好地保存其丰富的维生素；青瓜与苹果打汁做成青瓜玉露，可生津解渴；青瓜可与其他蔬菜、水果搭配做成沙律；青瓜与玉米、冬菇、腰果、肉粒搭配，营养全面又降糖，是很适合糖尿病患者食用的一道主菜。

☑ **食用注意要点：** 青瓜的尾部有点苦，这是青瓜含有最多苦味素的部分，食用时不要去掉；青瓜性寒，生吃或打成果汁食用时不宜过量，以免寒凉败胃；青瓜中含有维生素 C 分解酶，故不宜与富含维生素 C 的蔬菜或水果同吃，否则从这些食物中摄入的维生素 C 会被青瓜的维生素 C 分解酶分解掉。

主要营养成分一览表

营养成分	功效
丙醇二酸	能抑制糖类物质转变成脂肪，降低体重
葡萄糖苷、果糖	不参与体内的糖代谢，食后不会影响血糖升高
膳食纤维	延缓肠道对葡萄糖的吸收，促进大肠蠕动，降低胆固醇，排毒减肥
维生素 A、维生素 B、维生素 C、维生素 E、胡萝卜素、核黄素、烟酸等	保护视力，定志安神，预防失眠，提高抵抗力，预防口角火等皮肤病，抗衰老，促进新陈代谢，润泽皮肤
苦味素、葫芦素 C	提高免疫力，抗肿瘤
钾、镁、磷、铁、钙、锌、硒等矿物质	维持体内电解质平衡，提高细胞活性，预防贫血、骨质疏松等疾病

宜青瓜＋鸡肉、牛肉、猪肉、鱼丸等；
宜青瓜＋木耳＋鸡蛋；
宜青瓜＋玉米、冬菇、腰果。

忌青瓜＋番茄、西兰花、青椒、橙子、猕猴桃、柚子、草莓。

5 冬瓜

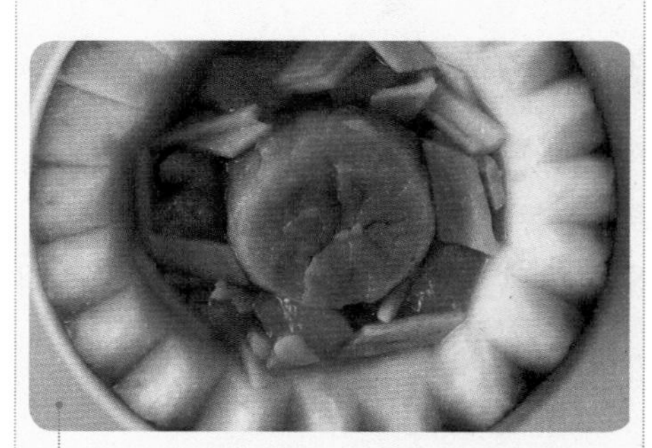

冬瓜自古就被称为减肥瓜

冬瓜是夏季必吃的最佳消夏蔬菜之一，它水分多，热量低，可炒食，又可煲汤，做成冬瓜盅，食法多样，是著名的减肥蔬菜之一。

适宜指数：★★★★
热　　量：7千卡/100克
每天可吃：80克

中医功效： 性凉，味甘淡，入肺、大肠、膀胱经，能清热解暑，生津除烦，利尿通淋。

对糖尿病的作用： 冬瓜是所有蔬菜中唯一不含脂肪的蔬果，水分多，热量极低，它含有的丙醇二酸是降糖的主要成分，可抑制糖类物质转变成脂肪，控制发胖；冬瓜的膳食纤维含量颇高，也起到了调整血糖和血脂的功效。

对糖尿病并发症的作用： 冬瓜的维生素C含量可比美番茄，经过水煮后仍可被人体吸收，常食可提高人体抵抗力，预防坏血病，促进皮肤伤口愈合，维生素B则可使人保持情绪愉快稳定，预防抑郁症；丙醇二酸和膳食纤维是冬瓜的减肥“利器”，《神农本草经》记载冬瓜“久服轻身耐老”；冬瓜钾盐含量高，钠盐含量较低，高血压、肾脏病、浮肿病等患者食用可达到消肿而不伤正气的作用，其碱性元素可降低肉类、碳水化合物对人体的影响，使肥胖糖尿病患者能保持精力旺盛；冬瓜中含有的油酸可抑制体内黑色素沉积，美白润肤。

推荐搭配食法： 冬瓜搭配其他药食兼用的食材，可做成夏季消暑花样食谱，如冬瓜薏苡仁排骨汤、冬瓜瑶柱虾米冬瓜盅、冬瓜荷叶瘦肉汤、冬瓜海带汤、莲子百合冬瓜汤、冬瓜水鸭汤等，可消暑利湿，健脾开胃，是夏季食欲不振，口干烦渴，小便黄短，暑热逼人时不可多得的消暑菜谱。

☑ **食用注意要点：**冬瓜性偏寒，食后淡渗利小便，消脂减肥，故不宜与其他滋补药材同煮或同食，以免减低其功效；冬瓜皮解暑消肿利水的功效更强，有浮肿或暑热烦闷、小便黄短的患者可连皮一起烹饪；正是因为冬瓜的“脾气”与夏天比较相对，故其他季节不宜多食，尤其是冬季，以免损伤体内阳气；脾胃虚寒，或本身小便又多又长的人不宜食用冬瓜。

主要营养成分一览表

营养成分	功效
丙醇二酸	能抑制糖类物质转变成脂肪，降低体重
钾、镁、钙、铁、硒等碱性元素	可降低肉类、碳水化合物对人体的影响，消除疲劳
膳食纤维	延缓肠道对葡萄糖的吸收，促进大肠蠕动，降低胆固醇，排毒减肥
维生素 B、维生素 C 等	安神定志，提高机体免疫力
油酸	具有抑制体内黑色素沉积的活性，润泽肌肤

宜冬瓜 + 鸡肉、牛肉、猪肉、鱼、水鸭、虾米等；
宜青瓜 + 荷叶、薏米、莲子、海带。

忌与其他滋补品同食；
脾胃虚寒者忌食；
小便清长、量多者忌食；
冬季不宜大量食用。

6 丝瓜

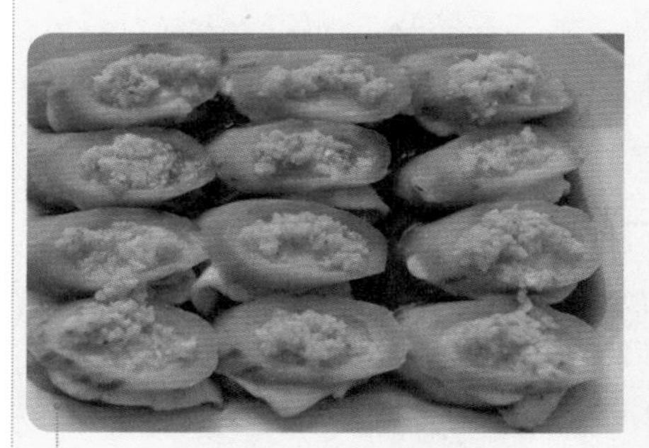
丝瓜快熟，烹饪时间宜短

丝瓜鲜嫩碧绿，皮薄肉厚，一般有八个角，食用时需刨掉八个角的棱再烹饪。丝瓜因对女性健康特别有益，因而被称为“女人菜”。

适宜指数：★★★★
热　　量：20 千卡 /100 克
每天可吃：50 克

中医功效：性凉，味甘，入肝、胃经，能清热解毒，通经络，活血脉，凉血通便，利湿除烦。

对糖尿病的作用：丝瓜热量低，富含水溶性膳食纤维，却口感软嫩，很适合牙口不好的老年糖尿病患者食用，食后可延缓餐后血糖的上升，有调整血糖和血脂的功效。

对糖尿病并发症的作用：丝瓜中的亚油酸是调脂降压“能手”，可调整内分泌，促进新陈代谢，保护血管，降低糖尿病患者并发心脑血管疾病的风险；糖尿病患者因内分泌紊乱，容易生疮疡，便秘，女性糖尿病患者也易发生经行不畅、痛经等妇科病，丝瓜有通经络、行血脉、行气化瘀、凉血解毒的功效，可发痘疮，消炎除垢，润泽肌肤，润肠通便；丝瓜能疏肝理气，保护乳腺，对思虑过度引起的肝气郁结有辅助疗效；丝瓜里丰富的维生素B对消除疲劳，保持情绪活泼发挥着重要的作用。

推荐搭配食法：丝瓜可搭配各种肉类，如丝瓜鱼丸汤、丝瓜炒牛肉、丝瓜炒滑鸡、丝瓜炒肉丝等；丝瓜蛋白质的含量较高，被称为素中之荤，与木耳、冬菇等菌类搭配，味道清鲜，营养相得益彰，如丝瓜炒木耳、丝瓜蘑菇汤；丝瓜鲜嫩快熟，与鸡蛋同炒立即可食，糖尿病患者发现餐桌上没有适合自己的菜肴时，丝瓜炒鸡蛋是很好的快手菜。

☑ **食用注意要点**：丝瓜在烹饪时不耐高温，宜热炒快熟，烹饪过火时，丝瓜碧绿的颜色可转黄，维生素也受到损失；丝瓜富含维生素B族，泥鳅含有B_1分解酶，可以分解和破坏维生素B_1，故丝瓜不宜与泥鳅搭配；竹笋中的活性物质可以破坏人体对胡萝卜素的吸收，而丝瓜也富含胡萝卜素，因此，丝瓜不宜与竹笋同食；糖尿病患者食用丝瓜时不宜放过多油烹饪，应保持口味清淡；丝瓜性寒滑利，若觉口中寡淡或流清口水，烹饪丝瓜时可加少许姜片或胡椒粉祛寒。

主要营养成分一览表

营养成分	功效
蛋白质	提高细胞活性，促进新陈代谢
钙、磷、铁、胡萝卜素、核黄素	预防骨质疏松、缺铁性贫血、口角炎等疾病
膳食纤维	延缓肠道对葡萄糖的吸收，促进大肠蠕动，降低胆固醇，排毒减肥
维生素B、维生素C等	稳定情绪，有利于大脑健康，预防坏血病，提高免疫力
亚油酸	降脂、降压、软化血管、促进新陈代谢、调整内分泌功能

宜丝瓜+鸡肉、牛肉、猪肉、鱼、虾仁等；
宜丝瓜+木耳、冬菇；
宜丝瓜+鸡蛋。

忌丝瓜+泥鳅；
忌丝瓜+竹笋；
忌高温过火烹饪。

7 番茄

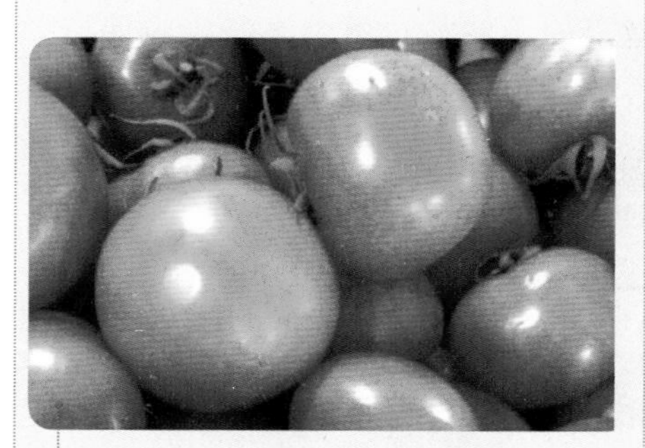

顾名思义，番茄来自中华域外，因其营养丰富，被称为长寿果

番茄，又称西红柿，一年四季可见，论营养之丰富，许多蔬菜和水果都不及它，酸甜可口，是全球被食用最广泛也是人们最喜爱的蔬菜之一。

适宜指数：★★★★
热　　量：16 千卡 /100 克
每天可吃：1~2 个

☑ **中医功效：**味甘酸，性微寒，入胃经，能生津止渴，健胃消食，凉血平肝，清热解毒，美颜抗血压。

☑ **对糖尿病的作用：**番茄的可溶性纤维可在肠内形成凝胶等作用而使葡萄糖的吸收减慢，也可通过减少对胰岛 B 细胞的刺激，提高胰岛素的敏感性而使葡萄糖的代谢加强；番茄中含有的番茄红素（又称西红柿红素）可降低血脂，控制体重而达到防治糖尿病的辅助效果。

☑ **对糖尿病并发症的作用：**番茄性凉，味甘酸，能清热生津，养阴凉血，对糖尿病患者的发热烦渴、口干舌燥等并发症有较好治疗效果；番茄中丰富的维生素 A、B、C、芦丁、番茄红素及果酸，可预防白内障，宁志安神，预防脚气病，降低血胆固醇，预防动脉粥样硬化及冠心病，此外，大量的钾及碱性矿物质，可促进血中钠盐的排出，有降压、利尿的功效，对糖尿病并发的高血压、肾脏病有良好的辅助治疗作用；番茄籽的汁液中含有的 P3 物质，具有抗血小板凝聚的功效，可以防止脑血栓的发生；番茄红素被吸收后聚集于前列腺、肾上腺等处，可改善男性功能，女性常食也可提高性欲；此外，番茄红素还有防癌和抗衰老的功效。

☑ **推荐搭配食法：**番茄与各种

食材可搭配出出色的营养大餐，番茄炒鸡蛋是最简单经典的搭配，有“维生素压缩饼干”之称。番茄与富含优质蛋白质的鸡蛋相配，美味健康，简单易得；番茄与各种肉类搭配各有所宜，如“黄金搭档”番茄炒牛肉、泰式风味的酸辣番茄香茅虾汤、手撕鸡凉拌番茄、番茄炒土猪肉等；番茄与其他蔬菜也是好搭档，如芹菜炒番茄可以加强降压功效，苹果番茄汁可以清理肠胃，提升体力，预防贫血，番茄牛肉煮土豆营养互补，搭配合理，酸甜味美，有补血养颜，益气强身之功，是秋冬人们常吃的平补美食。

☑ **食用注意要点：**番茄富含维生素 C，不宜与青瓜搭配，因青瓜含有一种维生素 C 的分解酶，二者同食会影响番茄维生素 C 的吸收；未成熟的番茄含有“番茄碱”，食用后口腔易感到苦涩，多食易发生中毒，出现恶心、呕吐等不适症状，严重时会有中毒现象，故青色番茄不宜吃；番茄还含有可溶性收敛剂等成分，可与胃酸发生反应凝结成不溶解的块状物，食后易出现胃肠胀满等不适症状，因而空腹慎吃番茄；有的人爱用番茄煲老火汤，但风味已然改变，这是因为长时间烹制后，番茄会失去原有的营养与味道 ，维生素也受到破坏。

主要营养成分一览表

营养成分	功效
膳食纤维	延缓胃排空，改变肠转运时间，降糖降脂，促进排便
钾、钠、镁、铁、锌	维持体内电解质平衡
西红柿红素、果酸	抗氧化，降低体内脂肪含量，控制体重，维护性功能，抗氧化，防癌
维生素 B、维生素 C、维生素 E、胡萝卜、核黄素等	稳定情绪，预防抑郁症，提高免疫力，降低感染疾病的风险，抗衰老，润泽肌肤
P3 物质	抗血小板聚集，防止脑血栓
苹果酸或柠檬酸	加强对蛋白质和脂肪的消化能力

宜番茄 + 鸡肉、牛肉、猪肉、鱼、虾仁等；
宜番茄 + 鸡蛋；
宜番茄 + 土豆、苹果、芹菜。

忌番茄 + 青瓜；
忌空腹大量食用；
忌大量食用未成熟番茄。

8 茄子

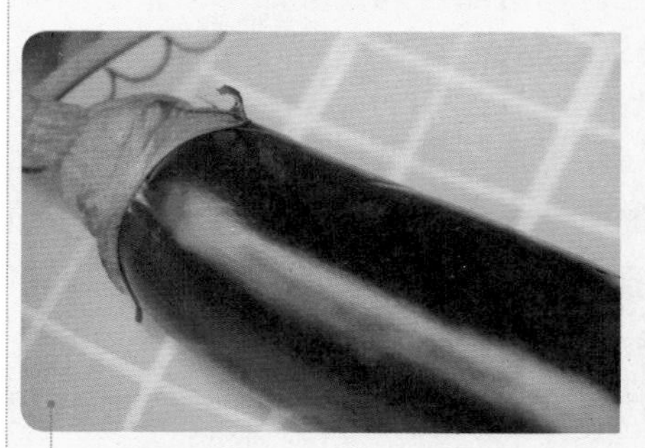

茄子所含的维生素P含量是蔬菜中最高的

茄子，南方人又称矮瓜，多为紫色椭圆形果实，广东有一种称之为“秋茄”的品种，为长条形绿色果实。茄子本身味道并不浓郁，但可以吸附其他食材和调味料的味道，再加上软绵可口，是人们非常爱吃的一种蔬菜。

适宜指数：★★★★
热　　量：21千卡/100克
每天可吃：70克

中医功效：性寒味甘，入肠、胃经，能清热凉血，消肿止痛。凉血平肝，清热解毒，美颜降血压。

对糖尿病的作用：茄子本身是低脂肪低热量蔬菜，它含有的膳食纤维比大白菜、小白菜都要多，能延缓胃肠道对葡萄糖的吸收，从而降低血糖。

对糖尿病并发症的作用：茄子含有的皂苷降低胆固醇功效非常明显，它可促进蛋白质、脂质的合成，提高供氧能力，改善血液流动，防止血栓；茄子还含有其他蔬菜不多见的维生素P，维生素P能增强人体细胞间的黏着力，对微血管有保护作用，保持细胞和毛细血管壁的正常渗透性，增加微血管的韧性和弹性；花青素则可延缓人体衰老。

推荐搭配食法：茄子可以配搭土猪肉，加葱花可以做成鱼香味茄子，并可补血，稳定血压；茄子与青椒也是好搭配，青椒的辣与茄子的性寒在搭配后使得这道菜在性味上没那么“霸道”，适合体质平和的人食用。

食用注意要点：茄子容易“吃”油，所以烹饪时尽量避免油炸，最好是蒸着吃，蒜蓉蒸茄子简单清淡，有益糖尿病患者；茄子皮含有最多的膳食纤维，故吃茄子时不应削皮；茄子性寒，不应与性寒的螃蟹同吃，以免寒上加寒，导致腹泻；本身体质属于虚寒的糖尿病患者也不宜多吃。

主要营养成分一览表

营养成分	功效
膳食纤维	降糖降脂，促进排便，控制体重
钾、镁、铁等	维持体内电解质平衡
维生素 P、维生素 E	保持细胞和毛细血管壁的正常渗透性，增加微血管韧性和弹性，抗衰老，润泽肌肤，预防癌症
皂苷	降低胆固醇
花青素	抗氧化、抗衰老

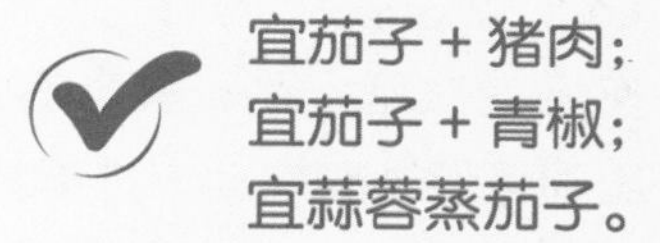

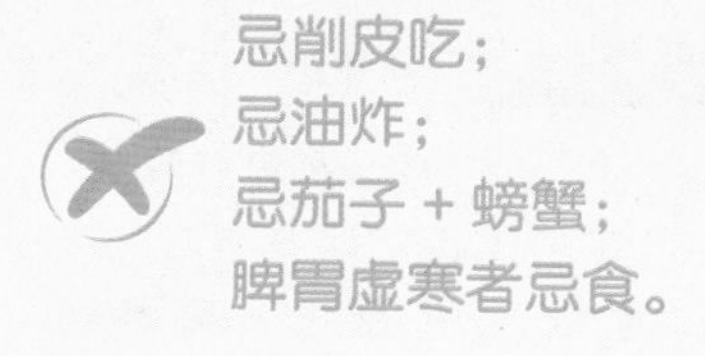

9 青椒

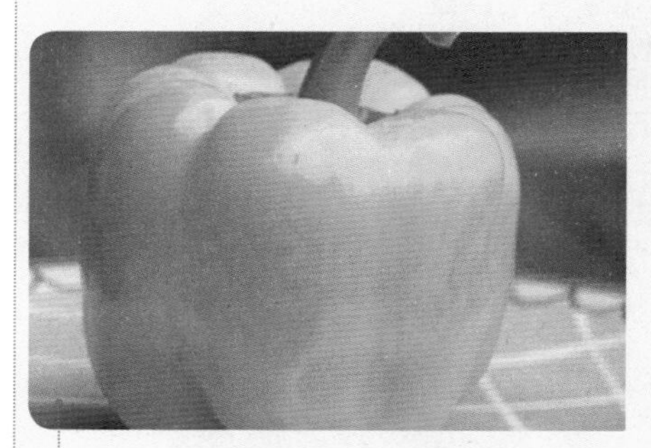
青椒的辣味比辣椒逊色

青椒又叫圆椒、菜椒，肉厚脆嫩，是所有蔬菜中含维生素C最丰富的蔬菜，也是餐桌上的百搭食材。

适宜指数：★★★★

热　　量：23千卡/100克

每天可吃：50克

中医功效：味辛，性热，入心、脾经，能祛湿散寒，开胃消食。

对糖尿病的作用：研究表明，青椒中的辣椒素可能通过提高胰岛素的分泌量或延缓机体中负责葡萄糖代谢的激素被破坏而显著降低血糖水平；青椒中极为丰富的维生素C能够清除对人体有害的自由基，增强胰岛素的作用，调节糖代谢。

对糖尿病并发症的作用：青椒是有名的减肥食品，其含有的膳食纤维则可促进肠蠕动，排毒减肥，预防便秘；丰富的维生素C可让人精力旺盛，缓解工作、生活造成的疲劳，提高抵抗力，预防坏血病；维生素K则对牙龈出血、贫血等疾病有防治功效；吃了有辣味的青椒后，不少人会有出汗、脸红、皮肤血管扩张的感觉，这是因为青椒的辛辣有祛湿除寒，促进新陈代谢的功效，可加强排毒，降压降脂。

推荐搭配食法：鸡蛋被称为“全营养食品”，但它的维生素C却不足，“维生素C王”青椒却可弥补这点不足，所以鸡蛋炒青椒是经典搭配；青椒可与牛肉、猪肉搭配，急火快炒，可保留青椒中的维生素；青椒与土豆也是好搭档，青椒丝炒土豆丝可加强排便功效，减肥美容；青椒与菇菌搭配，更能提高机体免疫力，如冬菇爆炒青椒、平菇炒青椒等；青椒也可与其他蔬菜、水果做成蔬果汁；青椒也适合凉拌，凉拌青椒芹菜木耳适合肥胖的糖尿病患者食用。

☑ **食用注意要点：** 青椒富含维生素 C，故不能与青瓜搭配，因青瓜含有维生素 C 分解酶，二者同食可破坏青椒的营养成分；糖尿病患者食用青椒宜清淡，烹饪时不宜放过多油或与五花肉搭配；青椒味辣性热，体质内热的人慎吃。

主要营养成分一览表

营养成分	功效
辣椒素	能显著降低血糖，防止脂肪堆积，刺激唾液和胃液分泌，增进食欲，帮助消化，预防便秘
膳食纤维	促进肠蠕动，降糖降脂，预防便秘、肠癌
维生素 A、维生素 C、胡萝卜素等	保护视力，预防动脉硬化和坏血病，提高免疫力，抗老化

宜青椒 + 猪肉、鸡肉、牛肉；
宜青椒 + 土豆、木耳、芹菜；
宜青椒 + 冬菇、平菇。

忌青椒 + 青瓜；
忌青椒 + 五花肉；
忌油爆烹饪；
内热体质者忌食。

19 西葫芦

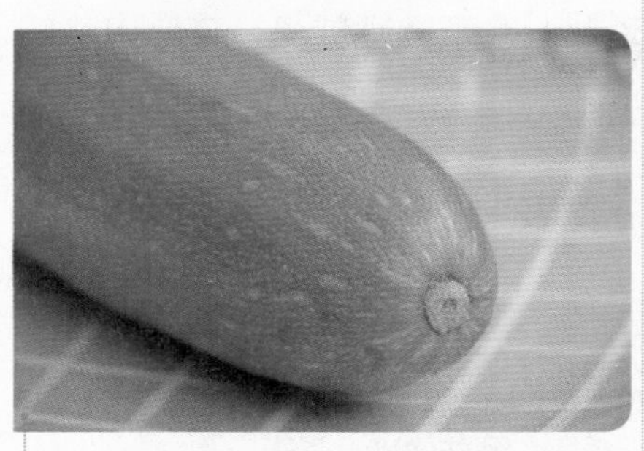

西葫芦瓜易熟，不宜高温烹饪

西葫芦碧绿清甜，又叫云南小瓜，炒菜、做汤均可，是公认的保健蔬菜。

适宜指数：☆☆☆☆

热　　量：18 千卡 /100 克

每天可吃：80 克

中医功效：性平，味甘，入脾、胃、肾经，清热利尿，除烦止渴，润肺止咳，消肿散结。

对糖尿病的作用：西葫芦是低热量、低糖、不含脂肪的蔬菜，是糖尿病患者适合食用的蔬菜；西葫芦除含有丰富营养外，还含有瓜氨酸、腺嘌呤、天门冬氨酸、葫芦巴碱等物质，具有促进胰岛素分泌的作用，能预防糖尿病、高血压以及肝脏和肾脏的一些病变发生。

对糖尿病并发症的作用：西葫芦的钙含量很高，可以预防糖尿病引起的骨质疏松；西葫芦中的干扰素诱生剂可刺激机体产生干扰素，提高免疫力，预防感染；西葫芦还能增加胆汁分泌，减轻肝脏负担，预防糖尿病肾病。

推荐搭配食法：西葫芦炒蛋或滚鸡蛋汤，营养丰富，而且二者搭配简单快熟；西葫芦可与各种肉类搭配，相得益彰，如西葫芦炒肉片、西葫芦炒牛肉、西葫芦滚鱼片汤、西葫芦炒鸡胸肉等；西葫芦可与平菇、香菇搭配，不但味道提鲜，而且香菇等菇菌所含的多糖成分可以加强降糖功效。

食用注意要点：西葫芦不宜生吃；因富含维生素 C，也不宜煮得太烂，否则易致营养损失；西葫芦不宜与青瓜搭配，因青瓜含有维生素 C 分解酶，二者同煮或同食，西葫芦所富含的维生素 C 可被青瓜中的维生素 C 分解酶分解掉；西葫芦性寒，脾胃寒湿者不宜食用。

主要营养成分一览表

营养成分	功效
维生素 C	提高抵抗力，预防坏血病，促进胰岛素分泌
瓜氨酸、腺嘌呤、天门冬氨酸、葫芦巴碱	促进胰岛素分泌
干扰素诱生剂	可刺激机体产生干扰素，提高免疫力，在一定程度上发挥抗病毒、抑制致癌物质突变的作用

宜西葫芦 + 猪肉、鸡肉、牛肉、羊肉；
宜西葫芦 + 冬菇、平菇、木耳；
宜西葫芦 + 鸡蛋。

忌西葫芦 + 青瓜；
忌生食或煮得过烂；
脾胃虚寒者忌食。

（三）菌类蔬菜

在人们常吃的蔬菜中，有些属于菌类蔬菜，如香茹、蘑菇、木耳、银耳、金针菇、油菇、猴头菇、蘑菇、榛蘑、亮菌、牛肝菌、石耳、灵芝、茯苓、冬虫夏草等。菌类蔬菜不但美味，是山珍的重要组成部分，而且含有多糖类物质，能提高人体的免疫力，增强白细胞的吞噬能力，调动淋巴细胞，预防感染性疾病。

1 香菇

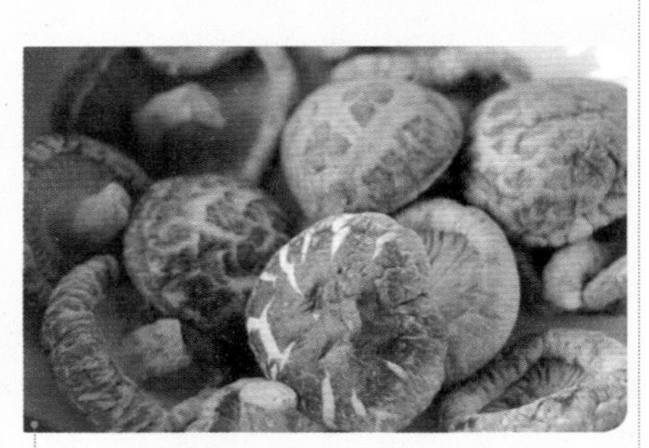

香菇是世界上第二大食用菌

冬菇是生长在木材上的真菌类，是人们食用最多的食用菌之一，因晒干后气味香浓，又叫香菇，它营养丰富，味道鲜美，有“真菌皇后”之称。

适宜指数：★★★★★

热　　量：19 千卡 /100 克

每天可吃：4 朵

中医功效：性甘，味平，入肝、胃经，能开胃健脾，补中益气，益智安神，美容美颜。

对糖尿病的作用：冬菇是高蛋白、低热量的多糖食物，可补充糖尿病患者必需的多种氨基酸；香菇中含有丰富的硒，是调节血糖的重要物质；香菇多糖则可调节机体血糖。

对糖尿病并发症的作用：香菇中含有的多糖物质能提高巨噬细胞的吞噬功能，提高 T 淋巴细胞的杀伤活性，预防感染性疾病；香菇中含有的胆碱、酪氨酸、氧化酶等有降压、降脂的功效，可预防糖尿病心脑血管疾病；香菇中的核糖核酸进入人体后，可产生具有抗癌作用的干扰素，预防癌症；香菇含有 30 多种酶、多种维生素和微量元素以及 18 种氨基酸，可改善糖尿病患者的虚弱体质，保持活力，宁心安神，润泽肌肤。

☑ **推荐搭配食法：**冬菇与鸡肉搭配是绝配，不但味道极其鲜美，香味扑鼻，而且可强壮机体，改善营养状态，如香菇蒸鸡、香菇鸡汤；香菇可与其他肉类搭配，可提供高质量蛋白质，如香菇炒瘦肉丝、香菇烩牛肉、香菇鱼汤等；香菇是各类时蔬的百搭，可防止便秘，如香菇菜心、香菇冬瓜盅、香菇炒青瓜等；香菇搭配豆腐也十分适宜，如著名的红烧豆腐，可健脾益胃，增加食欲。

☑ **食用注意要点：**香菇含有较多的嘌呤，故血尿酸高者或痛风患者不宜吃香菇；香菇是干货，食用前应以温水泡发 20 分钟左右，但泡发香菇的水含有大量营养成分，不宜倒掉；香菇不宜与番茄搭配，以免破坏番茄里的胡萝卜素。

主要营养成分一览表

营养成分	功效
蛋白质	提高细胞活性
香菇多糖	提高巨噬细胞的吞噬功能，促进淋巴细胞的产生，调节机体糖代谢
核糖核酸	可刺激机体产生具有抗癌作用的干扰素
多种维生素、矿物质	促进新陈代谢，提高机体适应能力，抗氧化，保护机体组织
胆碱、酪氨酸、氧化酶等	降血压、降胆固醇、降血脂
天门冬素、天门冬氨酸	降血脂，保护血管

宜香菇 + 猪肉、鸡肉、牛肉、鱼；
宜香菇 + 西兰花、菜花、菜心、生菜、小棠菜、冬瓜；
宜香菇 + 豆腐。

忌倒掉香菇的泡发水；
忌香菇 + 番茄；
痛风患者忌食。

2 木耳

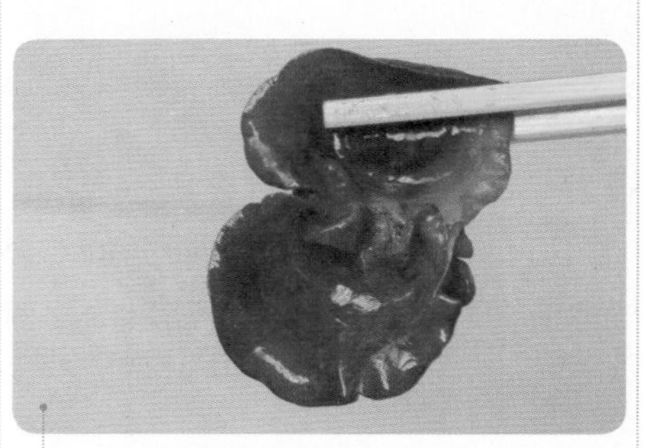

木耳是素中之王，也是中餐中的黑色瑰宝

木耳是腐木上长出的菌类物质，既可野生又能人工培植，是人们心目中重要的保健食物，不但能补血，而且还能清除人体“垃圾”，是有名的“血管清道夫”。用黑木耳搭配其他食材烹调菜肴，不仅菜式多样，香嫩爽滑，容易消化而且有益于人体健康，是一种著名保健食品。

适宜指数：☆☆☆☆☆
热 量：25千卡/100克
每天可吃：10~15克

中医功效：性平，味甘，入胃、大肠二经，能益气润肠，益智轻身，滋肾，养胃，凉血止血。

对糖尿病的作用：黑木耳低胆固醇、低钠盐、低饱和脂肪酸，本身很适合糖尿病患者食用，它含有的膳食纤维可延缓肠道对葡萄糖的吸收，可调节血脂，促进排便，降低体重；甘露聚糖、木糖则可减少人体血糖波动，调节胰岛素的分泌。

对糖尿病并发症的作用：黑木耳所含的植物胶原有很强的吸附力，它能把误食入肠道的粉尘、头发、谷壳等各种异物吸附并排出体外；黑木耳中的植物碱能促进消化道及泌尿道的腺体分泌，有助于防治胆结石、肾结石；木耳的多糖类物质可增强机体免疫力；黑木耳中含有一种抑制血小板聚集的成分，其抗血小板聚集作用与小剂量阿司匹林相当，可降低血黏度，防止动脉粥样硬化，减少患心脑血管疾病的风险；木耳还有抗脂质过氧化的作用，可清除氧化自由基，使人延年益寿；木耳中的卵磷脂可保持糖尿病患者的脑力和记忆力，预防老年痴呆；木耳的铁含量在所有食材中是最高的，常吃木耳可预防缺铁性贫血。

推荐搭配食法：木耳与芹菜

或青瓜等蔬菜可做成爽嫩开胃的凉拌菜，降压降脂，是夏日不可多得的凉菜；木耳与肉类搭配，既提供了蛋白质，木耳又可解除部分肉类的油腻，如木耳蒸鸡、木耳炒肉丝、木耳炒羊肉等；木耳可与豆腐、鸡蛋以及其他蔬菜搭配，加强排毒减肥功效，如鱼头木耳豆腐汤、木耳炒青瓜鸡蛋、木耳炒西葫芦等。

☑ **食用注意要点：** 人工种植的木耳常受病虫侵蚀，因此难免有农药残留，清洗时要用流动自来水清洗干净；木耳富含铁质，不能与浓茶、咖啡等相隔短时间内食用，以免影响人体对铁质的吸收。

主要营养成分一览表

营养成分	功效
植物胶原	有较强的吸附作用，可清理消化道
植物碱	对胆结石、肾结石有较好的化解功能
纤维素、甘露聚糖、木糖	促进胃肠蠕动而防止便秘，减肥，预防肠癌
多糖类物质	提高机体抗病能力
卵磷脂	保持脑力和记忆力
铁	预防缺铁性贫血

宜木耳＋猪肉、鸡肉、牛肉、鱼、羊肉；
宜木耳＋鸡蛋；
宜木耳＋青瓜、西兰花、菜花；
宜木耳＋豆腐。

忌食用木耳后喝浓茶、咖啡。

3 银耳

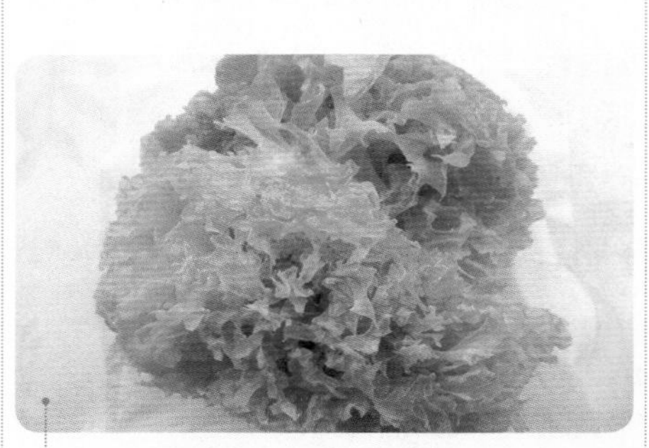

银耳有菌中之冠之称

银耳是中国特产，又称白木耳，是一味滋润而不腻滞的药食皆宜的滋补品，能清热润肺，养阴滋补，是女性喜爱食用的美容佳品，被称为“菌中明珠”。

适宜指数：★★★★★
热　　量：200千卡/100克
每天可吃：10~15克

中医功效：性平，味甘，入肺、脾、肾、大肠经，能生津养胃，滋补肺肾，和血养心，宁心安神，滋润肌肤，延年益寿。

对糖尿病的作用：银耳所含有的膳食纤维是预防餐后血糖升高的主要成分；银耳中含有较多的银耳多糖，可以提高胰岛素的活性；微量元素硒也可保护胰岛素B细胞，预防糖尿病的发生。

对糖尿病并发症的作用：银耳性平，能滋阴润燥，生津润肤，对糖尿病口干口渴以及皮肤干燥等并发症有较好的改善作用；银耳中丰富的钙和铁可预防贫血和骨质疏松；银耳还可提高肝脏的解毒能力，保护肝脏；其中含有的天然植物性胶质可滋润皮肤，减少糖尿病引起的皮肤疾病。

推荐搭配食法：银耳莲子百合汤是一款家庭汤水，可健脾、滋阴润燥，宁心安神，对胃阴不足，失眠心烦有较好的疗效；银耳枸杞子汤对干眼症有辅助疗效；银耳绿豆汤可加强清热养阴作用。

食用注意要点：银耳在食用前要先泡发，使其变软、发大；银耳最常见的做法是做甜品，但糖尿病患者食用时不应放糖，也不适宜搭配雪梨、红枣等容易使血糖升高的食材。

主要营养成分一览表

营养成分	功效
银耳多糖	促进胰岛素分泌，增强人体的免疫力，调动淋巴细胞，加强白细胞的吞噬能力
钙、铁、硒、锰、磷等矿物质	强筋健骨，调节血糖
膳食纤维	促进胃肠蠕动而防止便秘，减肥，预防肠癌
维生素 A、维生素 E、胡萝卜素	保护视力，抗衰老
海藻糖、多缩戊糖 、甘露糖醇	扶正强壮，提高肝脏解毒能力
天然植物性胶质	滋润皮肤，美容抗衰老

宜银耳 + 莲子、百合、枸杞子；
宜银耳 + 绿豆。

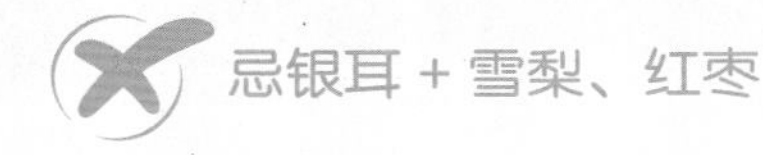

4 金针菇

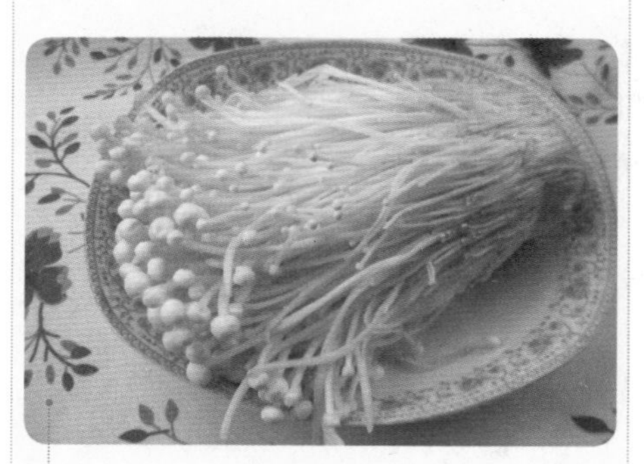
金针菇

金针菇爽嫩、美味可口，是做火锅、羹汤和凉拌的上好食材，因其营养丰富，能促进智力发展，在很多国家被称为“益智菇”。

适宜指数：★★★★★
热　　量：32 千卡 /100 克
每天可吃：30 克

中医功效： 性寒、味咸，入肝、胃、肠三经，利肝脏，益胃肠，增智抗癌，清暑凉血、解毒通便、祛风化痰、润肌美容。

对糖尿病的作用： 金针菇的膳食纤维很丰富，起着一定意义的“人体清洁剂”的作用，能减少人们对食物中葡萄糖的吸收；另一个起降糖作用的成分就是金针菇中含有的锌元素，它具有胰岛素样作用，可使血糖降低。

对糖尿病并发症的作用： 金针菇有“益智菇”之称，是因其锌含量比较高，有健脑的功效；金针菇含有的丰富的蛋白，可以增强机体生物活性，提高患者免疫力，能对抗病毒感染及癌症；多种氨基酸成分则能降低胆固醇，且它是一种高钾低钠食品，可消除疲劳，特别适合并发高血压的肥胖糖尿病患者食用。

推荐搭配食法： 金针菇蒸土鸡不但味道极为鲜美，而且有养血补虚的功效，适合年老体弱、气血不足的糖尿病患者食用；金针菇肉片汤能健脾益胃；金针菇煮豆腐清热养阴健胃；金针菇凉拌木耳可加强降脂降糖的功效。

☑ **食用注意要点：**金针菇含有秋水仙碱，大量食用可致胃肠道产生不适症状，但大火煮 10 分钟左右就能将其破坏，故在食用前最好在冷水中泡 1~2 小时，可使一部分秋水仙碱溶解在水里，再高温煮 10 分钟即可食用；金针菇性寒，脾胃虚或腹泻患者不宜食用，红斑狼疮患者也要慎食。

主要营养成分一览表

营养成分	功效
可溶性膳食纤维	调节血糖、血脂，促排便，减肥
赖氨酸和精氨酸等多种氨基酸	调节胆固醇，强筋健骨，提高肌肉弹性，增强性能力
锌	具有胰岛素样作用，可促进胰岛素的分泌
金针菇多糖	消除疲劳，振奋精神，抗菌消炎，预防癌症
蛋白质	增强机体生物活性，提高新陈代谢

宜金针菇 + 鸡肉、猪肉；
宜金针菇 + 豆腐；
宜金针菇 + 木耳。

忌未煮熟就食用；
脾胃虚、腹泻患者忌食；
红斑狼疮患者忌食。

5 松茸

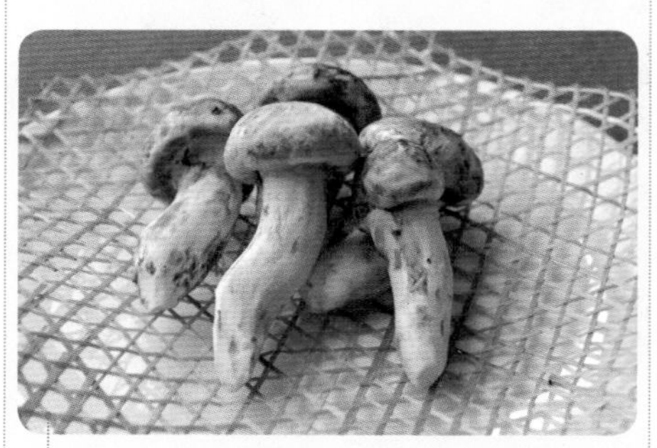

松茸有人间仙草之称

松茸是中国2级濒危保护物种，学名松口蘑，是世界上珍稀名贵天然药用菌，具有独特的浓香，被誉为“菌中之冠”，野生松茸主要产于中国四川、西藏海拔2000~4000米没有污染和人为干预的原始森林中，它营养丰富，美味非凡，至今仍未能被人工栽培。

适宜指数：★★★★★
热　　量：202千卡/100克
每天可吃：20克

中医功效：性温、味甘，入肝、胃二经，有益胃强身、滋胃厚肠、补肾健脑、理气化痰，行气解毒等功效 。

对糖尿病的作用：松茸可提高人体内胰岛素的含量，降低餐后血糖，增强胰岛素的敏感性，对胰岛B细胞有保护作用，对治疗糖尿病有辅助作用。

对糖尿病并发症的作用：松茸的营养素是一种活性营养物质，分子非常小，很容易被人体所吸收，对于体质虚弱的糖尿病患者有较强的滋补强体的功效，且可改善心血管功能，加速自由基的清除；松茸含有的松茸醇能促进肠胃致癌物的排泄，抑制致癌物的吸收，有明显的抗肿瘤作用；其菌体蛋白、菌糖、甘露聚糖能有效清除氧化自由基，修复受损组织，增强肌肤弹性，增强免疫功能，抗衰老；微量元素丰富，尤其是硒元素含量，为菌中之最，有防治致癌物诱生肿瘤的作用；松茸的不饱和脂肪酸能提高胰岛素的敏感性，保护心脑血管。

推荐搭配食法：松茸最常见的食法是搭配各类肉类炖汤。例如，一锅松茸土鸡汤，不但味道鲜美可口，香味四溢，而且在补益功效上相得益彰，能增加健胃补肾，强身壮体的功效。松茸甲鱼汤阴阳兼顾，滋阴补肾；松茸羊肉汤则活血行血暖身。松茸作为一种珍贵的食用菌，即使不与其他食材搭配也同样色香味俱全，可香煎或放在炭烧板上烤制，香味扑鼻；松茸可与鸡蛋搭配，松茸蒸蛋是一道家常菜，适合老少食用；松茸可与各类肉类、蔬菜、坚果搭配，如松茸与鸡肉、青豆、青瓜粒、胡萝卜粒、腰果等一起做成杂锦菜，营养丰富全面。

☑ **食用注意要点：**松茸不易保存，放久之后会开伞，口感变软，常温下只能保存 2 天左右，如果不是立刻吃，应冷冻保存而不是冷藏，拿出来食用时无须解冻，可直接烹饪，以免破坏食味；吃松茸时最好不要吃萝卜，萝卜有下气的作用，进补时摄入萝卜会使补品的功效“打折”。

主要营养成分一览表

营养成分	功效
多糖类、多肽类	调节血糖、血压，提高机体免疫力，抗肿瘤，抗衰老
多种氨基酸、人体必需的微量元素	在人体营养和生理中占有重要地位，对身体维持正常的新陈代谢有非常重要的作用
不饱和脂肪酸	减轻对胰岛素的抵抗，保护心脑血管
活性物质	抗肿瘤，抗衰老
蛋白质	增强机体生物活性，提高新陈代谢

宜松茸 + 鸡肉、羊肉、甲鱼、排骨、鸽肉、海鲜等；
宜松茸 + 鸡蛋；
宜松茸 + 各类蔬菜；
宜松茸 + 坚果、木耳等。

忌常温下或 0℃以上冷藏长时间保存；
忌松茸 + 萝卜。

（四）根茎类蔬菜

1 白萝卜

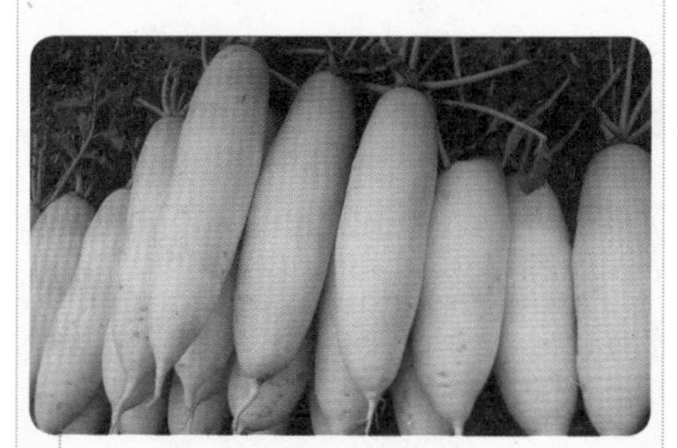

白萝卜虽然是大众食品，但不宜与滋补药材同时服用

白萝卜是老百姓爱吃的大路蔬菜，尤其是秋冬季节的白萝卜，有“十月萝卜赛人参”“上床萝卜下床姜，不劳医生开药方”的谚语，《本草纲目》中称之为“蔬中最有利者”，可见白萝卜的食疗功效显著。

适宜指数：☆☆☆☆
热　　量：21 千卡 /100 克
每天可吃：100 克

块根类蔬菜主要有白萝卜、胡萝卜、芋头、土豆、番薯等，其共同特点就是含有丰富的粗纤维，对糖尿病患者而言，在各种类的蔬菜中，块根类蔬菜含有的淀粉也比较高，故一般说来，它们对糖尿病患者的适宜程度要排在绿叶类蔬菜和果实类蔬菜之后。

☑ 中医功效： 味辛甘，性凉，入肺、胃经，能生津止渴，化痰止咳，健胃消食，利尿通淋，止血凉血。

☑ 对糖尿病的作用： 白萝卜热量少，水分多，本身就比较适合糖尿病患者食用，它含有的膳食纤维是降血糖的主要成分。

☑ 对糖尿病并发症的作用： 白萝卜水分丰富，能清热生津，对糖尿病口干的并发症有食疗功效；白萝卜的水分和膳食纤维能润肠通便，排毒减肥，预防便秘，降低血脂；糖尿病患者常有消化道方面的问题，尤其是冬季吃肉稍多之后，白萝卜的芥子油也可促进大肠蠕动，帮助消化肉食；老百姓说的白萝卜是“小人参”，是指吃了白萝卜可以提高抵抗力少得病，白萝卜含有的多种营养素均有提高免疫力的作用，如丰富的维生素、木质素和锌元素等，都能预防感染性疾病，促进炎症的吸收，止咳化痰。

☑ **推荐搭配食法：** 白萝卜搭配各种肉类，味道鲜美，营养丰富，如萝卜丝鲫鱼汤、萝卜猪骨汤、萝卜羊肉煲、萝卜兔肉汤，食后能疏风散寒，暖胃活血；白萝卜配豆腐有助于人体吸收豆腐的营养，如萝卜豆腐煲；白萝卜与海带同煮，可加强化痰消肿的功效。

☑ **食用注意要点：** 中医认为，白萝卜有下气的功效，故吃白萝卜时不宜吃人参等补气的补品，否则会抵消药物的功效。

主要营养成分一览表

营养成分	功效
芥子油	促进肠蠕动，增加食欲，帮助消化
膳食纤维	促进肠蠕动，降糖降脂，预防便秘、肠癌
维生素 A、维生素 C 等	保护视力，预防动脉硬化和坏血病，提高免疫力，抗老化
淀粉酶	分解淀粉、脂肪，促进吸收利用
锌等微量元素	提高机体免疫力
木质素	提高巨噬细胞的活力，消炎抗癌
胶质	可促进血小板生成，可止血

宜白萝卜＋猪肉、鸡肉、牛肉、兔肉、鱼；
宜白萝卜＋豆腐；
宜白萝卜＋海带。

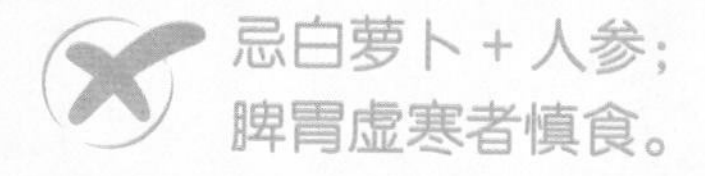

2 莲藕

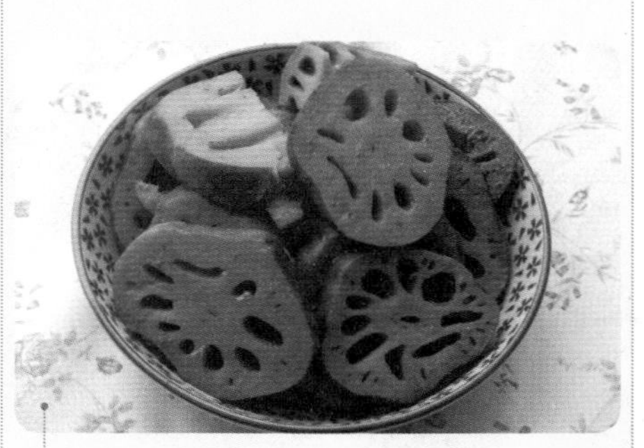
荷莲一身宝，秋藕最补人

莲藕是荷花的肥大根茎，是秋冬季节常见的根菜之一，深受人们的喜爱。

适宜指数：☆☆

热　　量：70 千卡 /100 克

每天可吃：50~70 克

中医功效：味甘，性寒，入心、脾、胃经，能生津，凉血散瘀，健脾除烦。

对糖尿病的作用：莲藕调整血糖的主要成分在于其膳食纤维、锌和硒元素。

对糖尿病并发症的作用：莲藕的铁质、钙元素都很丰富，因而有补血和强壮功效，莲藕的藕节是中药材，因其含有的单宁酸有凉血止血的功效，对妇女血崩等出血性疾病有明显的止血功效；黏液蛋白、膳食纤维可与人体的胆固醇、甘油三酯结合，通过粪便排出体外，可预防心、脑血管疾病；莲藕生食时性寒，有很好的养阴生津的功效，对糖尿病的烦渴引饮有改善作用。

推荐搭配食法：莲藕生食、捣汁或稍微焯一下时食用，清热生津功效最为明显；煮熟后性味由寒转温，如果本身有内热，莲藕煲汤时加把绿豆可清热；莲藕与排骨搭配煨汤十分有名，滋味香浓，有健脾养胃生津补虚的功效，可提高人的食欲；莲藕煲生鱼汤，可补血益肾，滋阴养颜；莲藕若做成藕粉吃，对腹泻有辅助疗效。

食用注意要点：莲藕虽有养生功效，但其所含的淀粉较高，故不宜大量食用，糖尿病患者也可把莲藕作为部分主食计入总热量中；莲藕生吃时性寒，脾胃虚寒或有腹泻的糖尿病患者慎吃。

主要营养成分一览表

营养成分	功效
碳水化合物	提供人体能量来源
膳食纤维	促进排便，调节血糖、血脂
黏液蛋白	降低胆固醇
维生素 A、维生素 C、维生素 E 等以及核黄素、胡萝卜素	维持人体营养均衡
铁、钙、镁、钾、磷、锌、硒等矿物质	预防贫血、钙流失等
单宁酸	收缩血管，止血

宜莲藕 + 猪肉、鱼；
宜莲藕捣汁或凉拌；
宜莲藕 + 绿豆。

脾胃虚寒者忌食；
腹泻患者忌食；
忌大量过食。

3 山药

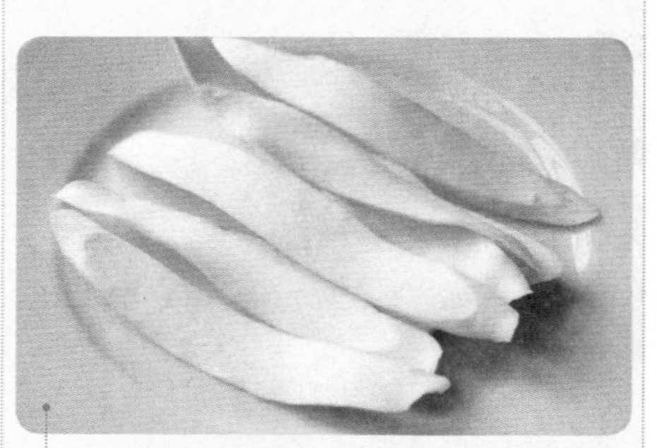

选购干山药时要鉴别有没有被硫黄熏过

山药药食皆宜，既当主食，还可当菜肴和药材，其健脾益胃的功效深入人心，自古以来就被誉为补虚佳品。

适宜指数：★★★

升糖指数：56 千卡 /100 克

热　　量：74 千卡 /100 克

每天可吃：50~70 克

中医功效： 味甘，性平，归脾、肺、肾经，有健脾补肺、益胃补肾、固肾益精、聪耳明目、助五脏、强筋骨、宁志安神的功效。

对糖尿病的作用： 山药最大的特点是含有大量的黏液蛋白，这是降低血糖的重要成分之一；和其他食材一样，山药的可溶性膳食纤维也可以控制餐后血糖升高，促进排便，通过减肥、控制体重来防治糖尿病。

对糖尿病并发症的作用： 山药的黏液蛋白可保持血管弹性，预防动脉粥样硬化的过早发生，减少心脑血管疾病的发病率；山药健脾益胃的功效主要在于其含有大量的消化酶，可促进人体对蛋白质和淀粉的分解，改善糖尿病患者消化不良的症状；山药还含有多种氨基酸、无机盐、蛋白质、维生素和矿物质，食后可滋补强壮，保持体内营养均衡，提高人体抵抗能力，减少感染性疾病的发生，尤其是丰富的维生素B可使糖尿病患者情绪愉快稳定；皂苷元、胆碱对高血压和高脂血症有改善作用，减轻代谢紊乱。

推荐搭配食法： 山药与各种肉类、药材搭配煲汤有明显的强壮补虚、健脾补益的功效，并可促进人体对肉类的消化，如山药煲鸡汤、山药煲猪骨芡实薏米汤等；山药与各种菇、菌也是上佳搭配，如山药松茸菌排骨汤等；山药与青椒、木耳同炒，可增加降糖功效；山药蒸熟后可以作为主食食用。

☑ **食用注意要点：**山药的淀粉含量并不少，故作为蔬菜食用时，其热量应计入每餐的总热量中；山药有收敛作用，大便秘结者慎吃。

主要营养成分一览表

营养成分	功效
碳水化合物	提供人体能量来源
可溶性膳食纤维	控制餐后血糖升高
黏液蛋白	降血糖，预防心血管系统的脂肪沉积，防止动脉粥样硬化
维生素 B、维生素 C、胡萝卜素	维持人体营养均衡
铁、钙、镁、钾、磷、硒等矿物质	维持体内酸碱均衡
皂苷元、胆碱	防治冠心病
消化酶	促进蛋白质和淀粉的分解

宜山药 + 鸡肉、猪肉、猪骨、鱼、鸭、鸽肉；
宜山药 + 芡实、薏苡仁；
宜山药 + 松茸菌；
宜山药代替部分主食。

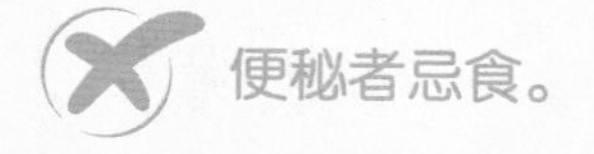

4 百合

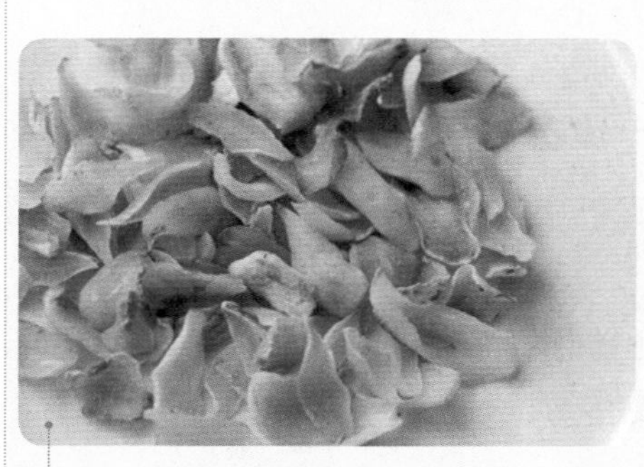

百合有明显的安神功效

百合是一味药食两用的球根类食物，既可以作为滋补强壮的中药入药，也是历代食疗方推崇的中药材，又是人们烹饪菜肴、煲汤、做羹、制作甜品爱用的食材。百合有干品和鲜品之分，虽然百合有养阴润肺、宁心安神的功效，但富含淀粉，对血糖的影响较大，糖尿病患者宜适量食用。

适宜指数：☆☆☆
热　　量：162 千卡 /100 克
每天可吃：20~50 克

中医功效：味甘，性寒，归心、肺经，有养阴润肺、清心安神，助眠养颜的功效。

对糖尿病的作用：百合中含有的百合多糖达 6%，能修复胰岛 B 细胞，增强胰岛素的分泌功能，降低肾上腺皮质激素分泌，促进肝脏中血糖转化为糖原，有降血糖的功效。

对糖尿病并发症的作用：病程较长的糖尿病患者常伴有痛风并发症，百合含有的秋水仙碱生物碱有明显的抑菌消炎功效，能缓解痛风症状；百合总皂苷可调节脑肠肽的含量，可改善睡眠，镇静安神，对伴有抑郁症、失眠的糖尿病患者有较好的食疗功效；百合多糖还有抗癌、美容的功效，可升高白细胞，提高机体免疫力。

推荐搭配食法：鲜品百合可与各类蔬菜、坚果一起烹饪作为菜肴，如西兰花炒鲜百合、芹菜腰果炒鲜百合、青椒炒鲜百合、芥菜炒百合，干品百合搭配冬瓜可制作羹汤，有健脾开胃的功效；干品百合最著名的食法还是用于清润滋补的药膳，如秋冬常喝的莲子雪耳百合汤、玉竹百合鸡汤、百合枸杞子羹等，能养阴润肺，宁心安神；百合还可搭配绿豆、红豆作为夏季的清热饮料，如绿豆百合汤、红豆百合羹，可清热下火，生津止渴，百合加少许竹叶煲水饮，可用于治疗糖尿病患者心烦、口干、失眠；百合炖雪梨常用作咽痛、口干、干咳的食疗方。

☑ **食用注意要点：** 百合富含淀粉，无论是干品或是鲜品，作为蔬菜食用时，热量要计入每餐总热量中，吃了百合后，主食要相应少吃。

主要营养成分一览表

营养成分	功效
碳水化合物	为机体活动提供能量来源
秋水仙碱	止痛，减轻炎症，对痛风发作引起的急性炎症有辅助治疗作用
百合多糖	促进细胞新陈代谢，降血糖，防止动脉粥样硬化、抗肿瘤，抗氧化，清除自由基
维生素 B、维生素 C、胡萝卜素	维持人体营养均衡
铁、钙、镁、钾、磷、硒、烟酸等矿物质	维持体内酸碱均衡
果胶、磷脂类物质	保护胃肠道黏膜
百合总皂苷	抗抑郁，有镇静、安眠的作用

宜百合 + 西兰花、芹菜、青椒、芥菜、冬瓜等；
宜百合 + 木耳、银耳、无花果；
宜百合 + 绿豆、红豆、竹叶、枸杞子、玉竹；
宜百合 + 雪梨、苹果。

百合的淀粉含量高，烹饪时不宜煮得太烂，以免食后血糖升高；
红枣和桂圆本身比较甜，与百合同食会使血糖更高，不适合糖尿病患者食用。

5 洋葱

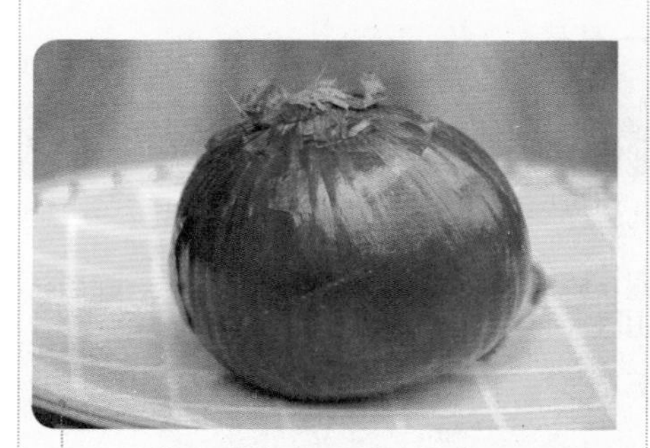

洋葱在欧美地区有蔬菜皇后之称

洋葱是一种气味非常“霸道”的蔬菜，它色泽紫红，外形有如心脏，对心脏也有很好的保护功效，是一种集营养、保健和医疗于一身的蔬菜。

适宜指数：★★★★
热　　量：30 千卡 /100 克
每天可吃：20~50 克

中医功效：性辛，味温，入心、脾、胃经，能发散风寒、温中通阳、消食化积、散瘀解毒、降脂降压、防癌抗癌、延年益寿。

对糖尿病的作用：洋葱含有类似降糖物质——甲苯磺丁脲，有较好的降血糖作用；硒元素则可保护胰岛 B 细胞，提高对胰岛素的敏感性；膳食纤维是降糖的基本物质；此外，洋葱中的烯丙基二化硫化物和少量蒜硫氨素均有降血糖、血脂的作用。

对糖尿病并发症的作用：洋葱是唯一含有前列腺素 A 的蔬菜，可促进血管舒张，减少外周血管阻力，促进钠的排泄，降低血液的黏稠度，预防血管栓塞，可辅助降血压；葱蒜辣素浓郁的香味可刺激食欲，帮助消化；洋葱性味辛温，有杀菌消炎的功效；丰富的维生素和微量元素可保持电解质和营养均衡，提高抗病能力，减少各种因营养元素缺乏引起的慢性疾病。

推荐搭配食法：洋葱切成丝放在红酒中浸泡，饭后饮用 30~50 毫升，可降血糖，降血压，降血脂，安神助眠，提高免疫力；洋葱与肉类搭配不但可提鲜，而且可以解肉类的腻，促进肉类的消化，如洋葱蒸鸡腿、洋葱炒兔肉、洋葱炒牛肉等；洋葱与木耳搭配，可加强血管

“清道夫”的功效；做蔬果沙律时，洋葱是很好的“配角”，洋葱的辛温可“中和”其他蔬果的寒凉，风味独特，可更好地保存蔬果的维生素。

☑ **食用注意要点：** 洋葱性味辛温，体质内热的人不宜食用，如疖疮湿疹、咽喉肿痛、小便短赤等人不宜食用；因其含有葱蒜辣素，生食时不宜过量。

主要营养成分一览表

营养成分	功效
甲苯磺丁脲	降血糖
膳食纤维	降糖降脂，减肥排毒，预防便秘、肠癌
叶酸、维生素 C	提高免疫力，预防坏血病，促进受损细胞修复
钾、钙、锌、磷、钠、硒等矿质元素	维持体内电解质平衡，保护胰岛 B 细胞
前列腺素 A	促进血管舒张，降血压
葱蒜辣素	刺激胃酸分泌，增进食欲，杀菌消炎

宜洋葱＋猪肉、鸡肉、牛肉、兔肉；
宜洋葱＋木耳；
宜洋葱＋生菜、青瓜、芹菜、西兰花、椰菜。

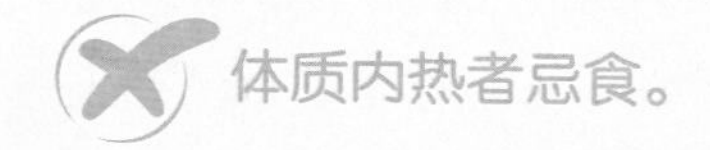

6 竹笋

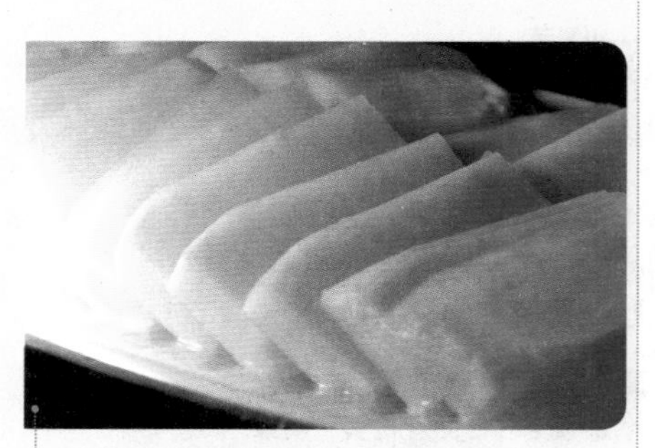
新鲜竹笋味道鲜美，但不能生吃

有“蔬中第一品”之称的竹笋是竹子的幼芽，鲜嫩可口，富含优质植物蛋白，是人们爱吃的山珍之一，一年四季皆可食用，但以春笋、冬笋味道最佳。

适宜指数：★★★★
热　　量：19千卡/100克
每天可吃：20~30克

中医功效：味甘，性寒，能开胃健脾，清热除痰、宽胸利膈，通肠排便。

对糖尿病的作用：竹笋是低糖、低脂、高纤食品，食后不会对血糖产生较大的影响。竹笋的主要成分，除了水分和营养素外，其他几乎都是纤维素，这些膳食纤维中的可溶性纤维可延缓消化对糖类的吸收，从而抑制餐后血糖的上升，提高组织对胰岛素的敏感性。不溶性膳食纤维则能促进胃肠道吸收水分，产生饱腹感，改善糖耐量。竹笋的另一降糖“主力”是多糖类物质，这些多糖物质可增强人体胰岛素活性，防止胰岛素抵抗，能促进糖的正常代谢和利用，降低糖活性。

对糖尿病并发症的作用：竹笋纤维含量多，可促进脂肪代谢，降压降脂，帮助大肠蠕动，预防便秘和肠癌，所以竹笋是减肥食品；竹笋之所以味道鲜美，是因其富含植物蛋白，这些植物蛋白含有人体所需要的多种氨其酸，可提高细胞活性，增强抵抗力；竹笋含有钾、磷、钙、镁、铁、钠、锌、硒等矿质元素要大大高于其他蔬菜，可维持人体的电解质平衡，预防贫血、骨质疏松等多种慢性病；竹笋丰富的B族维生素对稳定情绪有很好的帮助，可缓解焦虑、抑郁情绪，宁心安神。

☑ **推荐搭配食法：**竹笋可与鸡肉、鸭肉、猪肉搭配，可滋阴补虚；竹笋可与其他山珍搭配，如竹笋炒冬菇、竹笋炒木耳，可提高机体抵抗力，清热除烦，消脂排便。

☑ **食用注意要点：**竹笋含有大量的草酸，烹饪时应在开水中焯一下，以去掉大部分草酸；竹笋不宜与其他钙含量高的食材一起烹饪或同食，如豆腐、河虾、牛奶、钙片等，以免草酸与食物中的钙结合成草酸钙，引起尿路结石；竹笋比较吸油，烹饪时不宜加厚油，以免摄入过多的油脂，菜式应以清淡为宜；竹笋因富含植物蛋白，营养丰富，中医称之为发物，如有皮肤发生感染、过敏或破溃时或其他系统发生急性感染，不宜食用竹笋；此外，竹笋是高纤食物，食后可加快胃肠道蠕动，如有胃溃疡、十二指肠溃疡时或胃出血时，也不宜吃竹笋。

主要营养成分一览表

营养成分	功效
蛋白质	含有多种人体必需的氨基酸物质，是维持人体健康的重要元素
膳食纤维	吸附油脂，延缓肠道对葡萄糖的吸收，促进排便，减肥美容
钾、磷、钙、镁、铁、钠、锌、硒	维持体内电解质平衡，保护心肌细胞，预防骨质疏松、贫血，维持大脑正常的代偿功能，提高胰岛素的敏感性
维生素B、维生素E、烟酸	宁心定志，预防脚气病，抗氧化抗衰老
多糖类物质	增强人体胰岛素活性，防止胰岛素抵抗

宜竹笋+猪肉、鸡肉、鸭肉；
宜青椒+冬菇、木耳。

忌竹笋+豆腐、豆制品、牛奶、钙片；
皮肤感染、过敏或破溃或急性感染者忌食；
胃溃疡、十二指肠溃疡或胃出血者忌食。

二 需要"科学地吃"的蔬菜

一般来说，医生和营养师都主张糖尿病人多吃蔬菜，毕竟蔬菜比起主食和水果而言热量要低得多，尤其是含糖量少，纤维素高的叶菜类蔬菜，只要食后身体没有不适的感觉，每天吃 1~2 斤绿叶蔬菜是没有问题的，特别是一些血糖高、血脂高的肥胖糖尿病患者，主食和肉、油脂都不能多吃，但可以通过多吃一些蔬菜增加饱腹感。但并不是所有的蔬菜，糖尿病患者都可以肆吃无忌，有一些蔬菜的含糖量是比较高的，这类蔬菜糖尿病人并非不能吃，而是要科学地吃，吃的时候要根据食物交换法控制摄入量，并根据升糖指数来区分，绿叶蔬菜含糖量最低，果实类蔬菜次之，如冬瓜、西葫芦、茄瓜等，根茎、根块类蔬菜的含糖量相对较高，像芋头、山药、土豆这类蔬菜淀粉含量高，几乎接近主食。

1 豆角

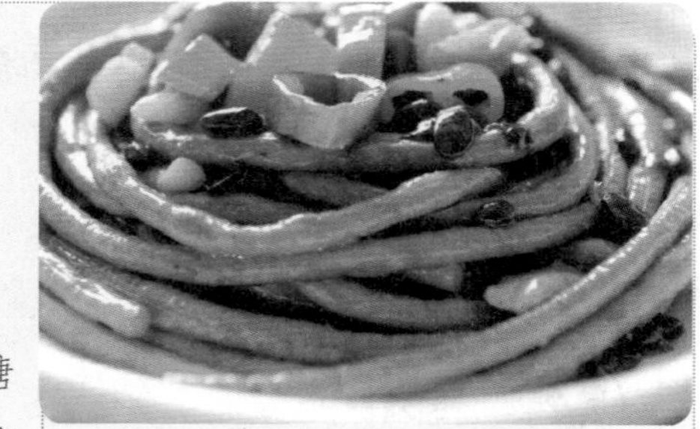
豆角是"隐形"的含糖量较高的蔬菜

豆角虽然甜度不高，但它的含糖量却比一些甜度比它高的蔬菜如红萝卜、南瓜等还要高，对糖尿病人具有相当的迷惑性。糖尿病患者并非不能吃豆角，而是要按照食物等份交换法，平时吃 1 斤绿叶蔬菜的，如果吃豆角，则只能吃 200 克。

2 荷兰豆

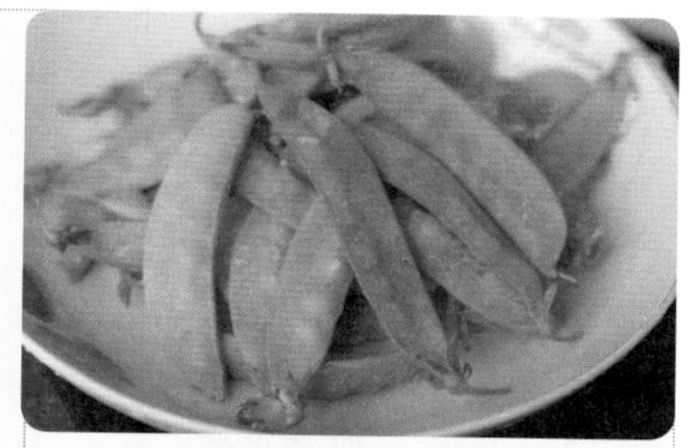

荷兰豆属于"高糖蔬菜"

荷兰豆也是一样，其升糖指数只比豆角好一点，1斤绿叶蔬菜只相当于250克荷兰豆的含糖量。如果糖尿病患者的餐桌上既有非常安全的绿叶蔬菜，也有荷兰豆，吃了荷兰豆，米饭就要相应地少吃几口。

3 毛豆

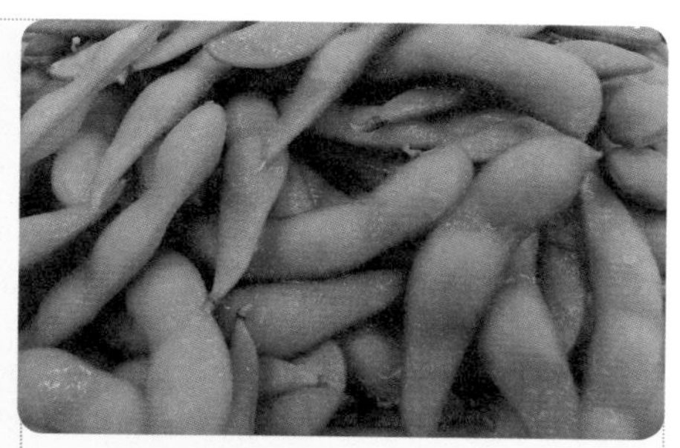

盐水毛豆是上海地区一带的传统小吃

毛豆也是豆角、荷兰豆的"小伙伴"，别看它不太起眼，很多人爱把盐水煮毛豆当零食吃，但毛豆的含糖量更为惊人，1斤绿叶蔬菜只相当于70克毛豆。糖尿病患者确实要慎吃。

4 干百合

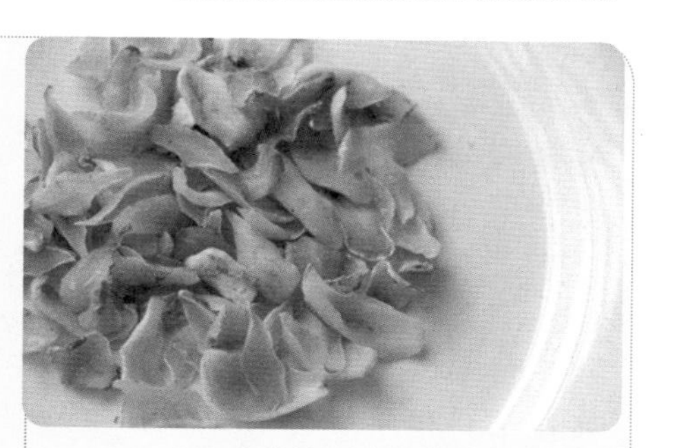

干百合的淀粉含量较高

干百合是新鲜百合晒干而成，它具有宁心安神、润肺助眠的功效，虽然其有益于糖尿病患者，但所含的淀粉较高，100克干百合中就含有57克碳水化合物，糖尿病患者吃干百合时同样也要换算成主食的相应分量。

5 南瓜

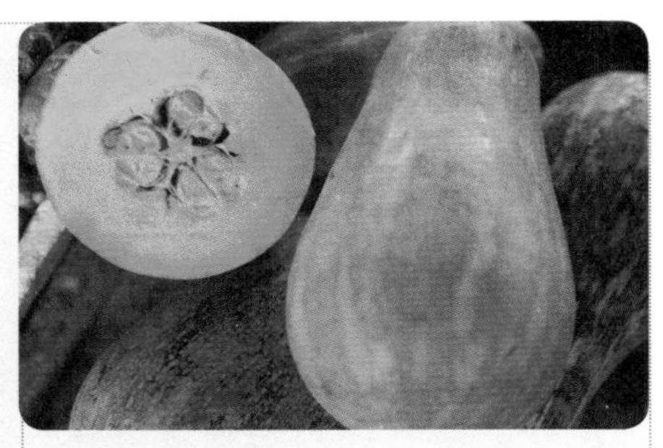
南瓜并非降糖能手，而是糖尿病患者杀手

在过去一段较长的时间里，南瓜一直被当作“降糖蔬菜”来宣传，以致不少糖尿病患者几乎每天都吃南瓜。实际上这是一个误区，南瓜含有的淀粉较高，糖尿病患者吃得越多，血糖也就升得越高，这是长年坚持每天多次测血糖的糖尿病患者都比较容易发现的事实。事实上，目前不少研究也已表明了这一点。南瓜的品种不同，含糖量也会不同，有的南瓜很甜，升糖指数也就随之而升高。一般说来，1斤绿叶蔬菜可以换算成350克南瓜来吃。

6 芋头

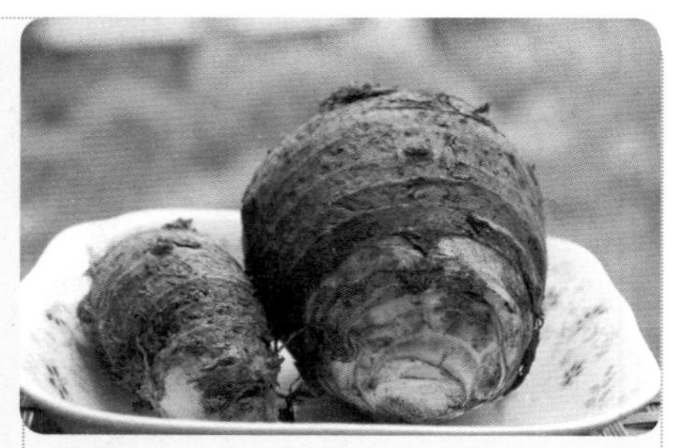
对糖尿病患者而言，芋头应被当作主食

芋头的膳食纤维很丰富，能促进排便，排毒减肥，这对糖尿病患者是有益的，但芋头的问题同样也在于其淀粉含量较高，故芋头最好作为主食来吃，如果米饭量不减，又吃芋头当菜，餐后血糖当然受到影响。同样，含淀粉较高的根块类蔬菜还有土豆和番薯，把它们当蔬菜吃时一定要换算成相应的主食量。

7 胡萝卜

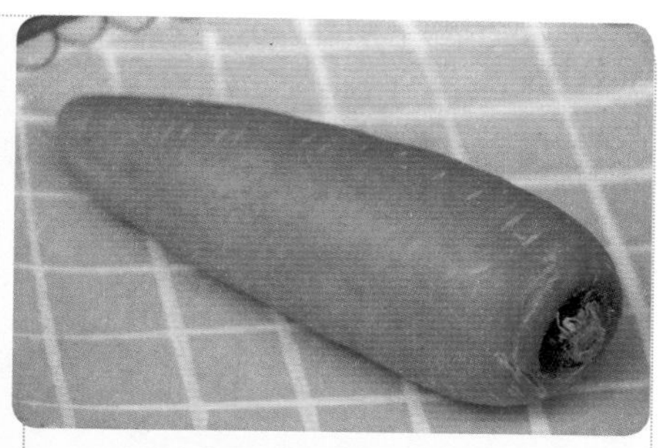
胡萝卜的升糖指数不容忽视

胡萝卜作为一种常用蔬菜，其营养成分和保健价值是非常高的，但胡萝卜本身的含糖量要比一般的蔬菜高，因此糖尿病患者吃胡萝卜不能过量，否则容易拉升血糖，如果按食物等份交换的方法计算，1 斤蔬菜可以换算成 200 克胡萝卜。

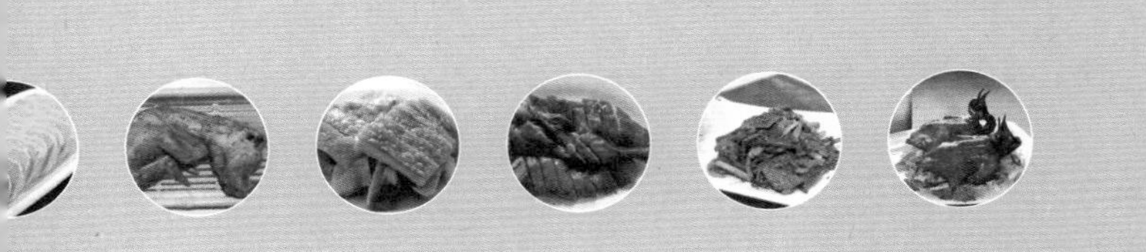

第二篇 肉类副食

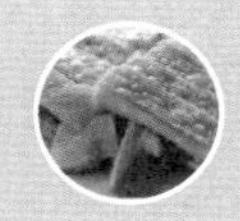

肉食是人体蛋白质的重要来源之一。相比于植物蛋白质，动物性蛋白质更接近于人体营养所需。尤其是肉食富含人体必须的氨基酸、维生素和微量元素，更容易被人体消化、吸收和利用。因此，适当摄入肉食对糖尿病患者是有利的，也是糖尿病患者饮食中比较重要的一环。有的人认为，患上糖尿病后只能吃素，这是不对的，关键是要掌握哪种肉类适合吃，要控制好摄入量，并注意烹饪方式。例如，根据蛋白质结构是否富含不饱和脂肪酸来看，鱼肉要好于鸡肉、鹅肉等，而鸡肉、鸭肉、鹅肉又比猪肉、牛肉、羊肉等红肉好。所以，糖尿病患者选择肉类食物时可遵循“吃四条腿的不如吃两条腿的，吃两条腿的不如吃没腿的”。每餐饭肉食最好不要超过50克，尤其是肥胖糖尿病患者。烹饪肉食时应尽量避免煎、炸等高温、多油、多盐的方式。

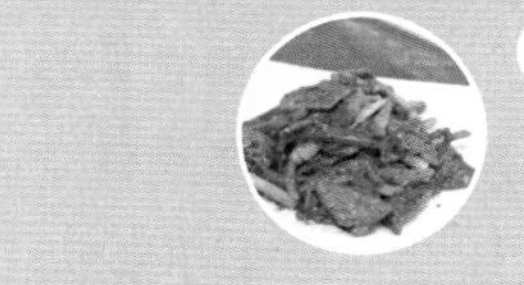

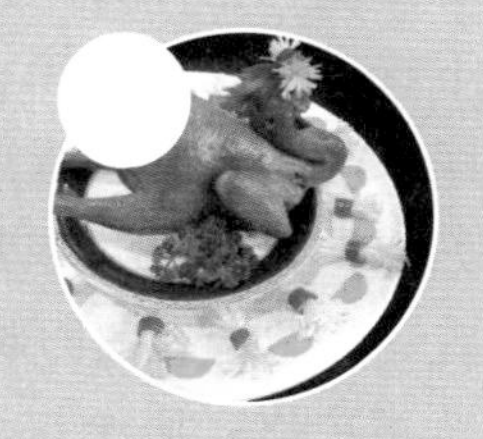

一 宜吃的肉类

（一）白肉类

白肉是营养学上的分类，主要包括鸟类（鸡、鸭、鹅等）、水产、爬行动物、两栖动物等。尽管三文鱼、金枪鱼、煮熟的虾蟹等看起来都是红色的，但也不能算作红肉，而是属于白肉。

1 鲫鱼

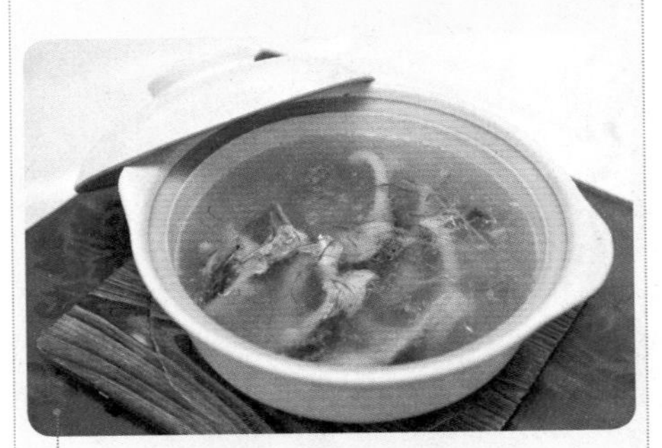

鲫鱼是四大家鱼之一

鲫鱼是塘鱼，肉质鲜美，是我国最常食用的“平民”鱼种，以春、秋两季的鲫鱼最为肥美，无论是清蒸还是烧汤均味浓香鲜，有较强的滋补作用。

适宜指数：★★★★★
热　　量：108 千卡 /100 克
每天可吃：80 克

中医功效： 性平，味甘，入胃、大肠经，能和中补虚，健脾利水，解毒，下乳，通利小便。

对糖尿病的作用： 鲫鱼的脂肪含量不算高，且多为不饱和脂肪酸，能提供优质而齐全的蛋白质，并容易被人体吸收消化，体弱、术后的糖尿病患者尤其适宜食用。

对糖尿病并发症的作用： 鲫鱼能和中开胃，健脾利湿，温中下气，对食欲不振、怠倦乏力的糖尿病患者有辅助疗效，妊娠糖尿病妇女产后食之可恢复体力，通乳下乳；鲫鱼含有的卵磷脂可健脑益智，改善记忆；所含蛋白质、多种维生素和微量元素可增强体质，提高机体的营养状况，保护消化系统，强筋健骨，预防因营养不足而引起的多种慢性病。

☑ **推荐搭配食法：** 鲫鱼豆腐汤能清心润肺，健脾益胃；鲫鱼萝卜汤味香汤鲜，可增强下气通便的功能；绿茶蒸鲫鱼可清热除烦，去腻止渴。

☑ **食用注意要点：** 鲫鱼易熟，不宜久煮，因其含有一定量的脂肪，烹饪时不宜下油过多，避免油煎、油炸，以免肥腻。

主要营养成分一览表

营养成分	功效
蛋白质	促进重要器官组织的新陈代谢
不饱和脂肪酸	降低血液黏稠度
钾、钙、磷、铁	增强肌肉、骨骼力量，保护心脏，预防贫血
烟酸、核黄素	促进血液循环，降血压，保护消化系统和皮肤健康
卵磷脂	供给大脑营养，增强记忆力
多种维生素、黄醇	保护视力

宜鲫鱼 + 豆腐；
宜鲫鱼 + 白萝卜；
宜鲫鱼 + 绿茶。

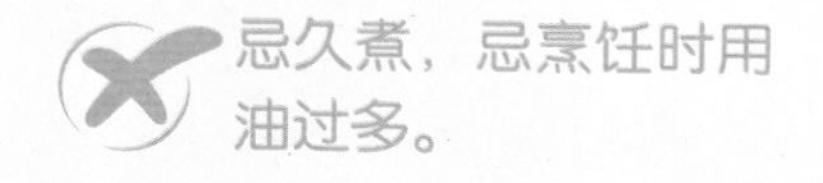

2 鲩鱼

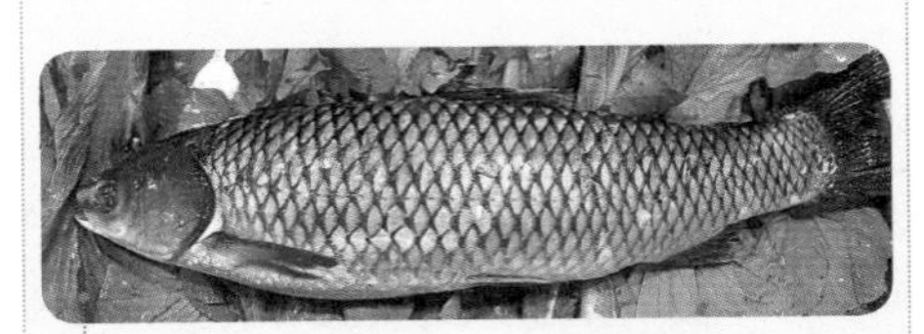
鲩鱼是南方人最常食用的鱼种

鲩鱼又称草鱼，肉质肥嫩鲜美，刺少，是中国四大家鱼之一，中国湖泊、鱼塘众多，鲩鱼的养殖十分广泛，其烹饪方法多种多样，既可做鱼生，又可清蒸、红烧，还可切成鱼片滚汤、煲粥，是老百姓非常喜欢吃的鱼类品种。

适宜指数：★★★★★

热　量：113 千卡 /100 克

每天可吃：70 克

中医功效：性温，味甘，入肝、胃经，能温中补虚，暖胃祛风，平肝降压。

对糖尿病的作用：鲩鱼含大量的硒元素，能有效调节血糖，本身脂肪含量不高，适合糖尿病患者食用。

对糖尿病并发症的作用：含大量不饱和脂肪酸，能降低胆固醇和甘油三酯，降低血液黏稠度，提高对人体有益的高密度脂蛋白的含量，保护血管，预防心脑血管疾病；其含有的硒元素不但能调节血糖，且能抗衰老，抗肿瘤；鲩鱼本身开胃、滋补，食欲不振，体质虚弱的糖尿病患者食之能健脾补虚；丰富的 B 族维生素能缓解糖尿病患者的焦虑和抑郁情绪。

推荐搭配食法：清蒸，以姜葱酱油调味最能保持鲩鱼的原汁原味和营养成分；鲩鱼加入木耳红烧也很好吃，能促进血液循环，但要注意火候，烹饪时间过长会把鱼肉煮散；鲩鱼与豆腐搭配，不但味道鲜美，而且清热下火，加强补钙效能，有利水消肿的功效，适合冠心病患者食用；鲩鱼可与各种蔬菜搭配，与番茄同煮，能开胃生津，切片与丝瓜一起滚汤或做成鱼丸滚冬瓜汤，是夏天最好的消暑汤品之一；鲩鱼还可与麦芽、谷芽搭配，如鲩鱼尾煎至金黄后与麦芽或谷芽滚汤，是一道不错的开胃药膳。

☑ **食用注意要点：** 鲩鱼肉质细，纤维短，烹饪时火不能开太大，也不宜久煮，以免肉被煮烂；宜新鲜烹饪；其胆有毒，不能食用；生吃鲩鱼片摄入肝吸虫的风险高，不宜制作鱼生；糖尿病患者应尽量避免油炸或做水煮鱼食用。

主要营养成分一览表

营养成分	功效
蛋白质	促进重要器官组织的新陈代谢
不饱和脂肪酸	能降低血液中对人体有害的胆固醇和甘油三酯水平；降低血液黏稠度；提高对人体有益的高密度脂蛋白的含量；防止脂肪沉积在血管壁内，抑制动脉粥样硬化的形成和发展，增强血管的弹性和韧性。
锌、磷、铁、钙、硒等矿质元素	增强骨骼力量，预防贫血，抗衰老，抑制肿瘤
维生素 B_1、维生素 B_2、烟酸、叶酸等	稳定情绪，预防脚气病

宜鲩鱼 + 豆腐；
宜鲩鱼 + 冬瓜、丝瓜、番茄等蔬菜；
宜鲩鱼 + 木耳。

忌大火久煮、下油过多、煎炸。

3 鳕鱼

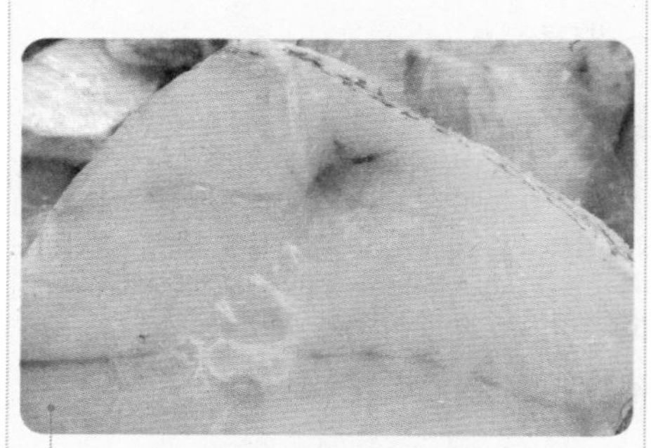

鳕鱼很适合老年人食用

鳕鱼是一种产于温带海洋地区的冷水鱼，刺少肉嫩，肝脏含油量高，是提取鱼肝油的来源。

适宜指数：★★★★★

热　　量：88 千卡 /100 克

每天可吃：80 克

中医功效：性平，味甘咸，入肝、肾二经，能和胃止血，通便。

对糖尿病的作用：鳕鱼肉中所含的脂肪较其他鱼类要低，蛋白质却非常丰富，被北欧人称为“餐桌上的营养师”，是糖尿病患者摄入的理想肉类。

对糖尿病并发症的作用：鳕鱼含有的 DHA、DPA 能降低血液中胆固醇、甘油三酯和低密度脂蛋白的含量，减少糖尿病并发心脑血管疾病的风险；多烯脂肪酸则可抗炎、抗癌，增强机体免疫力，健脑益智，并能防治心脑血管疾病；鳕鱼含有极其丰富的镁元素，可保护心血管系统，防止游离钙沉积在血管壁上；其丰富的维生素 A、维生素 D、维生素 E 等，适合夜盲、干眼症和骨质疏松患者食用。

推荐搭配食法：鳕鱼搭配豆腐可增加机体对蛋白质的吸收率；鳕鱼与西兰花同吃，可增加防癌抗癌的功效；与冬菇搭配则可补脑益智。

食用注意要点：鳕鱼内脏肥腻，糖尿病患者不应食用；鳕鱼含有大量嘌呤，痛风患者慎吃；吃鳕鱼时不应喝酒，以免诱发痛风。

主要营养成分一览表

营养成分	功效
蛋白质	促进重要器官组织的新陈代谢
DHA、DPA	降低血液中胆固醇、甘油三酯和低密度脂蛋白的含量
镁、铁、钙、硒等矿质元素	保护心血管系统、增强骨骼力量，预防贫血
维生素 A、维生素 D、维生素 E	保护视力，预防骨质疏松
多烯脂肪酸	防治心血管疾病

宜鳕鱼 + 豆腐；
宜鳕鱼 + 西兰花；
宜鳕鱼 + 冬菇。

忌鳕鱼 + 酒；
忌食用鳕鱼内脏；
痛风患者忌食。

4 鲤鱼

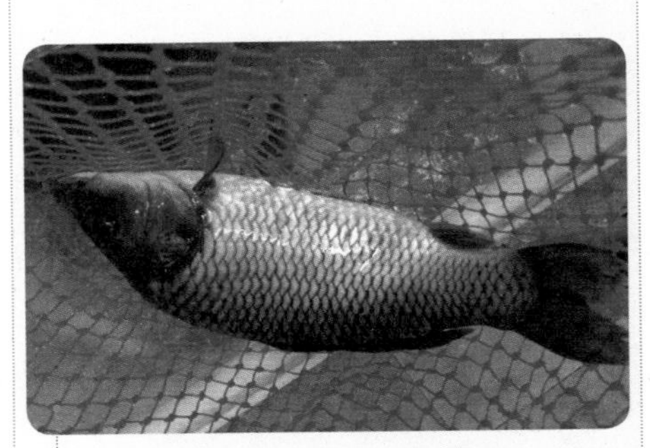
鲤鱼入药膳通常可发挥其利水功效

鲤鱼是产于湖泊、河川中的淡水鱼，以能利水消肿的药用价值而闻名，秋季的鲤鱼最为肥美。

适宜指数：☆☆☆☆☆
热　　量：109 千卡 /100 克
每天可吃：80 克

中医功效：性平，味甘，入脾、肺、肾经，能补脾健胃，利水消肿，下气通乳。

对糖尿病的作用：鲤鱼的蛋白质含量高，质量也高，在人体中的吸收率极高，有很好的补虚作用，可改善糖尿病患者的不同状况；鲤鱼含有丰富的镁，有利于降糖，保护心脏。

对糖尿病并发症的作用：鲤鱼的脂肪大部分为不饱和脂肪酸，具有良好的胆固醇的功效；其他维生素和矿物质可促进健康，防治慢性疾病。

推荐搭配食法：赤小豆鲤鱼汤是民间常用的利水消肿的药膳，对糖尿病并发肾病有辅助疗效；而鲤鱼豆腐汤中动植物蛋白质互为补充；鲤鱼冬菇汤可提供更为全面的营养；鲤鱼木耳青瓜汤可生津祛脂。

食用注意要点：中医认为，鲤鱼属于发物，当患有恶性肿瘤、疮疡、上火烦躁、哮喘、荨麻疹等疾病时不宜食用鲤鱼。

主要营养成分一览表

营养成分	功效
蛋白质	促进重要器官组织的新陈代谢
不饱和脂肪酸	降低血液中胆固醇，预防心、脑血管疾病
镁、钙、磷等矿质元素	降糖，保护心脏，强筋健骨
维生素 A、D、E	保护视力，预防骨质疏松

宜鲤鱼 + 豆腐；
宜鲤鱼 + 冬菇、木耳；
宜鲤鱼 + 赤小豆；
宜鲤鱼 + 青瓜。

患有恶性肿瘤、疮疡、上火烦躁、哮喘、皮肤湿疹、荨麻疹者忌食。

5 鳝鱼

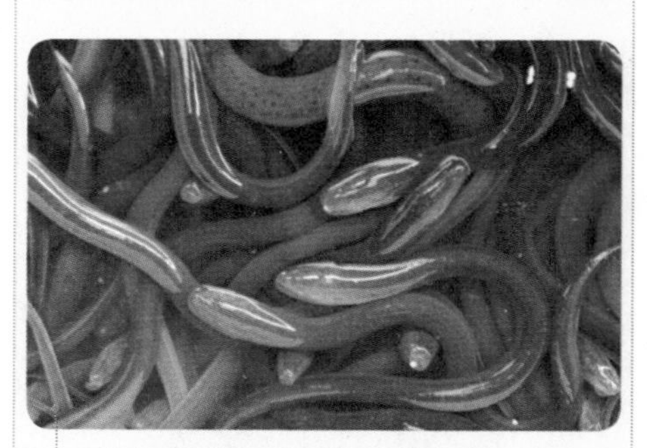

秋冬吃鳝鱼焗饭有明显的补血功效

鳝鱼无鳞，又称黄鳝，不但是一种美味佳肴，而且有很好的补益强壮功效，每到秋冬季节，南方人喜爱吃黄鳝焗饭，有很好的滋补益血的功效，民间有“秋季鳝鱼赛人参”的谚语。

适宜指数：★★★★★
热　　量：89 千卡 /100 克
每天可吃：80 克

中医功效：性温，味甘，入肝、脾、肾经，能补虚损，强筋骨，祛风湿，止痔血。

对糖尿病的作用：鳝鱼的脂肪极少，胆固醇和热量都不高，且鳝鱼含有两种有益于降糖的高效物质：鳝鱼素 A 和鳝鱼素 B，这两种物质都有调节血糖的功效，故鳝鱼是有益于糖尿病患者的肉类。

对糖尿病并发症的作用：鳝鱼含有的卵磷脂有促进肝细胞活化和再生的作用，可增强肝功能，对肥胖糖尿病患者合并有脂肪肝者尤其有益；DHA 为大脑提供必不可少的营养物质，能健脑益智，延缓老年痴呆的发生；鳝鱼是维生素 A 的“小仓库”，可增进视力，预防夜盲症；鳝鱼富含铁质等微量元素，故有较强的补血功效，是温和的强壮剂，在补血的同时还有止血的功效，适合秋冬气候干燥时痔疮破裂出血的患者食用。

推荐搭配食法：食用鳝鱼炒青椒可增加膳食纤维，加强维生素 A 的吸收；鳝鱼焗饭，益气补血的功效较强，适合秋冬进补；洋葱炒鳝鱼可加强对心脏的保护作用；怀山鳝鱼汤则健脾补血，对虚弱或术后的糖尿病患者尤其适宜；鳝鱼烧茄子是家常做法，茄子吸收了鳝鱼的鲜味，既美味又滋补，同时茄子又加强了鳝鱼降低胆固醇的功效。

☑ **食用注意要点：** 鳝鱼味美是因其体内含组氨酸多，宜现宰现吃，鳝鱼宰后长时间未烹饪，组氨酸可产生毒素；鳝鱼肉薄骨少，小炒片刻可熟，不宜长时间烹饪；鳝鱼含铁丰富，不能与菠菜同食，食后喝茶、喝咖啡宜间隔4小时以上。

主要营养成分一览表

营养成分	功效
DHA、卵磷脂	构成人体组织器官的主要成分，为脑细胞提供营养
鳝鱼素	降低和调节血糖，清热、凉血、止痛
钙、磷、铁等矿质元素	强筋健骨，预防贫血
维生素 A	保护增进视力，预防夜盲症

宜鳝鱼 + 青椒、茄子、怀山、洋葱。

忌鳝鱼 + 菠菜、浓茶、咖啡；忌宰后较长时间食用。

6 海参

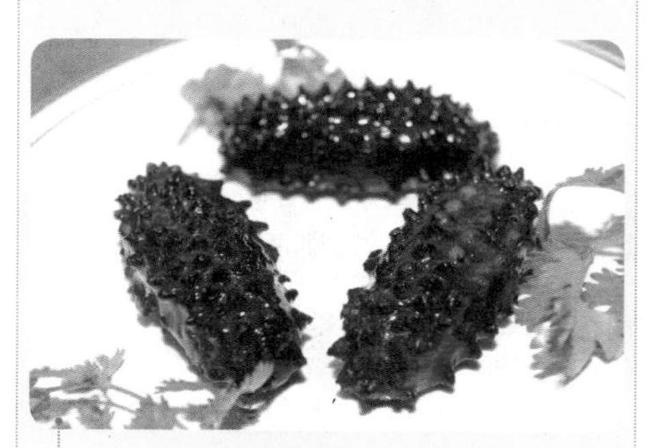
海参被称为海八珍之首

海参是名贵海味，营养丰富、均衡，自古以来就是不可多得的高级滋补品，药用价值极高，尤其适宜中老年人进补食用。

适宜指数：★★★★★
热　量：78千卡/100克
每天可吃：40克

中医功效： 性温，味咸，入脾、胃、肾经，可益精血，补肾气，润肠燥。

对糖尿病的作用： 海参是世上少有的高蛋白、低脂肪、低糖、无胆固醇的健康食品，其含有的酸性黏多糖、海参皂苷具有激活胰岛B细胞活性的功效，可以平抑血糖水平，非常适合糖尿病患者食用。

对糖尿病并发症的作用： 海参所含的蛋白质非常丰富，氨基酸的组成接近理想模式，其中有的氨基酸是人体必需又无法自身合成的，能增强人体免疫力，促进细胞自我修复功能，使人体保持充足的精力和体力，改善糖尿病患者疲倦乏力的精神状态；海参的微量元素丰富，可调整体内脂质代谢，尤其是钒元素的含量居各种食物之首，食后可增强机体的造血功能；海参含有硫酸软骨素，可增加肌肉弹性，延缓衰老；海参皂苷和海参毒素则可抑菌、抑癌，提高免疫机能。

推荐搭配食法： 海参最简单的做法是葱爆海参，原汁原味；海参本身味道并不突出，营养不良的虚弱糖尿病患者可以把海参放在肉汤里煮至收汁，如海参与羊肉汤搭配可加强补血健体功效；海参也可与牛肝菌、冬菇、木耳等搭配，可滋阴补血，滋养五脏；海参煮豆腐，清淡怡人，老少咸宜。

☑ **食用注意要点：** 烹饪海参时不要加醋，因为醋会使海参丰富的蛋白质凝结紧缩，口感改变；海参怕油，油脂会分解破坏海参的众多营养成分，故炮制海参时不宜加入过多油脂；海参的蛋白质丰富，食后可使嘌呤升高，不适合合并痛风的糖尿病患者食用。

主要营养成分一览表

营养成分	功效
蛋白质	提高人体免疫力，消除疲劳，延年益寿
硫酸软骨素	延缓肌肉衰老，增强免疫力
钒、镁、钙、硒等矿质元素，烟酸等	增强造血功能，保护心脏，强筋健骨
酸性黏多糖	降低机体血糖活性，抑制糖尿病的发生
海参皂苷	调节免疫机能，抗疲劳，抗肿瘤
海参毒素	抑制霉菌、肿瘤细胞的生长

宜海参＋豆腐；
宜海参＋牛肝菌、冬菇、木耳；
宜海参＋羊肉汤、鸡汤、猪肉汤等。

忌加醋烹饪；
忌油煎、油焖；
痛风或高尿酸血症患者忌食。

7 金枪鱼

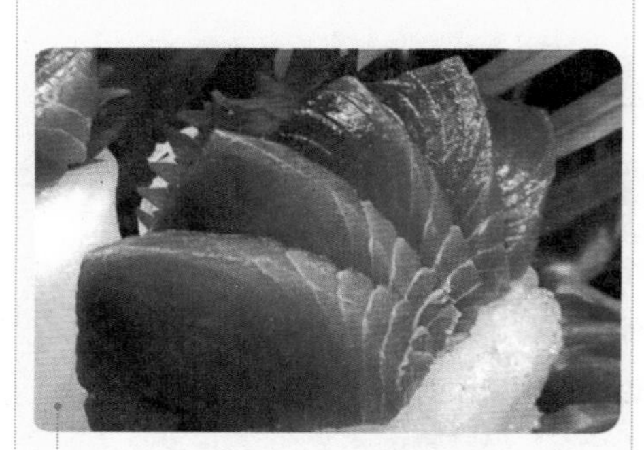

金枪鱼多被用于制作饭卷时食用

金枪鱼又叫吞拿鱼，是深海中的“游泳健将”，不但游速快，而且可远距离环洋环游，可能是因为运动量很大，故金枪鱼肉质异常鲜美，深受人们的喜爱。

适宜指数：★★★★

热　　量：99 千卡 /100 克

每天可吃：50 克

☑ 中医功效：味咸，性温，入脾、胃、肾经，健脑益智，补肾填精。

☑ 对糖尿病的作用：金枪鱼含有的 Ω−3 脂肪酸可改善胰岛 B 细胞功能，维持糖代谢的正常状态；金枪鱼含有丰富的营养素，低脂肪，低热量，食后既满足了机体的营养要求，又不会使体重增加。

☑ 对糖尿病并发症的作用：金枪鱼含有的牛磺酸、EPA 有降低胆固醇，保护人体血管，防止动脉硬化的功效，预防糖尿病并发心脑血管疾病的发生；金枪鱼中丰富的氨基酸可促进人体代谢，增强免疫力，恢复精力；金枪鱼中所含的 DHA 是鱼中之最，为大脑中枢神经系统提供必需的营养，能增强脑力。

☑ 推荐搭配食法：金枪鱼在日式料理和西餐中非常多见，多配以其他主食和蔬菜，例如金枪鱼紫菜加醋和米饭做成的寿司，金枪鱼烩意面、金枪鱼杂蔬卷、金枪鱼炒饭、金枪鱼披萨、金枪鱼卷心菜沙律、金枪鱼玉米沙律、金枪鱼酸奶面包等。

☑ 食用注意要点：金枪鱼是深海鱼，生食肉质最为鲜嫩，但金枪鱼刺身是生冷之物，糖尿病患者不能过量食用，故应配搭其他主食 、蔬果一起吃，并且要注意肉质的保鲜度；烹饪金枪鱼时不宜采用香煎等做法，以免摄入的油量过多。

主要营养成分一览表

营养成分	功效
蛋白质	改善营养状况，提高机体免疫力
Ω-3 脂肪酸	改善胰岛功能，预防心脑血管疾病
DHA	提高记忆力，预防老年痴呆
铁、钙、磷等矿质元素	预防贫血，强筋健骨
牛磺酸	降低胆固醇，预防动脉硬化
EPA	可使“坏”胆固醇不沉积在血管中，预防血栓形成
维生素 E、胡萝卜素等	延缓衰老，增加皮肤弹性

宜金枪鱼 + 醋、米饭、紫菜；
宜金枪鱼 + 面条；
宜金枪鱼 + 面包、披萨；
宜金枪鱼 + 玉米、卷心菜、酸奶、水果等。

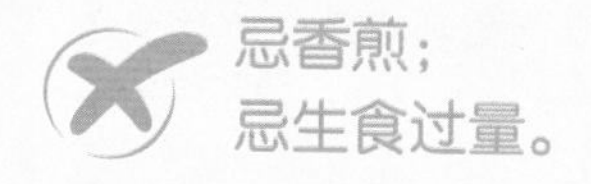

忌香煎；
忌生食过量。

8 牡蛎

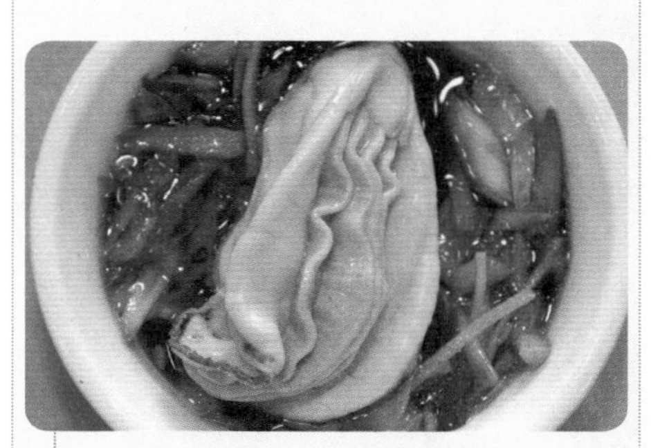
秋季是吃牡蛎最好的时节

牡蛎既有生鲜，又有干货，个头大的牡蛎又叫生蚝，生长在江河和大海交汇处，以秋季的生蚝最为肥美，每年中秋过后，沿海不少居民都要尝鲜“蚝”门大餐。

适宜指数：★★★★★
热　　量：57 千卡 /100 克
每天可吃：2~3 只

中医功效：味咸，性微寒，入肝、肾经，平肝潜阳，软坚散结，收敛固涩，益肝肾，养血生精。

对糖尿病的作用：牡蛎中锌元素的含量非常高，食后可增加对胰岛素的敏感性，对糖尿病有保健和辅助治疗的作用。

对糖尿病并发症的作用：牡蛎所含的牛磺酸能降血压，降血脂，护肝利胆，预防糖尿病并发心脑血管疾病；其蛋白质中含有多种氨基酸以及锌、钙等矿质元素、B族维生素等，可增强机体免疫力，提高体力和大脑的活动效率。中医认为，牡蛎能平肝潜阳，收敛固涩，故对高血压、滑精、少精以及烦躁、失眠的患者有食疗功效，安神定志，可改善糖尿病并发情绪不宁的症状；DHA、EPA 能降低胆固醇，保护心脑血管，为大脑提供所需要的营养元素，健脑护脑；生蚝所含的钙质接近牛奶，铁含量则是牛奶的 21 倍，故能改善贫血症状，强筋健骨，预防骨质疏松；生蚝中的碳酸物质有很好的制酸功效，对胃溃疡和胃酸过多的患者有辅助疗效。

推荐搭配食法：蒜蓉蒸生蚝、炭烧生蚝可以保持生蚝的原汁原味；牡蛎很适合搭配鸡蛋，如牡蛎炒蛋以及闽南一带流行的海蛎煎；牡蛎干品（即生晒蚝豉）可用于家常滚汤、煲汤，既可增加营养，又可给汤味提鲜，如肉丝海带牡蛎汤、猪骨菜干牡蛎、牡蛎冬瓜汤等；牡蛎可搭配各种蔬菜同炒，非常适合糖尿病患者食用，如洋葱炒牡蛎、丝瓜烩牡蛎等。

☑ **食用注意要点：**牡蛎虽然是贝类中生吃极其鲜美的海产品，但由于近海受到污染，牡蛎容易受到各种细菌病毒污染，因而人们生吃牡蛎时也增加了致病的风险，这是爱吃生蚝的糖尿病患者应该引起注意的；牡蛎性寒，脾胃虚寒的人不宜多吃；生蚝配红酒或啤酒是人间美味，但却增加了急性痛风发作的风险，尿酸高的糖尿病患者不能多吃生蚝，在吃海鲜时也不宜饮酒。

主要营养成分一览表

营养成分	功效
蛋白质	恢复体力，提高机体免疫力
碳酸钙	收敛、制酸、止痛，有利于十二指肠溃疡的愈合
核酸	润泽肌肤，延缓老化
锌、钾、钙、硒等矿物质	健脑益智，保护心脏，强筋健骨、保护精子
牛磺酸	降低胆固醇，保肝利胆
DHA、EPA	改善和防治高血压，健脑护脑

宜牡蛎 + 鸡蛋；
宜牡蛎 + 洋葱、冬瓜、丝瓜。

忌牡蛎 + 酒；
忌大量生吃牡蛎；
脾胃虚寒者忌食。

9 鸽子

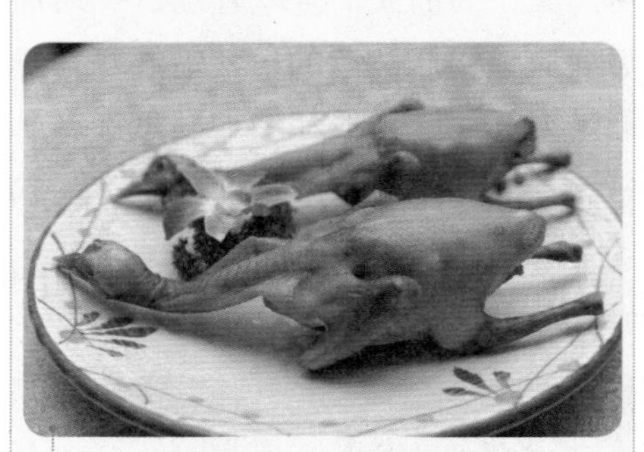

鸽肉是不可多得的飞禽类肉食

鸽肉是典型的高蛋白、低脂肪肉食，营养价值丰富，民间有“一鸽胜九鸡”之说，可见鸽肉在人们心目中的滋补地位，适合老人、儿童、妇女以及虚弱患者补益强身食用。

适宜指数：★★★★
热　　量：201千卡/100克
每天可吃：60克

中医功效： 性温，味甘，入肺、肾经，能滋阴补血，壮肾益气，祛风解毒。

对糖尿病的作用： 作为一种高蛋白、低脂肪肉类，鸽肉是糖尿病患者的理想肉食，且鸽肉有很好的益气补血功效，对体质虚弱的糖尿病患者，鸽肉可改善其体质，增加他们对胰岛素药物治疗的敏感性，从而提高糖尿病的治疗效果。

对糖尿病并发症的作用： 鸽肉的蛋白质在肉类中最为丰富，且富含多种人体必需的氨基酸，吸收率高，故滋补强身功效明显，著名的妇女补血调经良药乌鸡白凤丸，其中的白凤就是鸽肉。鸽肉的脂肪较少，脾胃不足的患者也容易吸收消化，可明显改善神疲乏力，注意力不集中的问题；鸽肉含有的卵磷脂可增强记忆力，延缓老年痴呆的发生；泛酸对未老先衰、头发早白、脱发过多有辅助疗效；鸽子的骨头中含有软骨素，可改善血液循环，增强皮肤弹性，预防糖尿病引起的皮肤干燥的症状。

推荐搭配食法： 鸽肉最保健的做法是搭配各类中药材清炖或煲汤，滋补功效最为明显，如鸽肉玉竹怀山汤，对胃阴不足、消化力差、口干欲饮的糖尿病患者尤其适宜；黄芪炖乳鸽则加强补气作用，适合中气不足、神疲倦怠的糖尿病患者；乳鸽枸杞子石斛汤则养阴明目，适合糖尿病并发视力减退的患者；党参当归乳鸽汤适合气阴两虚的老年糖尿病患者补血之用。

☑ **食用注意要点：** 鸽肉本身脂肪含量不高，清炖或烧汤时撕去一点皮，则汤色更清，很少油脂；很多食肆烹饪乳鸽时喜欢红烧或油炸，使其肉质鲜嫩可口，但这样的烹饪方式油多、盐多，对糖尿病患者的健康没有益处。

主要营养成分一览表

营养成分	功效
蛋白质	为人体重要组织器官提供能量，健脑益智
钙、磷、铁等矿质元素	强筋健骨，预防贫血
泛酸	预防毛发脱落
软骨素	增加皮肤细胞活力，改善血液循环，增加皮肤弹性

宜鸽肉＋玉竹、怀山药；
宜鸽肉＋枸杞子、石斛；
宜鸽肉＋黄芪；
宜鸽肉＋党参、当归。

忌红烧、油炸。

10 鹌鹑

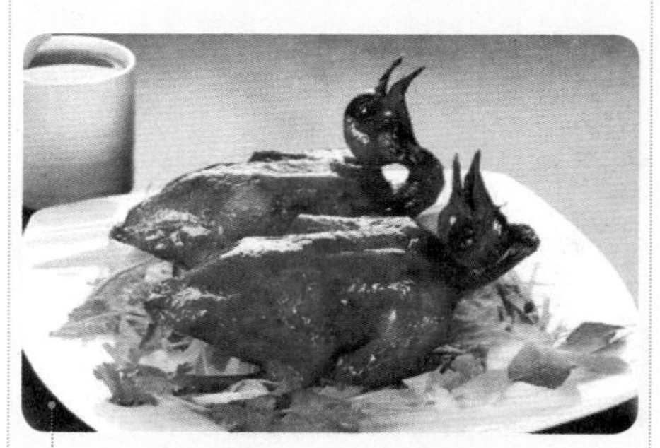

鹌鹑能补五脏，实筋骨

和鸽子一样，鹌鹑也是典型的高蛋白、低脂肪和低胆固醇肉食，价格低廉，非常适合糖尿病患者日常食用，被称为“地上人参”。

适宜指数：☆☆☆☆

热　　量：99千卡/100克

每天可吃：60克

中医功效：性平，味甘，无毒，入肺、脾经，能补中益气，利水消肿。

对糖尿病的作用：鹌鹑是一种飞禽，脂肪少，胆固醇低，优质蛋白丰富，不含直接降糖的物质，糖尿病患者食后能补充营养，增加体力，体质状况改善后，可提高糖尿病治疗的效果，不会增加血管等其他器官组织的负担。

对糖尿病并发症的作用：鹌鹑中所含的卵磷脂可抑制血小板的聚集，降低血液黏稠度，预防血栓形成；其含有的多种激素和胆碱成分可改善精神状态，提高大脑效率；鹌鹑蛋白中的多种氨基酸对各种腺体，如胰腺、甲状腺等的活动有重要影响。

推荐搭配食法：作为一种滋补肉食，鹌鹑搭配各类蔬菜、中药材煲汤最为有益，并可根据时节和糖尿病患者体质的不同变化出不同汤羹，如怀山玉米红萝卜鹌鹑汤可健脾益气；五指毛桃鹌鹑汤补肾强骨；冬瓜薏苡仁鹌鹑汤解暑祛湿；绿豆陈皮鹌鹑汤清热祛湿；石斛枸杞子鹌鹑汤养肝明目；沙参玉竹鹌鹑汤养阴益胃。

☑ **食用注意要点：** 和乳鸽一样，烹饪鹌鹑时要避免红烧、油炸和椒盐等容易增加油脂、盐的做法，应以清淡为宜。

主要营养成分一览表

营养成分	功效
卵磷脂	抑制血小板聚集，防止血栓形成
优质蛋白	为大脑活动提供营养物质，改善营养状况，增强抵抗力
维生素 B、C、P 等	稳定情绪，增强免疫力，降血压
铁、磷、钙等多种矿物质	预防贫血和骨质疏松
多种胆碱成分	改善神经衰弱

宜鹌鹑＋玉米、冬瓜、红萝卜；
宜鹌鹑＋五指毛桃、怀山、薏苡仁、陈皮、石斛、枸杞子、沙参、玉竹；
宜鹌鹑＋绿豆。

忌油炸、红烧、椒盐等油多盐大的烹饪方式。

11 鸡肉

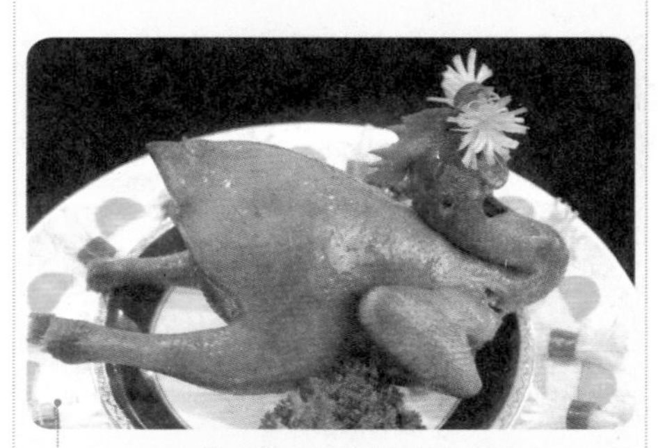

鸡是人们最常食用的家禽

鸡是人们日常食用最多的家禽，其肉味鲜而美，滋补功效名闻遐迩，有“济世良药”之称。无论是菜肴、煲汤，鸡肉的美味都令人难忘。鸡有很多品种，最适合糖尿病患者食用的是有养血补肾填精功效，脂肪又少的乌鸡。

适宜指数：★★★★
热　　量：167 千卡 /100 克
每天可吃：60 克

中医功效：味甘，性温，入脾、胃、肝经，能益五脏，补虚损，活血脉，强筋骨，温中益气，补髓填精。

对糖尿病的作用：鸡肉的脂肪相对较少，胆固醇含量低，食后对血糖、血脂和血压的影响不大，但它却含有大量的优质蛋白，鸡肉蛋白容易消化，可增强糖尿病患者的体质，对久病体虚的患者大有裨益。

对糖尿病并发症的作用：鸡肉丰富的蛋白质可明显提高免疫力，当感受风寒，感冒初起时，饮用一碗浓浓的鸡汤可提高机体抗病能力，促进疾病早愈，尤其是在冬季，常吃鸡肉可提高御寒能力，减少感冒；鸡肉含有的微量元素非常丰富，特别是铁质，故鸡肉有很好的补血疗虚的功效；鸡翅、鸡脚中含有的骨胶原蛋白可促进血液循环，降血压，缓解关节疼痛，提高肌肉力量，保持皮肤弹性；B 族维生素可恢复体力，缓解焦虑情绪，改善抑郁心情。

推荐搭配食法：乌鸡搭配怀山、当归、莲子可加强补血功能，适合血虚失养的糖尿病患者食用；解表祛风寒的葱白鸡汤则可治疗感冒初起，提高免疫力；鸡翅蒸洋葱不但味道鲜甜，而且洋葱可消解部分鸡翅的油腻；冬菇木耳枸杞子蒸鸡是最常见的家庭菜式，尽管简单，却是老少皆宜，有益健康，非常适合糖尿病患者食用；鸡胸脯炒西兰花可加强防癌功效；冬瓜焖鸡是暑天的一道开胃菜，清淡美味；松茸菌炖鸡汤对增加机体免疫力有协同功效，久病体虚的糖尿病患者经常饮用可改善体质，预防感染性疾病。

☑ **食用注意要点：** 体型肥胖的鸡其皮含油脂过多，煲汤前应把皮去掉；鸡臀尖是位于鸡屁股上的一块三角状肥肉，不少人认为鸡臀尖肥美，有“宁舍金山，不舍鸡尖”的说法，姑且不说鸡臀尖是否含致癌物质，至少脂肪过多是没有异议的，糖尿病患者不宜食用；在常见的烹饪方法中，为了追求美味，很多做法因油盐超标都不适合糖尿病患者食用，如炸鸡腿、酱油鸡、香辣鸡块等。

主要营养成分一览表

营养成分	功效
蛋白质	容易消化，增强机体免疫力
骨胶原蛋白	强化血管、肌肉、肌腱的功能
维生素 B 等	稳定情绪，保护皮肤，消除疲劳
钾、钠、铁、磷、钙等多种矿物质	维持体内酸碱平衡

宜鸡肉＋西兰花、冬瓜、洋葱；
宜鸡肉＋五指毛桃、怀山药、莲子、当归；
宜鸡肉＋冬菇、松茸菌、木耳。

忌油炸、红烧等油多盐大的烹饪方式。

12 鸭肉

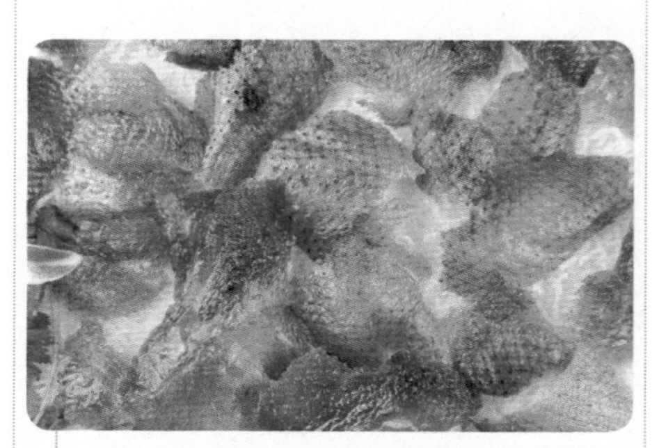

片皮鸭虽美味，但脂肪含量太高

鸭分为番鸭和水鸭，因鸭子喜爱在水上生活，故其滋阴补虚的功效明显，不像鸡肉那样偏温燥，尤其体态轻盈的水鸭，经常搭配名贵药材一起烹饪，使其滋补功效更适合体质容易阴阳失调的人食用，故鸭肉又有“补虚劳的圣药”之称。

适宜指数：☆☆☆☆
热　　量：240千卡/100克
每天可吃：60克

中医功效：味甘，性微寒，入脾、胃、肝经，能益五脏，补虚损，活血脉，强筋骨，温中益气，补髓填精。

对糖尿病的作用：鸭肉与鸡肉一样同属于适合糖尿病患者吃的白肉类肉食，糖尿病患者食后，其血糖、血脂受到的影响较少，鸭肉中所含的优质蛋白却可健脑益智，补充体力，增强抗病能力。对于阴虚体质的糖尿病患者而言，鸭肉比鸡肉更为适宜，食后不易出现温燥症状。

对糖尿病并发症的作用：鸭肉中丰富的B族维生素可以缓解人的焦虑情绪，对糖尿病容易并发的抑郁症有帮助，还可预防脚气病，改善糖尿病足；鸭肉中的烟酸可缓解血管痉挛，调节血脂，预防动脉粥样硬化。

推荐搭配食法：鸭肉性凉，故烹饪时宜搭配生姜祛寒，仔姜焖鸭是家庭的常食菜肴。鸭肉可与蔬菜搭配，如冬瓜薏米水鸭汤极易消化，可健脾益胃，利水消肿；萝卜焖鸭则健脾下气消食；洋葱炒鸭肉对心血管有保护功效；柚皮焖鸭消脂开胃；鸭肉炒芹菜有助降压。鸭肉常与中药材搭配煲汤，如虫草水鸭汤可补肺益肾，止咳定喘，适用于患有慢性支气管炎、哮喘等的老年糖尿病患者。

☑ **食用注意要点：** 购买鸭子时就尽量挑选脂肪较少的，用鸭肉煲汤时应去皮；有的烹饪方法虽然令鸭肉美味难挡，但糖尿病患者吃后会对健康产生损害，如片皮鸭、烧鸭、烤鸭等，均是利用高温烹饪的方式把鸭皮中的油脂逼出，产生外焦内嫩的效果，使鸭皮成为主要食用部分，因而对健康不利。

主要营养成分一览表

营养成分	功效
蛋白质	健脑益智，增强机体免疫力
烟酸	保护心脏
饱和脂肪酸和不饱和脂肪酸	为机体活动提供能量
维生素 B、维生素 E 等	预防脚气病，稳定情绪，抗衰老
烟酸、核黄素、硫胺素	参与脂质、蛋白质的合成，保护心脏
钾、铁、铜、锌	降血压，预防贫血，健脑护脑

宜鸭肉 + 冬瓜、洋葱、青椒、萝卜、柚皮；
宜鸭肉 + 虫草、虫草花。

忌连皮煲汤；
忌油炸、高温烧烤。

（二）红肉类

红肉并非从颜色上进行分类，像猪肉虽在烹饪后变为白色，但也依然算是红肉。我们经常食用的红肉主要指牛肉、羊肉、猪肉、兔肉。

1 兔肉

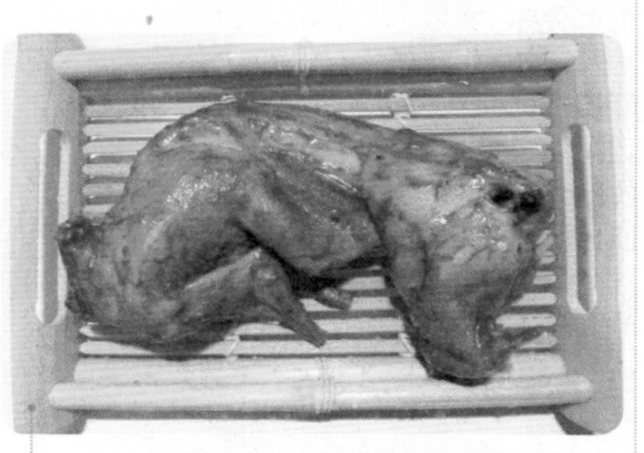

日本人把兔肉称为美容肉

大家都知道，红肉相对于白肉来说，脂肪、热量和胆固醇的含量相对偏高，在对健康的“贡献”来说低了一级别。但在所有的红肉中，兔肉却是难以比拟的佼佼者，因为其瘦肉占了95%以上，比猪、牛、羊肉都要高，其所含的胆固醇不但比红肉要低，甚至比某些鱼类都低。

适宜指数：★★★
热　　量：102千卡/100克
每天可吃：80克

中医功效： 味甘，性凉，入肝、脾、大肠经，能补中益气，凉血解毒，清热止渴。

对糖尿病的作用： 糖尿病患者若长年吃素食对其健康没有必然的好处，有节制地适当吃点肉可避免出现贫血等营养不良的症状，兔肉是红肉中高蛋白、低脂肪、低胆固醇的佼佼者，适合糖尿病患者食用。

对糖尿病并发症的作用： 兔肉中的卵磷脂非常丰富，不但可维持大脑的正常活动，有健脑益智的功效，而且可抑制血小板的聚集，预防血栓形成和动脉硬化，保护血管；兔肉中的脂肪以不饱和脂肪为主，可抑制胆固醇在血管壁上沉积，预防高脂血症；烟酸也同样起到保护血管的功效，并且能改善皮肤粗糙的症状；兔肉的钙质很丰富，可预防骨质疏松。

☑ **推荐搭配食法：** 兔肉枸杞子煲能滋阴养血明目；兔肉可搭配木耳、洋葱，可以通血管、保护心脏；兔肉怀山玉米汤可健脾补虚，老少咸宜；兔肉炒莴笋、青椒可增加植物纤维的摄入。

☑ **食用注意要点：** 兔肉比较嫩，久煮容易烂，使嘌呤释出增高，故在红烧或煲汤时要注意火候和时间，勿高温烹饪太长时间。

主要营养成分一览表

营养成分	功效
卵磷脂	抑制血小板聚集，防止血栓形成
蛋白质	强壮身体，维持健康
不饱和脂肪酸	降低“坏”胆固醇，保护心血管
烟酸	润泽皮肤，降低胆固醇，预防心脏病
钙、磷等矿物质	预防骨质疏松

宜兔肉 + 洋葱、青椒、玉米；
宜兔肉 + 木耳、枸杞子、怀山药。

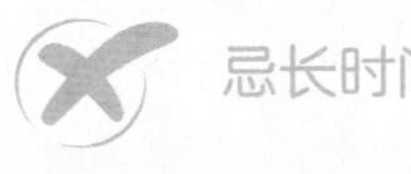

忌长时间高温烹饪。

2 驴肉

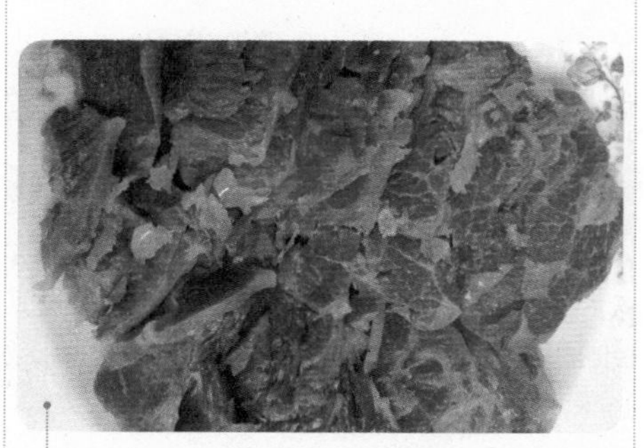

驴肉比牛肉、猪肉口感好，营养高

驴肉作为一种耕畜一直未被广泛食用，很多人对驴肉不太了解，其实驴肉的味道非常鲜美，自古就有“天上龙肉，地上驴肉”之说，而且驴肉的蛋白质含量高，脂肪少，是比较适合糖尿病患者食用的一种红肉。用驴肉皮熬制的驴皮胶是阿胶的主要原料，是著名的补血中药材。

适宜指数： ★★★

热　　量： 102 千卡 /100 克

每天可吃： 80 克

中医功效： 味甘、酸，性平，入心、肝经，可补血益气，滋养肝肾，强筋健骨，安神除烦。

对糖尿病的作用： 驴肉的瘦肉成分多，脂肪含量很少，并且7成以上为不饱和脂肪酸，这是一种“好”的脂肪酸，糖尿病患者适当吃点驴肉，既补充了体内所需要的蛋白质，强壮了身体，改善了免疫力，同时对血糖所产生的影响不高，适合日常食用。

对糖尿病并发症的作用： 驴肉所含有的不饱和脂肪酸可使胆固醇脂化，降低血液中“坏”的胆固醇，使血液黏稠度下降，改善血液循环，减少心脑血管疾病的发生，同时提高细胞活性，增强记忆和思维力，延缓老年痴呆。驴肉还含有钙、磷、铁、锌、镁等矿质元素以及人体所必需的氨基酸成分，可预防缺铁性贫血和骨质疏松，保持细胞的正常生理功能；它还含有动物胶、骨胶原等物质，对病后体弱，气血亏虚等患者有很好的滋养作用，并能养颜、润泽肌肤，减少因皮肤粗糙引起的意外损害；驴鞭还被誉为男性“餐桌上的伟哥”，可滋补肝肾，生精提神，改善男性性功能障碍。

推荐搭配食法： 驴肉可搭配怀山、枸杞子煲汤，可加强健脾柔肝的功效；驴肉可与蔬菜搭配做成饺子或包子，如白菜、芹菜等；驴肉焖冬瓜补虚消暑；驴肉焖萝卜润燥下气；熟五香驴肉还可与青瓜、青椒、木耳等做成凉拌菜。

☑ **食用注意要点：** 有的地区喜欢把驴肉做成腊肉长期保存，但腊驴肉含盐量过高，所以糖尿病患者最好吃新鲜驴肉；驴皮虽然含有丰富的胶原蛋白，食后有润肤美容补血的功效，但驴皮的脂肪含量也较驴肉要高，因此，糖尿病患者若通过多吃驴皮来补血的话，难免会顾此失彼，所以对驴皮的摄入量要有更严格的限制，浅尝即止为宜。

主要营养成分一览表

营养成分	功效
不饱和脂肪酸	降低血脂，合成前列腺素
蛋白质	强壮身体，提高抵抗力
钙、铁、镁、锌等矿物质	预防骨质疏松

宜驴肉+冬瓜、洋葱、青椒、萝卜、青瓜、白菜、芹菜。

忌食腊驴肉；
忌摄入过多驴皮。

3 猪肉

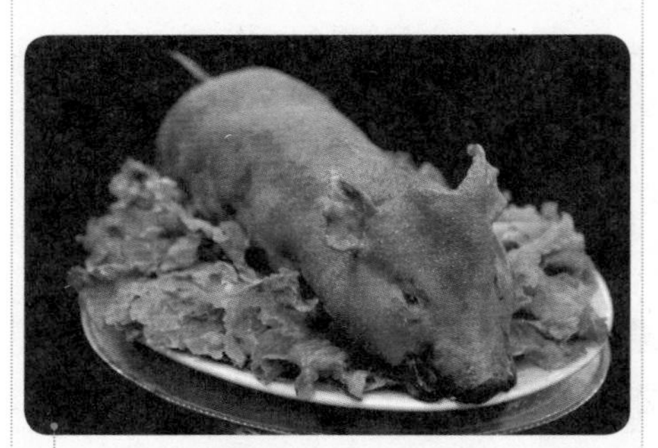

烧乳猪是清明祭祖必备的传统食物

猪肉是几百年来人们食用最广泛的肉类之一，其味甘性平，烹饪方法多种多样，可制作各种美味佳肴，男女老少都适合食用。

适宜指数：★★★
热　　量：143 千卡 /100 克
每天可吃：60 克

中医功效：味甘，性平，入脾、胃、肾经，能补肾养血，滋阴润燥，补中益气，强身健体。

对糖尿病的作用：猪肉性味平和，猪瘦肉所含的脂肪和热量不高，糖尿病患者每天吃 1 两左右的瘦肉是没有问题的，不会对血糖造成不利影响，还可以满足人体对蛋白质以及铁质等微量元素的需求。

对糖尿病并发症的作用：猪肉里的蛋白质为完全蛋白质，可以满足人体所必需的各类氨基酸，营养价值高，容易被人体所吸收利用；猪肉中的血红蛋白比植物的更好吸收，能够起到补铁的功效，常食可预防铁缺性贫血；猪肉还含有钙、铁、镁、锌等矿质元素以及核黄素、尼克酸等，营养丰富，经常适量摄入，可保持营养均衡，提高抵抗力；猪肉中丰富的 B 族维生素还可改善糖尿病患者的不良情绪；胶原蛋白、弹性蛋白可使糖尿病患者保持皮肤润泽，减少因缺水引起的瘙痒。

推荐搭配食法：猪肉是餐桌上的百搭食材，瘦肉可与其他肉类、药材、蔬菜一起煲汤，增加滋补功效，譬如，无论是煲鸡汤、羊肉汤还是水鱼汤等，加一块瘦肉可使汤味提鲜，与其他肉类一起起到协同增效的作用；瘦肉最常搭配各种各样的蔬菜，或小炒或红烧或滚汤，如肉片青瓜、肉末炒豆角、排骨凉瓜煲、肉片丝瓜汤等，荤素搭配，相得益彰；瘦肉还可与鸡蛋、豆腐、冬菇等烹饪成各式风味独特、营养丰富的美味菜肴，如肉末蒸蛋羹、冬菇肉饼、红烧豆腐等。

☑ **食用注意要点：**在畜肉中，猪肉的脂肪含量最高，尤其是肥肉和猪皮的饱和脂肪酸和胆固醇含量高，大量摄入可引起血脂异常，血管粥样硬化；猪肉铁质丰富，食用猪肉时不宜饮用浓茶，一是茶叶会影响铁质的吸收，二是茶叶中的鞣酸会与蛋白质合成具有收敛性的鞣酸蛋白质，使肠蠕动减慢，延长粪便在肠道中的滞留时间，引起便秘，且增加人体对有毒物质和致癌物质的吸收。所以，应避免吃高温油炸的猪肉以及腌肉、腊肉、烧肉、叉烧、肉松等烹饪方式加工的猪肉；猪肉作为红肉的一种，即使脂肪含量不高也不宜大量食用，以免对身体造成不利影响。

主要营养成分一览表

营养成分	功效
优质蛋白质	含人体所必需的各种氨基酸，为人体器官的活动提供能量
脂肪、胆固醇	脂肪和胆固醇在不同的猪肉部分中含量不同，猪肉中的脂肪主要为饱和脂肪酸，摄入过多对心脑血管产生不利影响
钙、铁、镁、锌等矿物质	强筋健骨，预防贫血，保护心脏
血红蛋白	补充铁质，预防缺铁性贫血
胶原蛋白，弹性蛋白	抗衰老，美容
维生素 B 族	缓解抑郁和焦虑情绪，使人心境稳定

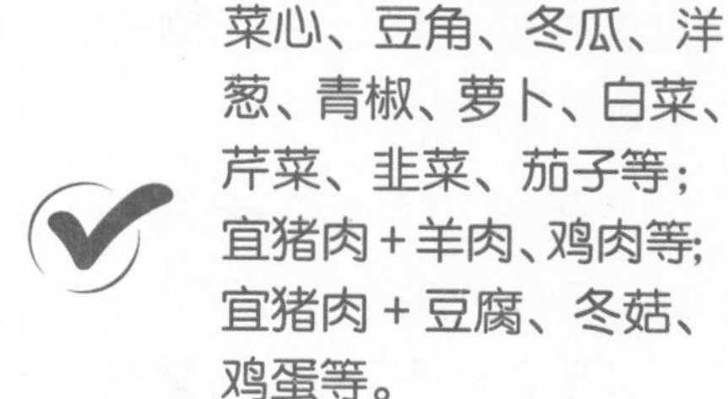

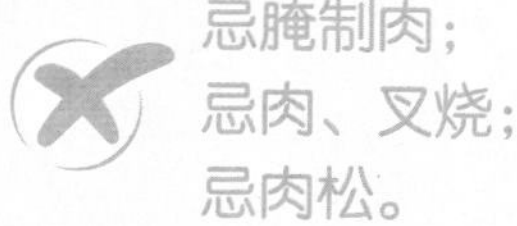

4 牛肉

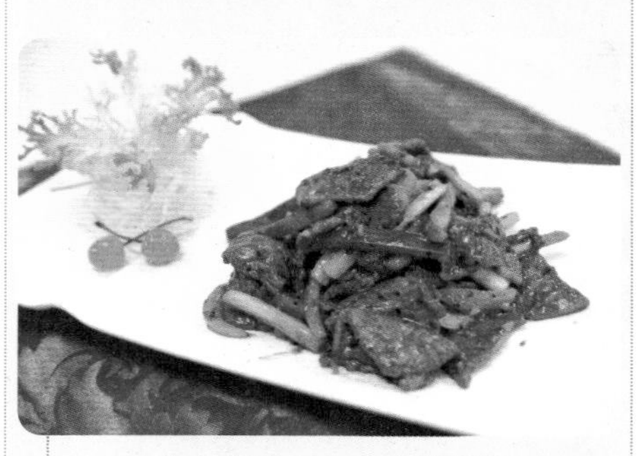

牛肉有补血、旺血的功效

牛肉味道鲜美，营养丰富，牛主要吃草料，故牛肉是一种安全性较高的肉食，也是深受国人喜爱的第二大肉食制品。

适宜指数：★★★
热　量：125 千卡 /100 克
每天可吃：60 克

☑ 中医功效： 味甘，性温，入脾、胃经，能健脾养胃，补气益血，强筋健骨。

☑ 对糖尿病的作用： 牛肉本身的脂肪含量很低，糖尿病患者适量吃点牛肉可摄取其他蔬菜中无法提供的蛋白质和铁质等营养元素，改善体质，提高机体免疫力，其所含有的镁元素可提高胰岛素的代谢率。

☑ 对糖尿病并发症的作用： 牛肉中的肌氨酸、肉毒碱对肌肉的形成有促进作用，坚持运动的糖尿病患者吃点牛肉可增强体格，有利于长期坚持锻炼；牛肉含有丰富的铁质，是造血必需的矿物质，故牛肉有较好的生血旺血功能，尤其适合体质虚弱、贫血以及大病久病的糖尿病患者食用；牛肉中的锌可增强免疫力，镁则支持蛋白质的合成，提高胰岛素的代谢率；B 族维生素可缓解焦虑情绪，预防脚气病，促进蛋白质的合成。

☑ 推荐搭配食法： 牛肉适宜炖、爆炒、煲汤、红烧等烹饪方式，与其他食材搭配可起到更好的营养效果。牛肉可清炖，这样可更好地保存营养成分；牛肉与不同的主食、蔬菜搭配可起到很好的保健效果，如著名的土豆烧牛肉、葱爆牛肉、番茄炖牛肉、牛肉炒菜心、萝卜煮牛肉等，能健脾益胃，补气养血；牛肉与各类菌菇搭配，可增加机体免疫力，如牛肉菌菇煲、牛肉炒金针菇等；牛肉与豆腐也是好搭档，豆腐性寒能“中和”牛肉的温热，可减少体质偏热的糖尿病患者摄入牛肉后导致的“内热”；牛肉性温，冬季适量摄入牛肉，可缓解手足不温的怕冷现象。

☑ **食用注意要点：** 牛肉蛋白质含量较高，肾功能不好的糖尿病患者不宜食用；牛内脏胆固醇含量也高，即使是一般健康人群也不宜摄入；牛肉性温热，中医称之为“发物”，如属体质偏热，或患有湿疹、疮疡等皮肤病的糖尿病患者不应食用牛肉，以免病情加重；牛肉不宜熏、烤、腌炙，以免产生苯并芘和亚硝胺等致癌物质。

主要营养成分一览表

营养成分	功效
蛋白质、氨基酸	增强机体抗病能力，对体质虚弱、正在生长发育的青少年儿童有利，有助于组织修复
肌氨酸、肉毒碱	能增加肌肉，加强肌肉力量
铁、钾、锌、镁等矿物质	有较好的补血功能，增强肌肉力量，提高机体免疫力
维生素 B_6、B_{12}	稳定情绪，预防恶心呕吐，促进蛋白质的合成
胶原蛋白，弹性蛋白	抗衰老，美容
维生素 B 族	缓解抑郁和焦虑情绪，使心境稳定

宜牛肉＋番茄、土豆、青瓜、菜心、豆角、洋葱、青椒、萝卜、白菜、宜芹菜、韭菜等；
宜牛肉＋菇菌等；
宜牛肉＋豆腐。

忌食牛内脏；
患有疮疡、瘙痒等皮肤病或咽痛、咳嗽等中医认为“上火”疾病者忌食；
忌熏、烤、腌炙等烹饪方式。

5 羊肉

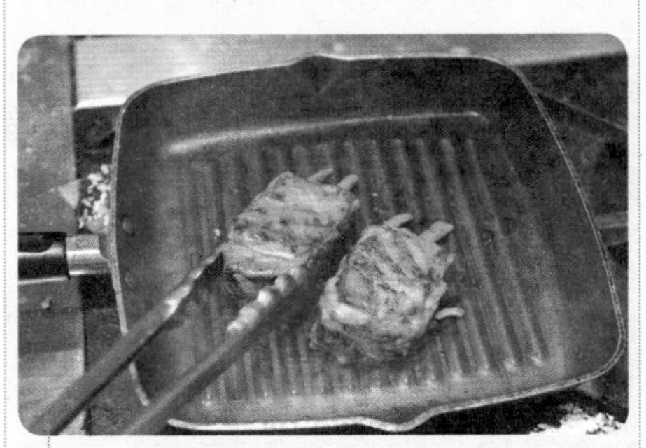
羊肉是秋冬季节时人们进补的首选肉食

羊作为一种在我国已有5000多年饲养历史的六畜之一，食用历史悠久，自古以来就有“羊大为美”“鱼羊为鲜”的说法，羊肉肉质细腻，味道鲜美，作为冬季进补的必食肉食，深受老百姓的喜爱。

适宜指数：★★★
热　　量：203千卡/100克
每天可吃：50克

中医功效：味甘，性温热，入脾、肾经，有补肾壮阳、暖中祛寒、温补气血、开胃健脾的功效。

对糖尿病的作用：羊肉虽然脂肪含量不算低，但食后不容易发胖，对血糖上升影响不大。

对糖尿病并发症的作用：羊肉是冬季著名的肉食补身佳品，对血液循环不好，手足冰冷，夜睡难安的糖尿病患者，冬季吃点羊肉可加强滋补养身功效，不但能改善上述症状，还可提高抵抗疾病的能力；羊肉、羊骨所含有的钙质非常丰富，食用可强筋健骨，防止骨质疏松；羊肝富含维生素A，能养血补血明目，血虚目暗、视物不清的糖尿病患者可少量摄入；羊肉里的L－肉碱可保护细胞，防止乳酸积累，缓解肌肉疲劳；丰富的微量元素可满足机体需要，预防因微量元素不足引起的各类疾病。

推荐搭配食法：羊肉和面食很配，像羊肉馅包子、羊肉烩面在北方很受喜爱；羊肉可搭配益气补血的药材做成药膳，如北芪、当归、党参、红枣等，补气补血，健脾和胃。在各种药膳中，首推张仲景的名方当归生姜羊肉汤，能温经行气补血，最适合冬季血虚肢冷的人食用；羊肉可与海参、鱼类、鸡肉等肉类搭配，滋味鲜美，可加强滋补功效；羊肉性温，可与豆腐、萝卜搭配，后两者能清热、下气、除烦、止渴，可缓减羊肉的“热”性，消积除腻。

☑ **食用注意要点：**羊肉味甘性温热，体内有“热”的糖尿病患者过多食用会促使病情加重，故不宜过量摄入，此外，若本身有口舌糜烂、眼睛红、口苦、烦躁、咽喉干痛、齿龈肿痛者及腹泻者也不宜多食；羊肉含有丰富的蛋白质和脂肪，糖尿病患者只能限量摄入，若大量摄入，因肝脏不能全部分解吸收，会加重肝脏负担，导致肝功能出现问题。在烹饪羊肉煲时，可加入木耳或红萝卜，增强滋阴功效，缓解其温燥；吃羊肉后不宜喝浓茶，因羊肉富含铁质和蛋白，擅补血，浓茶可减少机体对铁质的吸收，且茶中的鞣酸与蛋白质结合可产生鞣酸蛋白，使肠蠕动减慢，容易造成便秘。

主要营养成分一览表

营养成分	功效
蛋白质、脂肪	促进生长发育，为组织器官活动提供能量
磷酸钙、胶原钙、钙	强筋健骨，防止骨质疏松
L- 肉碱	保护细胞，防止乳酸积累
钾、钠、钙、锌、硒、镁、磷等矿物质	均衡营养，促进机体新陈代谢，预防因微量元素缺乏引发的疾病
维生素 A、维生素 C	有助改善视力，预防坏血病

宜羊肉 + 北芪、当归、党参、红枣、生姜等中药材；
宜羊肉 + 海参、鱼类、鸡肉；
宜羊肉 + 豆腐、白萝卜、木耳、马蹄、红萝卜。

体质内热患者忌食用羊肉；
忌大量食用羊内脏；
忌食用羊肉后饮浓茶；
忌熏、烤、腌炙等烹饪方式。

二 不宜吃的肉类

糖尿病患者吃全素并不适宜。适量吃点肉，对均衡营养，提高体质，改善糖尿病病情更有帮助。应该说，糖尿病患者各种动物肉类都可以吃一点，原则上以白肉、瘦肉为主，红肉以及脂肪较多的肉少吃，应不吃内脏或严格控制摄入量。但有些肉类的部分或经过加工的肉，即使摄入量很少，也是弊大于利，还是不吃为妙。这些肉类包括：

1 午餐肉

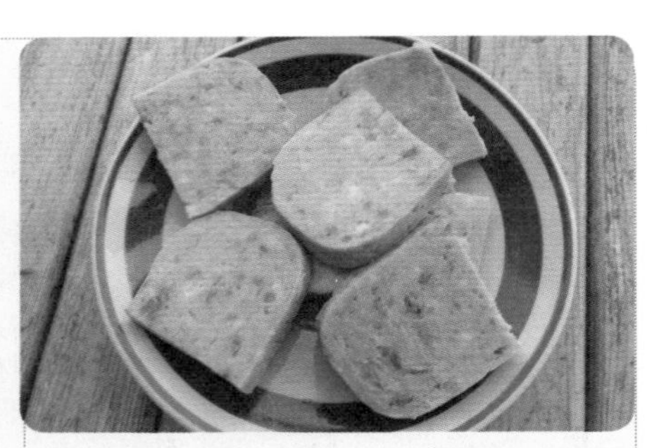

午餐肉是肉类中的‘方便面’

午餐肉是以猪肉、牛肉、鸡肉以及淀粉、盐、香辛料以及一些添加剂等制成的即食罐头类肉食。午餐肉的肉类不够新鲜，脂肪、食用盐含量通常偏高，且经过绞肉处理后，蛋白质、脂肪、嘌呤等物质更易被吸收，食后不利于控制血压、血脂和体重。此外，午餐肉还添加了淀粉和其他一些添加剂，不但影响糖尿病患者的血糖水平，且不利于健康。

2 鱼子

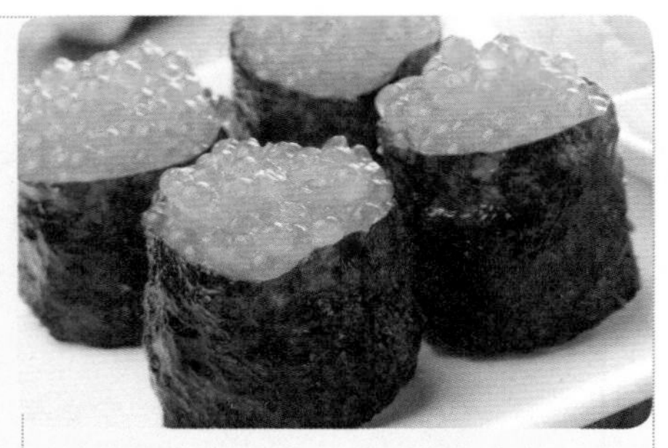

鱼子是在雌鱼体内的未受精卵子

鱼子很美味，而且营养丰富，其所含有的蛋白质、磷、铁等物质对儿童生长发育、健脑益智尤其有益，可是，糖尿病患者却不适合吃鱼子。这是因为鱼子的胆固醇含量颇高，食后可引起糖尿病患者的脂质代谢紊乱，促使脂肪转化成血糖，使得血糖水平升高，故还是要抵挡鱼子的美味，不吃为宜。

3 鹅肝

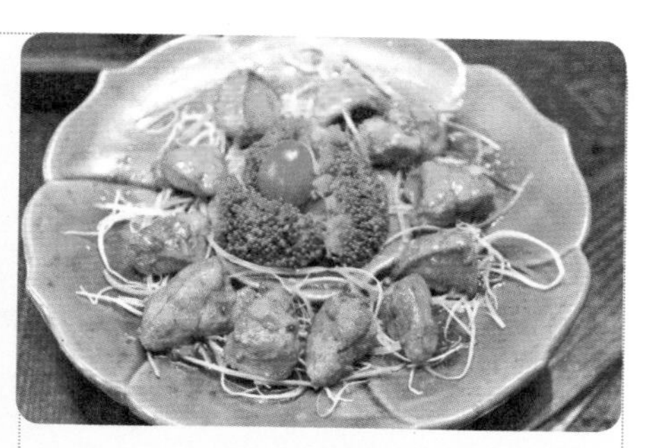

鹅肝

随着西餐和红酒在国内的日渐普及，法国鹅肝作为世界级的顶级美食之一也逐渐被国人所喜爱，其细腻的口感喻为“法式深吻”。常见的鹅肝其实就是从被过分喂饲的活鹅体内取出的“脂肪肝”，可以说不但是一种残忍的美食，而且本身因其脂肪含量过高而不适合糖尿病患者食用，实在想吃，只能稍微尝一两块，而且最好搭配蔬菜食用，以解其油腻。

4 腌制肉

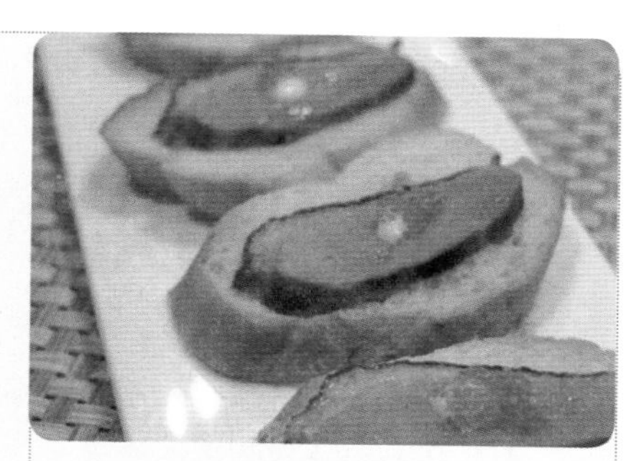

腌肉不宜多吃

腌制肉包括腊肉、腊肠、腊鱼等通过加盐、晒干的方法延长肉类食用期的肉制品，腌制肉风味独特，老百姓在冬至前后有腌制腊肉、腊鱼的习惯，以期在冬季时食用。因腌制肉含有的亚硝酸盐增多，即使是健康人，经常食用腌制肉也会大大提高罹患癌症和心脏病的风险，因此糖尿病患者更应防范腌制肉对健康的危害，不应食用这类肉制品。

螃蟹

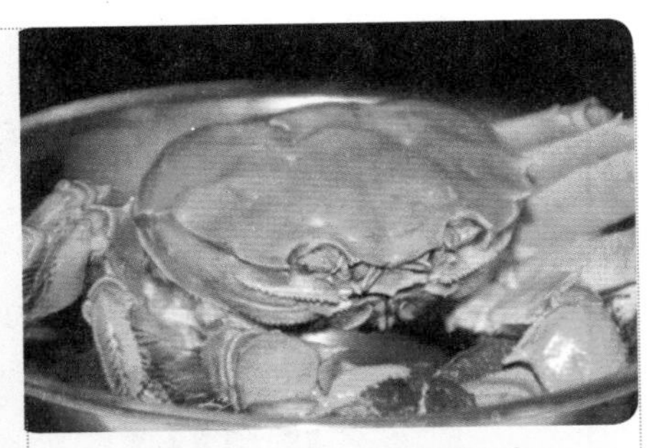

大闸蟹虽美味但胆固醇很高

螃蟹在中国人的饮食文化中占据着重要地位，每年的中秋前后，螃蟹肥美膏满，被认为是最美味的时鲜之一，尝蟹赏菊是风雅之事，其中，以阳澄湖大闸蟹名动天下。螃蟹虽然有着无可抵挡的诱惑力，但糖尿病患者不宜进食，因为螃蟹不但蛋白质丰富，而且胆固醇和嘌呤也显著偏高，食后容易导致血脂异常，血尿酸升高，脂质代谢紊乱，促使脂肪转变成血糖，进而间接影响血糖水平。此外，螃蟹肉性寒，不易消化，即使健康人食用时仍要配以醋、姜汁、紫苏等祛寒、助消化的“法宝”，以免损害健康。因此糖尿病患者不宜吃螃蟹，实在想解馋，也只能吃一点蟹白肉尝下鲜即可，蟹黄不碰为好。

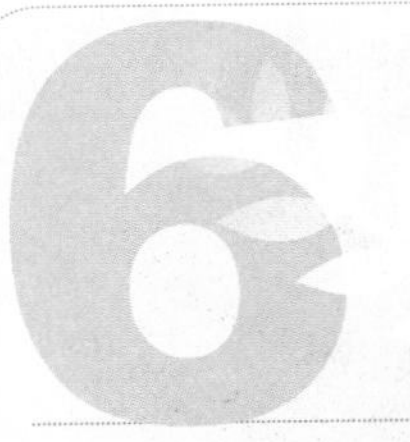

河虾

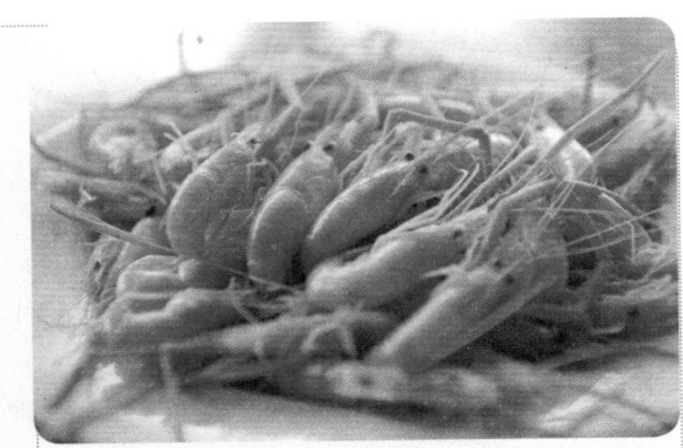

河虾虽鲜，糖尿病患者悠着吃

河虾鲜甜无比，烹饪极其简单，尤其是“清明虾”，壳软肉实，是另一种不可多得的时鲜。不少糖尿病患者认为，河虾口感鲜嫩，脂肪含量不高，应该很适合糖尿病患者食用。事实上，糖尿病患者并不适合吃河虾，原因是河虾和螃蟹一样，胆固醇的含量相当高，食后容易诱发痛风、动脉粥样硬化等代谢障碍综合征，故无论有没有出现代谢障碍综合征等并发症的糖尿病患者都应该忌口。

7 鲍鱼

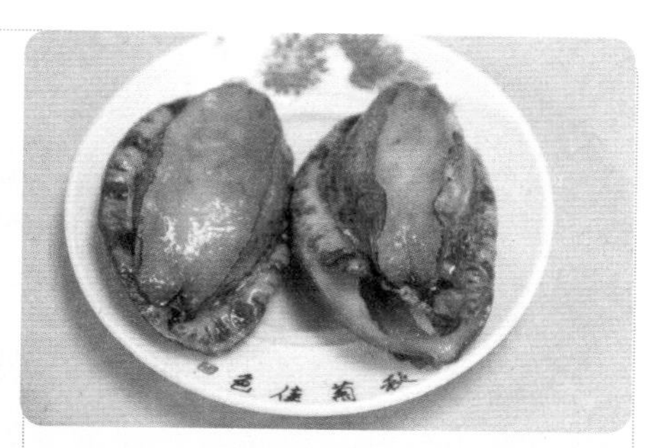
鲍鱼的胆固醇含量远高于其他普通肉类

鲍鱼口感鲜美无比，是四大海味之首，一直被当作名贵的贝类海产品。鲍鱼能滋阴清热，养肝明目，矿物质的含量也相当丰富，虽然它的脂肪不高，但却是一种高胆固醇、高钠、碳水化合物也相对偏高的海味，因而高血糖、高血压、高血脂的慢性病患者不宜食用，以免引起心脑血管疾病。

8 动物内脏

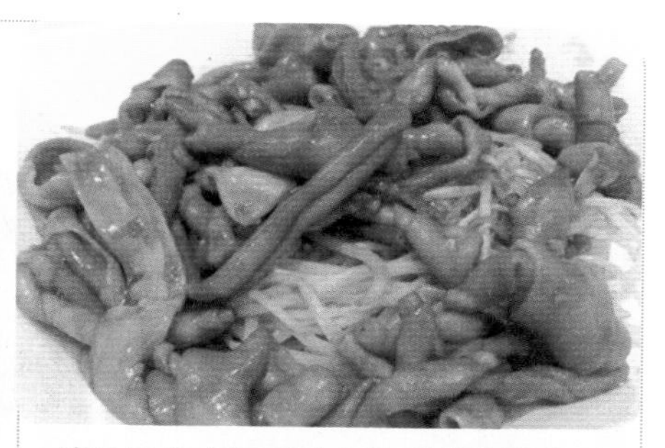
鹅肠虽美味但不适合糖尿病患者食用

人们吃动物内脏的习惯由来已久，新鲜的动物内脏甚至比动物皮肉更为美味，例如猪肚、羊肚、牛肚、猪肝、羊肝、牛肝、鹅肝、猪腰、羊腰、牛腰、猪心、鸡心、猪蹄、猪大肠等，很多有名的美食都是以内脏作为原材料的，如猪肝包鸡、溜肝尖、毛血旺、酸菜猪大肠、爆炒双尖等。动物内脏营养丰富，但胆固醇也很高，吃后对人体的血脂、嘌呤以及血管影响很大，而糖尿病也是通过对血管的损害而危害全身组织器官的。当今养殖环境并不安全，像肝、肾这样的代谢解毒器官，其有害物质的含量远远高于其他内脏和皮肉。因此，糖尿病患者不宜吃一切动物内脏。此外，像鱼头、猪头等动物头部胆固醇含量也很高，糖尿病患者不宜多吃。

9 叉烧和烧肉

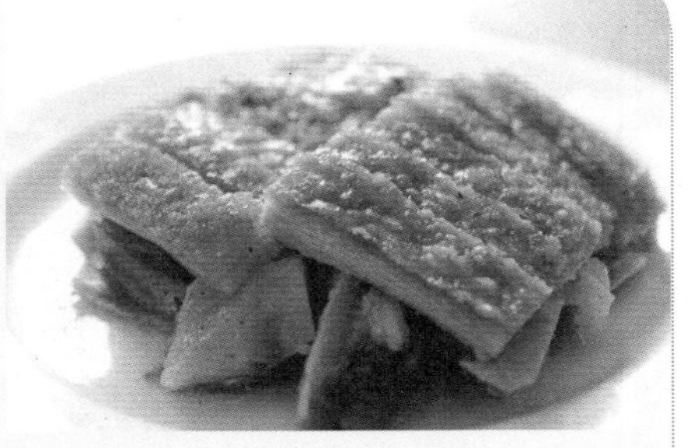
外脆里嫩的烧肉惹人食欲

叉烧和烧肉属于粤菜的一种风味烧腊肉食，在国内其他地区也比较流行，这些烧味外焦里嫩，色泽鲜明，香味四溢，尤其是烧肉，甘香酥化皮脆。叉烧是用猪肉中的里脊肉，烧肉是用五花肉，经过腌制后挂在叉中置炭火中烧烤而成。叉烧和烧肉味偏甜，腌制时酱料中含糖量偏高，这是第一点不适合糖尿病患者食用之处；第二点是叉烧和烧肉都是高温烹饪而成，烧肉的皮焦脆无比，对人体健康不利；第三点是烧肉本身就是五花肉，含有肥肉和猪皮，不适合糖尿病患者食用。

10 烧鸭、烧鹅

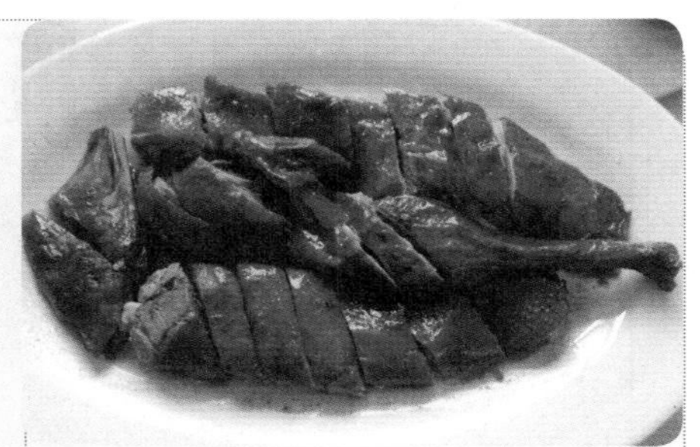
烧鸭和烧鹅的皮非常油腻

烧鸭和烧鹅是南方人爱吃的烧味，北方的烧鸭做法大同小异，在鸭或鹅身上涂以麦芽糖或蜂蜜后，再以秘汁涂匀腌一会儿，然后置于炭炉中吊烧。鸭、鹅皮在高温烘烤中脂肪被逼出，里面的肉刚刚熟，皮却略焦而肥甘，非常油腻。上盘时厨师常把皮和肉一起均匀片出装盘。糖尿病患者不宜吃烧鸭和烧鹅，一是因为腌制时加入了麦芽糖或蜜糖，含糖量高，二是高温烘烤这种烹饪方式不适合糖尿病患者；三是烧鸭和烧鹅之所以好吃，很大程度是由于烘烤后鸭皮和鹅皮很酥脆，但动物脂肪含量颇高，是糖尿病患者的大忌。

第四篇 水果类副食

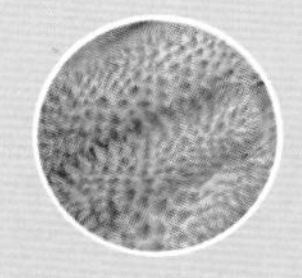

水果大多味道清甜，富含果糖，水分较多，维生素丰富，令人食指大动。对于糖尿病患者来说，如果经过药物、运动和饮食控制等综合治疗后，空腹血糖控制得比较稳定，空腹血糖值在 7.8mmol/L 以下，餐后 2 小时血糖能够控制在 10mol/L 以下，糖化血红蛋白稳定在 7.5%以下，那么是可以享受水果的美味的。当然，在吃水果时要注意挑选安全的水果，严格控制摄入量，并选择在两餐之间吃水果，同时要注意观察吃水果后的血糖水平，以便掌握水果对血糖影响的个体化差异，才有利于以后合理、安全地吃水果，例如，如果吃水果后血糖超过 10mmol/L，则下次应减少进食水果的量。如果血糖无法稳定控制，经常出现高血糖的糖尿病患者，则要努力管控好自己，避免摄入水果。

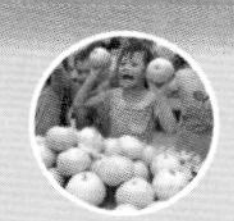

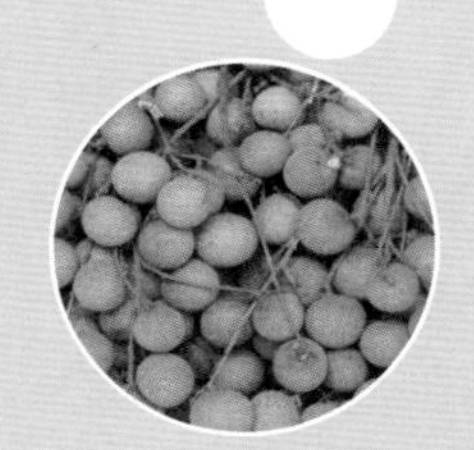

一 宜吃的水果

1 苹果

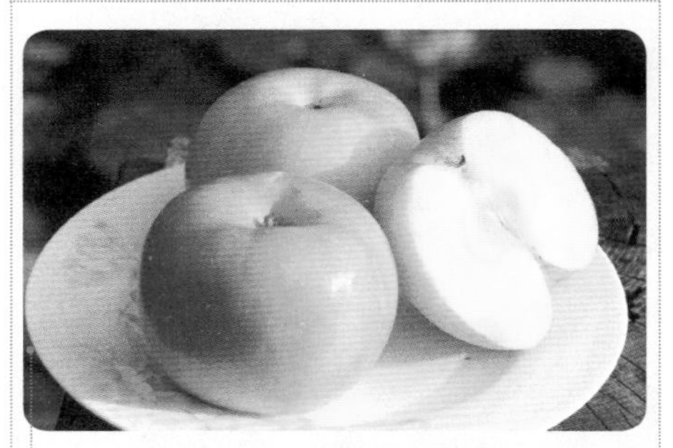

血糖控制较好的糖尿病患者每天可吃中等个头的苹果一个

苹果是最普通、最常见的水果，清脆香甜，是世界四大水果（苹果、葡萄、柑桔、香蕉）之首。俗话说“每天一个苹果，让医生远离你”，可见苹果对健康的好处。

适宜指数：★★★★
热　　量：52 千卡 /100 克
每天可吃：半个 ~1 个

中医功效：味甘、酸，性平，入脾、胃经，能生津开胃，解暑除烦，安神助眠，养血补脑，润肺化痰，健脾益气，止泻。

对糖尿病的作用：苹果中的苹果酸可稳定血糖，促进脂肪分解，对老年糖尿病患者尤其有益，故糖尿病患者可选择酸味苹果吃；苹果中含有的膳食纤维能缓解食后血糖上升，可使血糖保持相对平衡；苹果中的胶质和微量元素铬能保持血糖平稳，避免血糖剧烈波动。

对糖尿病并发症的作用：苹果中的锌、镁元素可增强记忆，预防老年痴呆，钾元素则可保护心脏；苹果酸有利于热量代谢，减肥美容；果胶可以帮助排出更多的胆固醇，类黄酮物质可清除“体内垃圾”，减少心脑血管疾病的发生；苹果中的鞣酸在煮熟后有收敛作用，可使大便水分减少，从而有止泻功效。

食用注意要点：鞣酸、果胶、纤维在果皮中含量更高，在清除果皮的防腐剂后，糖尿病患者最好连皮吃；新鲜苹果有通便作用，苹果煲汤吃则有止泻的功效；苹果与芹菜搭配打成果汁饮用，可加强降压、降脂功效。

主要营养成分一览表

营养成分	功效
膳食纤维	调节机体血糖，预防餐后血糖骤升
可溶性果胶	调整血糖，避免血糖骤升骤降，预防胆固醇升高
苹果酸	稳定血糖，促进脂肪分解
维生素 A、维生素 C、胡萝卜素	保护视力，提高机体免疫力
铬、钾、锌、铜等矿物质	维持人体酸碱平衡
类黄酮	降低心脏病和癌症的风险

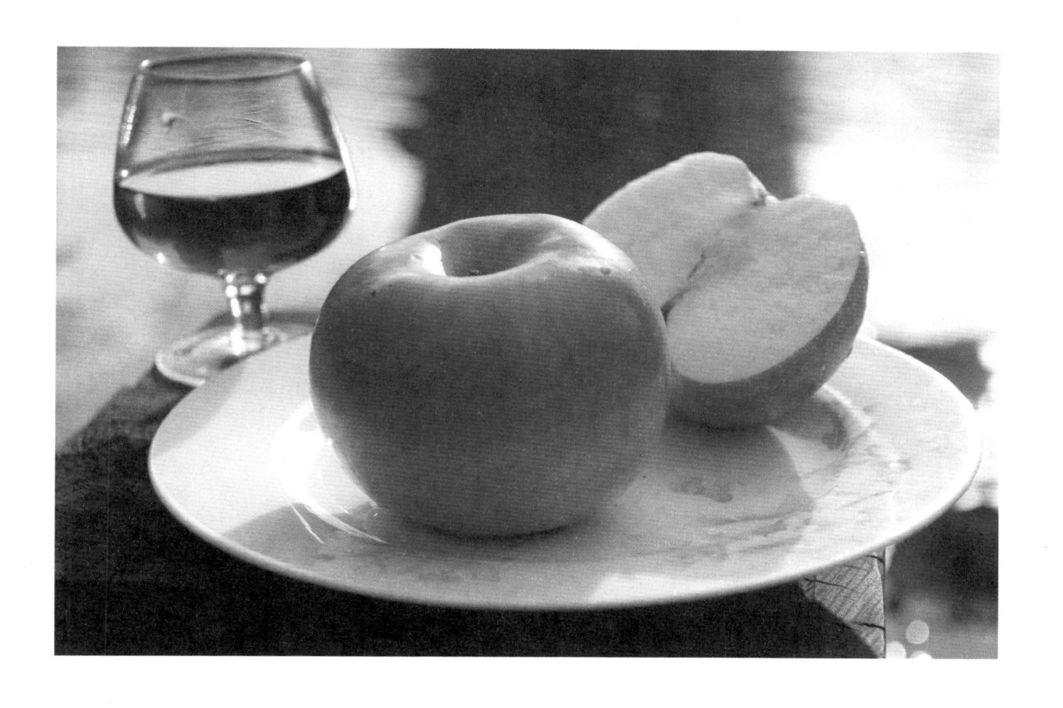

2 猕猴桃

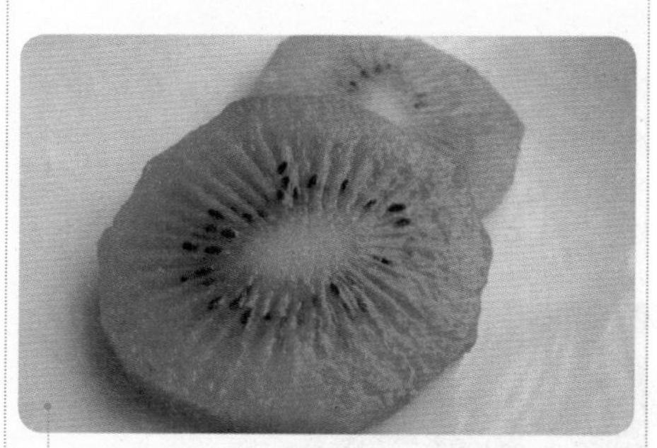
猕猴桃不太甜，每天可吃一个

猕猴桃味道酸中带甜，肉质鲜嫩多汁，营养价值也远超其他水果。

适宜指数：☆☆☆☆
热　　量：56 千卡 /100 克
每天可吃：1 个

中医功效： 味甘、酸，性寒，入脾、胃经，能清热解渴，除烦通淋。

对糖尿病的作用： 猕猴桃含有大量的天然糖醇类物质肌醇，可有效地调节糖代谢；其丰富的果胶和纤维素也起到使血糖平稳，避免血糖骤升骤降的作用。

对糖尿病并发症的作用： 猕猴桃中含有的精氨酸可提高性欲，改善糖尿病导致的性功能障碍；氨基酸则可补充体力和脑力，改善糖尿病患者的精神状态，缓解抑郁情绪；猕猴桃含有的维生素 C 大大高于其他水果，可强化免疫系统，预防感染性疾病；猕猴桃水分丰富，食后可润泽肌肤，减少干燥、开裂等皮肤问题，降低糖尿病皮肤疾病的发生率。

食用注意要点： 猕猴桃不宜与含维生素 C 分解酶的青瓜同食，以免影响其维生素 C 的吸收；猕猴桃性寒，体质虚寒的患者宜少吃；猕猴桃易引起过敏，过敏性体质者首次食用时要引起注意，宜少量试食。

主要营养成分一览表

营养成分	功效
维生素 C	提高免疫力，促进伤口愈合以及对铁质的吸收
氨基酸	缓解抑郁症，补充脑力消耗的营养
精氨酸	保护性功能，促进血液循环
果胶、纤维素	保持血糖平衡，避免剧烈波动
维生素 E	抗老化，降低胆固醇
肌醇	调节血糖，预防糖尿病和抑郁症

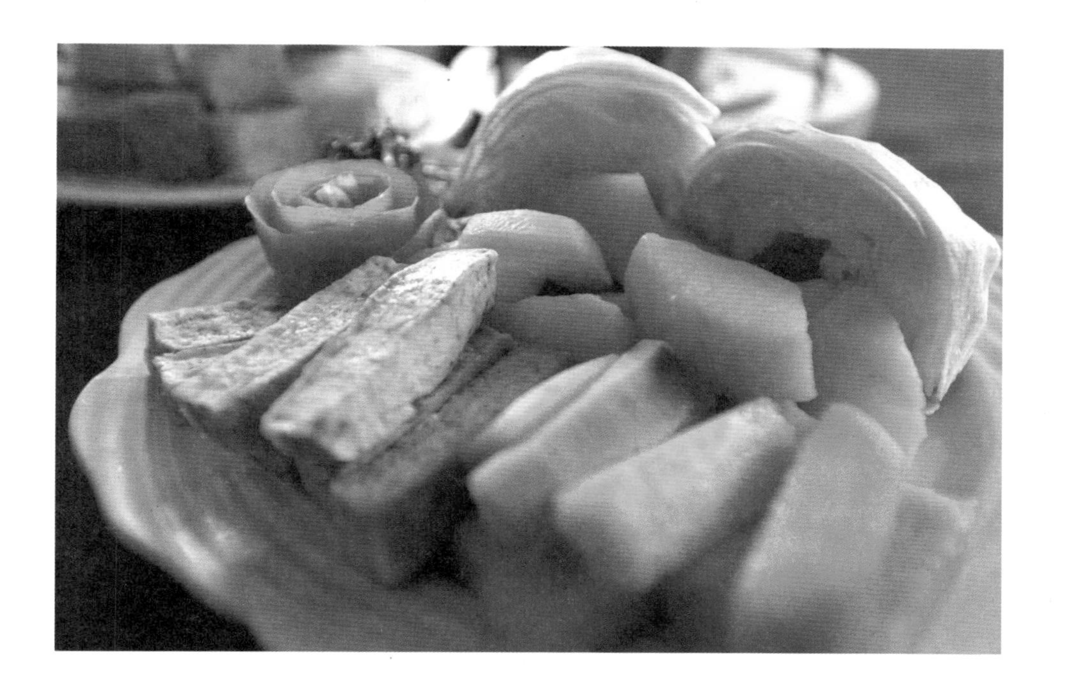

3 柚子

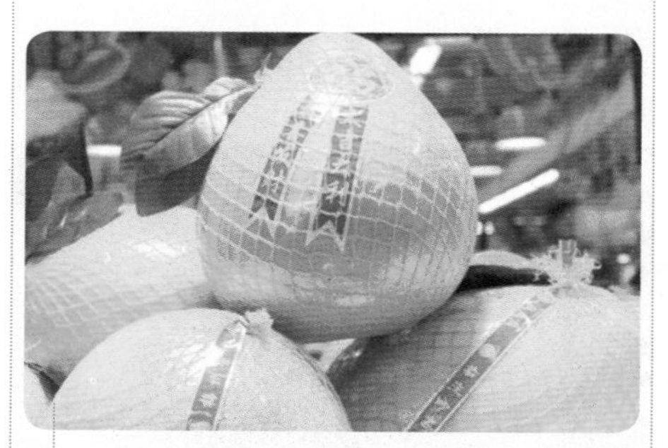
柚子的膳食纤维很丰富

柚子对于糖尿病患者而言是相对安全的水果，它酸甜、凉润，是医学界公认的较有食疗效果的水果。

适宜指数：★★★★

热　　量：41 千卡 /100 克

每天可吃：2~3 瓣

中医功效： 味甘、酸，性凉，有健胃润肺、化痰止咳、生津止渴、润肠通便的功效。

对糖尿病的作用： 柚子本身热量低，升糖指数也不高，膳食纤维丰富，食后容易产生饱腹感，故柚子比较适合糖尿病患者作为水果食用；柚子还含有类胰岛素类物质，可促进胰岛素的分泌，降低血糖。

对糖尿病并发症的作用： 柚子是高纤维水果，可以降血脂、减肥，预防便秘；柚子含有的皮苷可降低血液黏稠度，防止动脉粥样硬化，预防血栓形成；柚子钾元素丰富，却几乎不含钠元素，可有助降血压，铁元素有补血作用，钙元素则可提高骨密度；丰富的维生素 C 可提高抵抗力，预防坏血病，分解油脂，维生素 P 可减肥、美肤；果酸和特殊氨基酸则可抑制亢进的食欲，并避免血糖被转化成脂肪，从而起到减肥的功效。

食用注意要点： 柚子不可与一些药物同服，例如降压药、降脂药、避孕药、抗过敏药、解热镇痛药等，尤其不能用柚子汁送服药物，因为柚子有一种活性物质，在肠道中可使药物的正常代谢受到干扰，使血药浓度下降，影响肝脏解毒，诱发不良反应；因柚子含有大量的钾元素，故患有肾病的糖尿病患者食用前应咨询主诊医生；柚子性寒，脾胃虚寒的人宜少吃。

主要营养成分一览表

营养成分	功效
膳食纤维	延缓餐后血糖上升，减肥降脂，促进排便
果酸、氨基酸	刺激胃肠黏膜，抑制过亢的食欲，抑制血糖在肝脏中转化为脂肪
维生素 B、维生素 C、维生素 P、胡萝卜素、黄酮类物质	稳定情绪，预防脚气病，提高抵抗力，帮助消化，分解油脂，加速受损皮肤组织恢复
钙、磷、铁、镁、钾等矿物质	保持体内酸碱平衡
柚皮苷	降低血液的黏稠度，减少血栓的形成，预防中风
类胰岛素成分	提高胰岛敏感性，促进胰岛素分泌

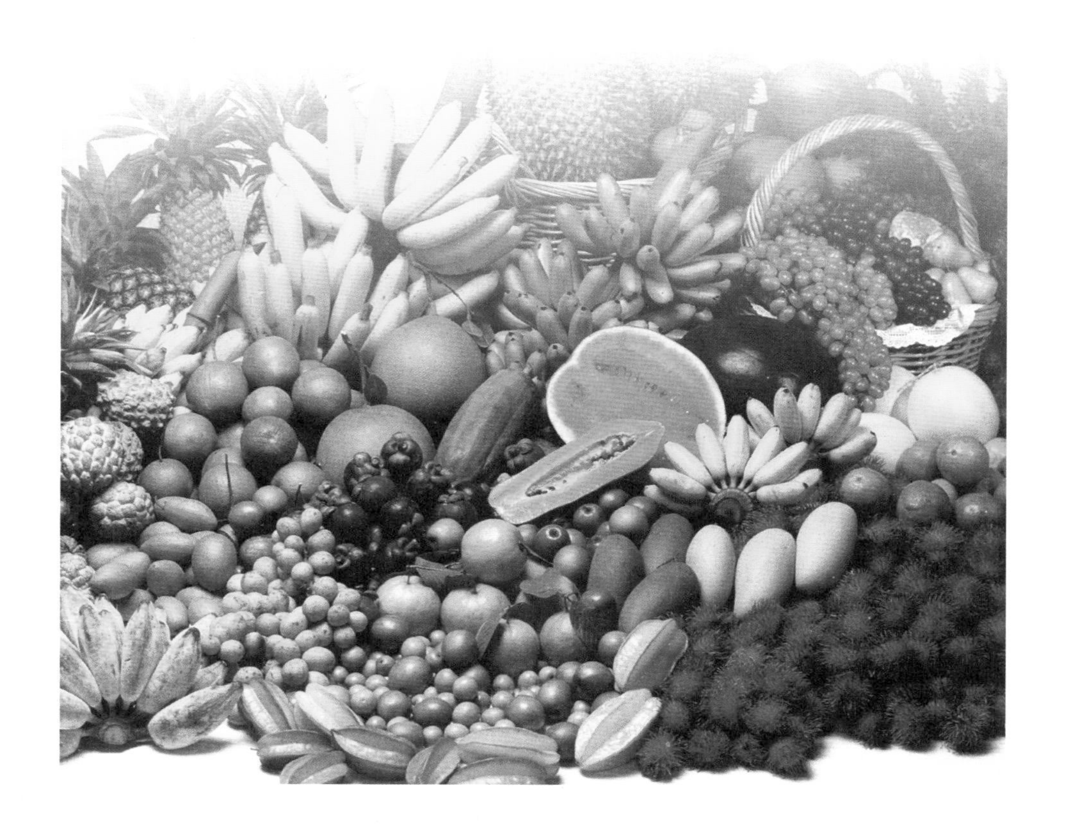

4 西瓜

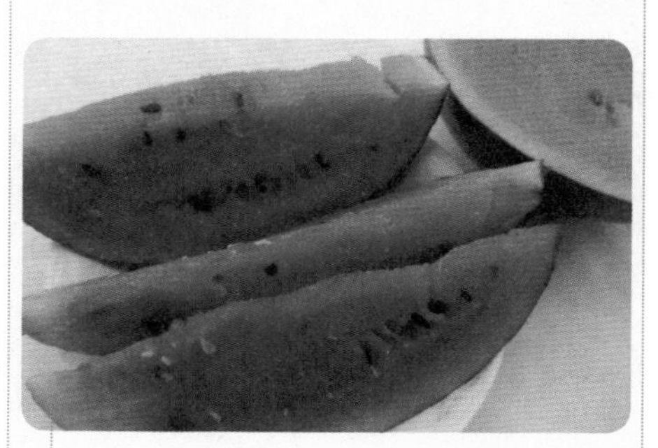

西瓜

西瓜清甜多汁，是夏季最佳消暑水果，在火热的盛夏，无论是西瓜肉还是西瓜翠衣，都是祛暑除烦，解渴利尿的“利器”，中医称之为“天然白虎汤”。

适宜指数：★★★★
热　　量：25 千卡 /100 克
每天可吃：连皮 500 克

中医功效： 味甘，性寒，入心、胃、膀胱经，能清热解暑，生津益气，除烦止渴，通利小便。

对糖尿病的作用： 西瓜虽然吃起来很甜，但大部分是水分，不含脂肪和胆固醇，热量不高，其含糖量约为 4%~7%，在水果中算是含糖量较低的，而且，除了糖分外，西瓜还含有无机盐、膳食纤维等有益糖尿病患者的营养元素，故只要血糖稳定，严格控制摄入量，是可以在夏季一享西瓜的清爽滋味的。

对糖尿病并发症的作用： 西瓜含有较多的钾元素，可保护心脏，有利于降低血压和排尿，对泌尿系统起到“冲刷”的作用，可预防盛夏尿路结石；西瓜含有丰富的维生素和矿物质，几乎包括了人体所需要的各种营养成分，且水分丰富，食后容易产生饱腹感，可促进消化和代谢，对糖尿病人口干口渴、情绪烦躁、小便短赤以及食欲不振有较好的食疗效果；西瓜良好的清热解暑作用，对咽干舌疮、口腔溃疡、喉咙肿痛等夏季热病有辅助疗效。

食用注意要点： 血糖稳定的糖尿病患者每天可吃带皮西瓜 1 斤左右，但最好分开 2~3 次吃，以免血糖波动过大；吃西瓜时，靠近翠衣的部分含糖量更低，可以多吃，有中暑现象时，可拿西瓜翠衣与荷叶一起煲水饮用，有较强的清热消暑的功效。西瓜性寒，有腹泻、脾胃虚寒、慢性肾病的人不宜多吃。

主要营养成分一览表

营养成分	功效
葡萄糖、果糖、蔗糖	为人体活动提供能量
氨基酸、有机酸、无机盐	助消化，促代谢
膳食纤维	调整血糖、血脂，减肥排毒
钾、磷、钙等矿物质	降血压，利尿，强筋骨
维生素 A、维生素 C、维生素 E 等	调节血脂，预防坏血病，抗衰老
类胰岛素成分	提高胰岛敏感性，促进胰岛素分泌

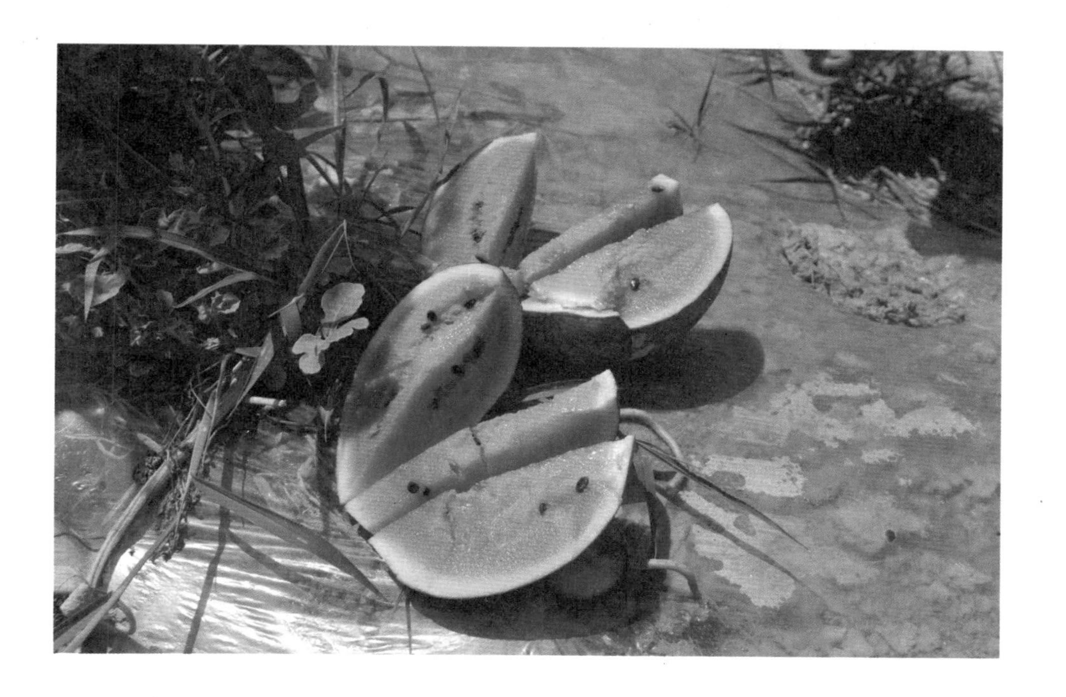

5 番石榴

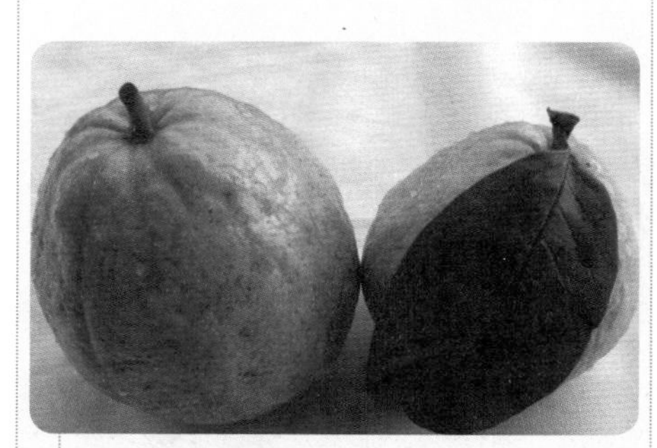

番石榴是南方最常见的减肥水果之一

番石榴是盛产于华南和台湾地区的有名的减肥水果，又称鸡矢果、芭乐，连皮可吃，味香，籽多，果肉厚，清甜爽脆，膳食纤维较多，适合糖尿病患者食用。

适宜指数：★★★★

热　　量：41 千卡 /100 克

每天可吃：中等个头 1 个

中医功效：味甘涩，性温平，入肺、肾、大肠经，能生津止渴，清热除烦，收敛止泻，健脾消积。

对糖尿病的作用：番石榴的热量之低几乎接近蔬菜，糖分含量也不高，膳食纤维却非常丰富，食用番石榴后容易产生饱腹感，并使血糖水平下降。

对糖尿病并发症的作用：番石榴丰富的纤维素可吸附肠道的油脂并排出体外，故能排毒、减轻体重；其含有的氨基酸、多种微量元素可防止冠心病、高血压，健胃提神，增强食欲，其中铁元素和维生素 C 的含量更远高于其他水果；苹果酸、生物碱则可助消化，抑菌消炎，经常腹泻的患者吃点番石榴有收敛止泻的功效。

食用注意要点：番石榴籽多，并有收敛的功效，有便秘习惯的人慎吃，以免引起排便困难；番石榴的皮软可食用，并含有较多的纤维素及其他营养元素，宜整果食用。

主要营养成分一览表

营养成分	功效
膳食纤维	延缓餐后血糖上升，降血脂，促进排便，减肥
氨基酸、多种微量元素	助消化，抗胃溃疡，软化血管，降血脂和血糖，降低胆固醇
维生素 B、维生素 C 等	稳定情绪，增强免疫功能
苹果酸、生物碱、鞣质等	促进消化，消炎，抑菌，收敛
类黄酮	清除自由基，预防动脉硬化
类胰岛素成分	提高胰岛敏感性，促进胰岛素分泌

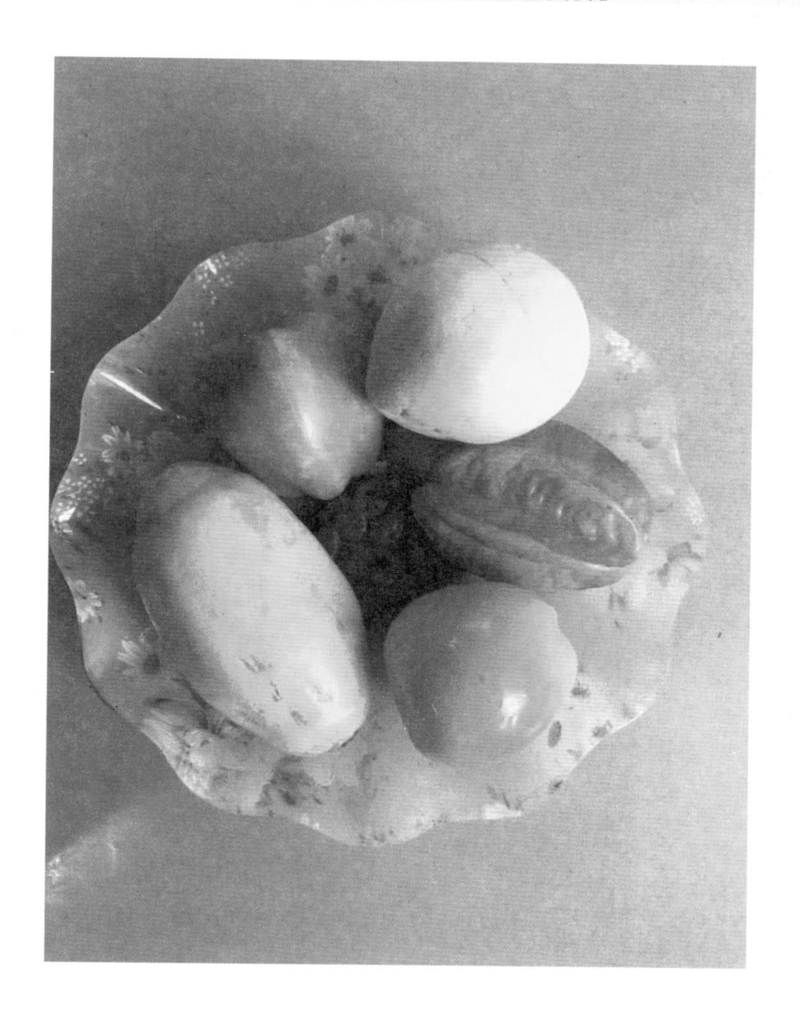

6 木瓜

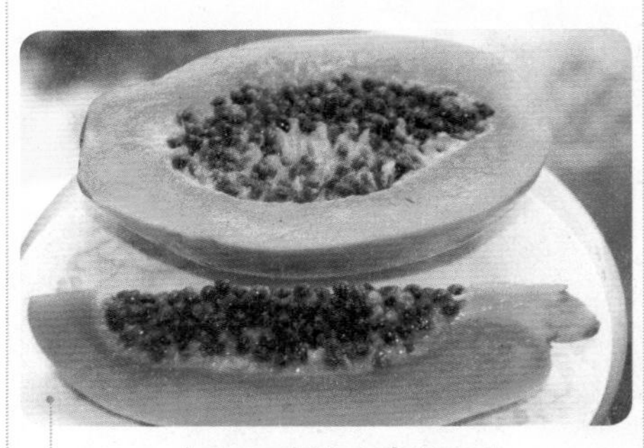

木瓜入药膳以清润见长

木瓜色香味俱佳，可生吃，也可用于与其他滋补品一起煲汤、清炖等，因其有滋润养颜的保健美容功效，深受妇女的喜爱。

适宜指数：★★★
热　　量：27 千卡 /100 克
每天可吃：1/3~1/4 个

中医功效：味甘酸，性温，入肝、脾经，有消食祛积、滋补催乳、润肤养颜、舒筋通络的功效。

对糖尿病的作用：木瓜因其成熟程度不同，其升糖指数和热量也不同，越成熟的木瓜越甜，热量和升糖指数也就越高。木瓜营养丰富，清润有益，糖尿病患者可以食用，但应密切观察食后的血糖水平，以确定食用木瓜的安全量。

对糖尿病并发症的作用：肥胖糖尿病患者常因食量过大，有消化不良的感觉，木瓜则是一味消积良“药”，木瓜中含有的木瓜酵素可以分解肉食，消化蛋白质，减轻胃肠道负担，木瓜碱可加强消化功能；木瓜中的齐墩果酸可降血脂，防止动脉粥样硬化，对糖尿病引起的血管病变有较好的预防功效；木瓜的胡萝卜素和木瓜酵素可促进肌肤新陈代谢，使皮肤润泽，预防糖尿病引起的皮肤毛燥、开裂和损伤；老年糖尿病患者常有关节酸痛，木瓜中的番木瓜碱能祛湿痹，舒筋活络止痛。

食用注意要点：过熟的木瓜含糖量较高，糖尿病患者在食用时要引起注意，严格控制摄入量，并注意观察食后 2 小时血糖水平，一般八成左右熟的木瓜比较适合食用，九成以上熟则过甜，要慎吃或减量；把木瓜与其他滋补品清炖后，木瓜的糖分也会升高，糖尿病患者最好还是把木瓜当水果吃，以免破坏里面的维生素，否则易使血糖升高。

主要营养成分一览表

营养成分	功效
木瓜酶	润泽肌肤，排毒美容
齐墩果酸	降血脂，软化血管
维生素 A、维生素 B、维生素 C、维生素 E 等	保护视力，稳定情绪，增强免疫功能，延缓衰老
木瓜碱、凝乳酶、胡萝卜素	促进消化，降低血脂，对抗老化
木瓜酵素	促进肌肤新陈代谢，延缓衰老
类胰岛素成分	提高胰岛敏感性，促进胰岛素分泌

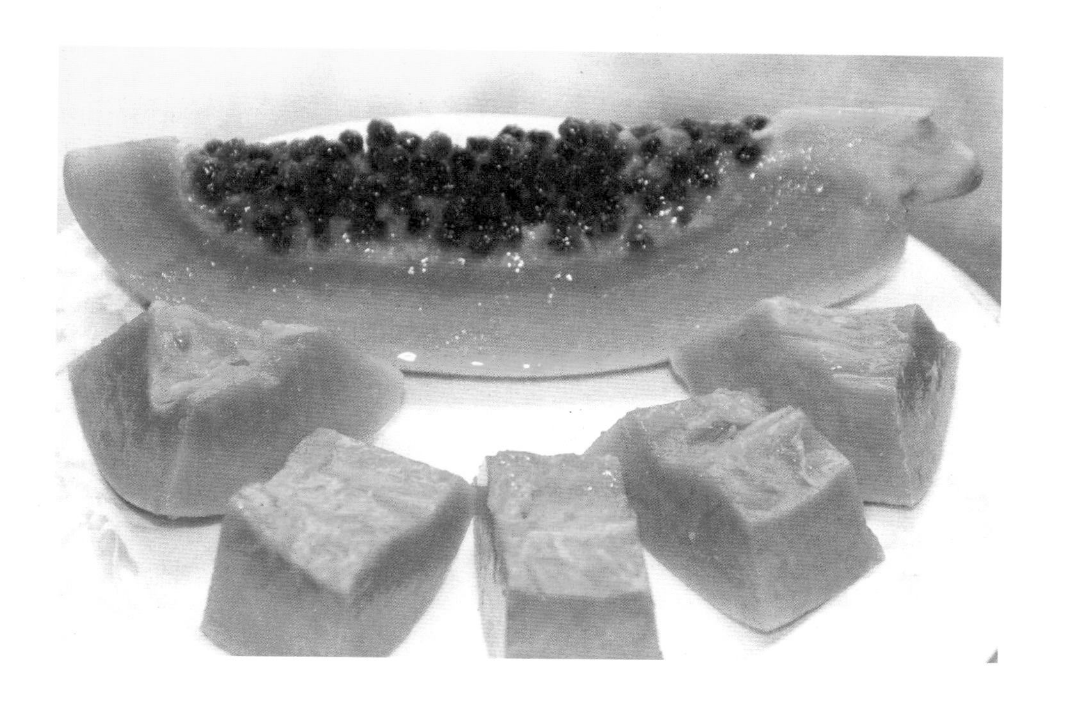

7 李子

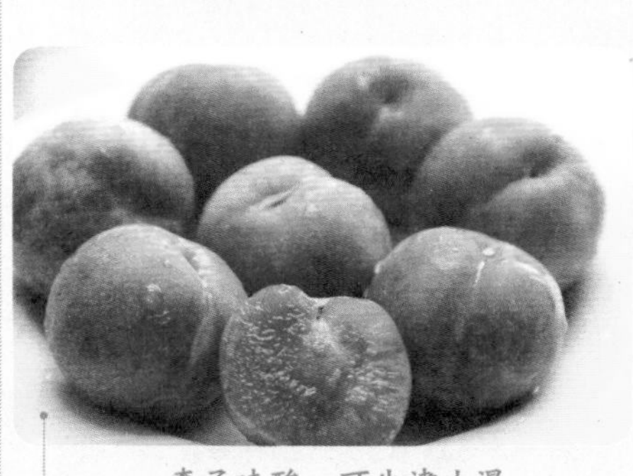
李子味酸，可生津止渴

李子玲珑剔透，果肉鲜红，味酸带甜，个头虽小，抗氧化剂的含量却惊人，是抗衰老的超级水果。

适宜指数：☆☆☆
热　　量：36 千卡 /100 克
每天可吃：2~3 个

中医功效：性平，味甘、酸，入肝、肾经，能生津止渴，清肝除热，利小便。

对糖尿病的作用：李子的含糖量不高，果皮和果肉中均含有丰富的纤维素，食用后可延缓血糖水平的上升，是比较适合糖尿病患者选择进食的水果。

对糖尿病并发症的作用：李子味酸，水分含量多，能生津止渴，可缓解糖尿病患者口干口渴的症状；李子中含有的叶黄素是人体保持正常视力所必需的营养素，老年糖尿病患者适当吃点李子可补充叶黄素，预防老年黄斑变性发生的风险；李子中含有的多种氨基酸对肝病有较好的保养作用；果酸则能刺激胃酸分泌，助消化，改善食欲。

食用注意要点：李子果酸多，多食易引起胃痛，本身胃酸过多的糖尿病患者不宜食用；未熟的李子极酸，也不宜食用，否则易损伤脾胃。

主要营养成分一览表

营养成分	功效
膳食纤维	调整血脂、血糖，减肥排毒
果酸	促进胃酸和消化酶的分泌，加速胃肠蠕动
多种氨基酸	清肝利水
维生素 B_{12}、叶黄素	促进血红蛋白再生，保护视力
抗氧化剂	延缓衰老

8 桃子

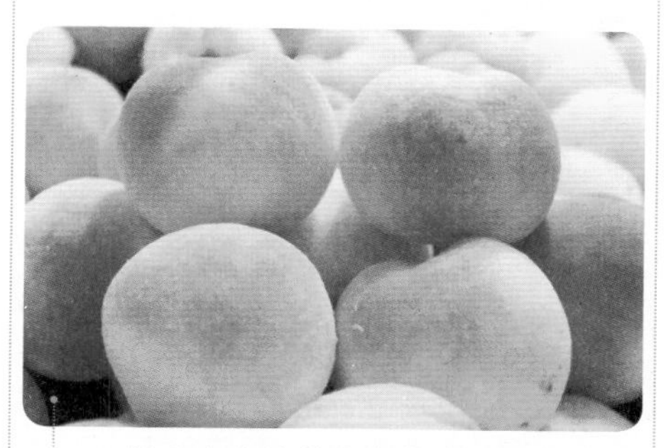
桃子自古就是象征长寿的水果

桃子外皮桃红色，果肉鲜甜而嫩，有“寿桃”的美誉，是中国食用历史最悠久的水果之一。

适宜指数： ★★★
热　　量： 48 千卡 /100 克
每天可吃： 半个 ~1 个

中医功效： 味甘，性温，入肝、大肠经，能生津润肠，活血止喘。

对糖尿病的作用： 鲜桃养人，桃子性味平和，水分充足，营养价值高，再加上热量不高，血糖稳定的糖尿病患者每天吃半个至 1 个对身体健康有益处。

对糖尿病并发症的作用： 桃子盛产于夏季，能养阴生津、润肠通便，对糖尿病患者心烦口渴、大便秘结的并发症有较好的食疗效果；桃子含有多种维生素和果酸以及钾、钙、磷等无机盐，含铁量为苹果和梨的 4~6 倍，能促进消化液分泌，控制血压，防止血栓形成，保护心血管，预防骨质疏松，并有补血的功效。

食用注意要点： 桃子美味多汁，可以生吃，也可以做成蔬果沙律；桃子性温，有内热的人慎吃，如咽喉肿痛，大便秘结者少吃为宜。

主要营养成分一览表

营养成分	功效
膳食纤维	促进肠蠕动，调整血脂、血糖
苹果酸、柠檬酸	加强对蛋白质和脂肪的消化能力
果胶质	清肝利水
钾、钙、磷、铁等矿物质	预防骨质疏松和贫血

9 杨桃

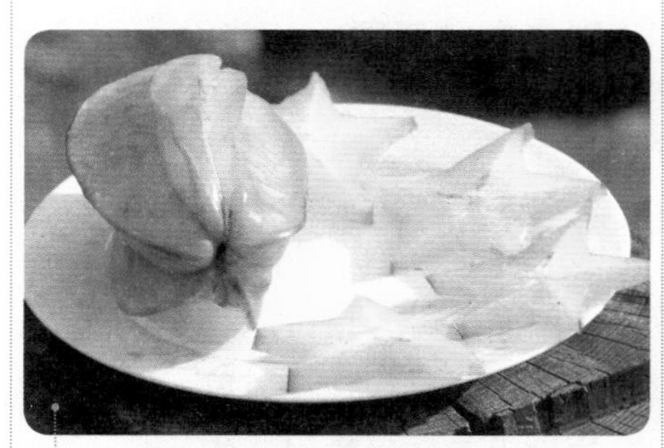
杨桃切开后呈五角星状，被称为星星果

杨桃外皮很薄，成熟的果实呈黄绿色，肉厚汁多，果味清甜，是人们爱吃的热带、亚热带水果，同时也是一种含有多种有益人体健康成分的药用价值较高的水果。

适宜指数：☆☆☆
热　　量：29 千卡 /100 克
每天可吃：1 个

中医功效： 性寒，味甘酸，入肺、脾、膀胱经，能清热生津，下气和中，利尿解毒。

对糖尿病的作用： 糖尿病人因胰岛素分泌不足，导致血糖升高，会干扰维生素 C 在体内的吸收和利用，维生素 C 摄入量减少又会加重胰岛素缺乏，并导致血糖升高。杨桃中维生素 C 含量最为突出，糖尿病患者适量吃点杨桃可减少胰岛素缺乏的现象。

对糖尿病并发症的作用： 杨桃的膳食纤维可促进排便，“清理”胃肠道中的油脂；杨桃水分多，甜中带酸，有丰富的果酸，可生津解渴，改善糖尿病患者的口干症状，并促进消化液分泌，健胃和中，并对皮肤有滋润保湿的功能；除了维生素 C 外，杨桃的维生素 A 对保护视力有较大的益处；杨桃是高钾食品，可降低血压，改善心脏功能。

食用注意要点： 杨桃可生食、捣汁和做沙律吃，因其性寒，故不宜放入冰箱冷冻食用；胃酸过多者以及肠胃虚寒者宜少吃。

主要营养成分一览表

营养成分	功效
蔗糖、果糖、葡萄糖	补充机体营养，提供人体活动的能量来源
膳食纤维	吸附肠道油脂，清理肠道，促进大便排泄
苹果酸、柠檬酸	加强对蛋白质和脂肪的消化能力，对皮肤有保湿功效，能润泽肌肤
维生素 A、维生素 C	保护视力，增强体质
胡萝卜素、硫胺素、核黄素、烟酸和抗坏血酸	预防呼吸道感染，维护消化系统健康

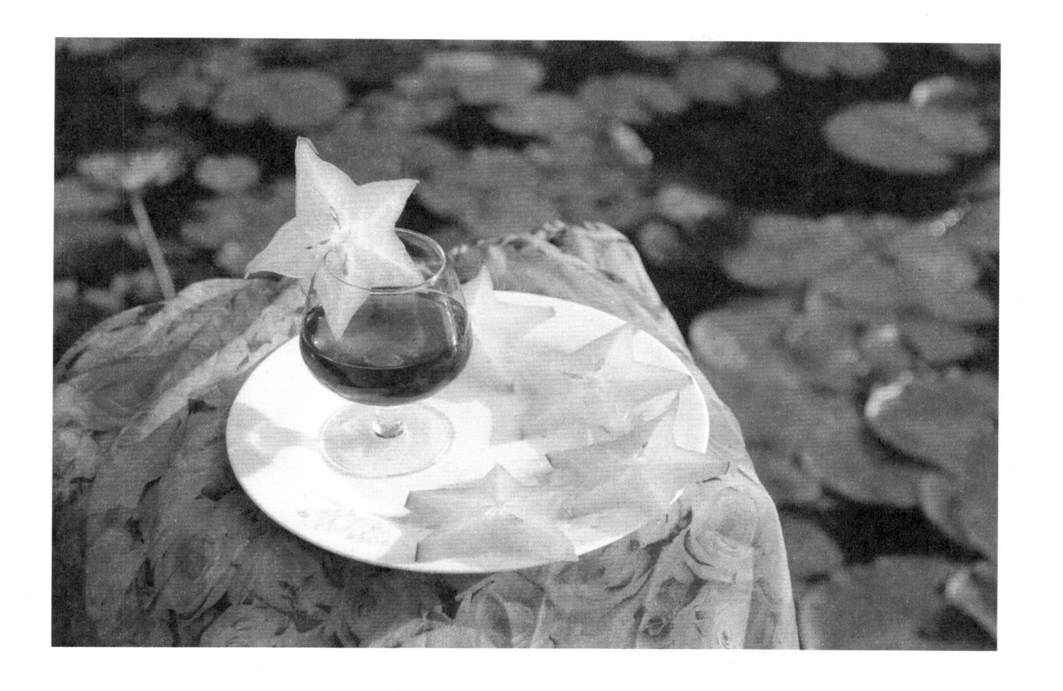

10 柠檬

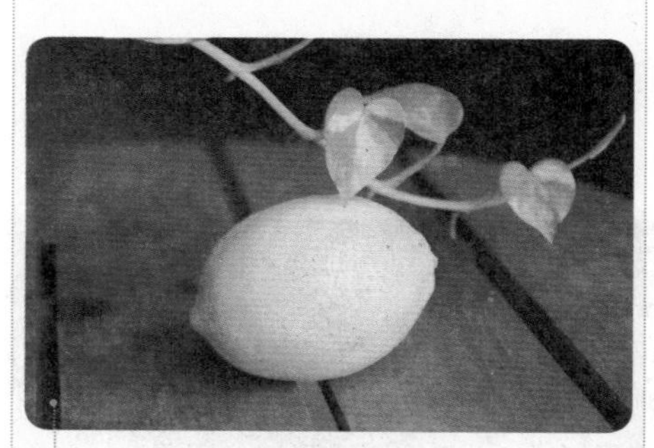

柠檬常用作西餐的烹饪配料

时下，人们越来越认识到香味迷人的柠檬是一种对健康非常有益的水果。柠檬味道很酸，却是世界上最有药用价值的水果之一，它一般不做生食，多用来榨汁或作为烹饪食物的配菜使用，用以消除海鲜的腥味，或增加食物的酸味。

适宜指数：☆☆☆
热　　量：26 千卡 /100 克
每天可吃：1/4~1/3 个

中医功效：性温，味苦，无毒，入肺、胃二经，能生津止渴，健脾理胃，化痰消食。

对糖尿病的作用：柠檬是一种低热量、低糖水果，其含有的柠檬酸是一种有机酸，可改变食物与人体的消化酶，并可延缓胃排空时间，从而起到稳定餐后血糖的作用；青柠檬还含有一种类胰岛素物质，有降血糖的作用。

对糖尿病并发症的作用：柠檬味酸，本身能生津解渴，促进胃液分泌，有助消化，故对糖尿病并发的口干欲饮、消化能力低下等症状有辅助疗效；柠檬含有非常丰富的水溶性维生素 C，可促进血液循环，解除大脑疲劳和肌肉酸痛，增强机体抵抗力，加速伤口愈合，预防坏血症；柠檬酸有降低毛细血管通透性的功效，可预防心脑血管疾病，维生素 P 则可预防血管硬化，类黄酮物质是血管的“保护神”，可降低血液黏稠度，避免脂肪沉积在血管壁上；和其他水果一样，柠檬同样富含钙、磷、铁等矿质元素，可强筋健骨，预防贫血；柠檬酸盐可防治肾结石；柠檬清淡的香味提神醒脑，芳香化湿止呕，对心烦欲呕、闷闷不乐或大脑疲劳的人很有益。

食用注意要点：柠檬因太酸，几乎很少人生吃，可以切片或榨汁，加入温开水或热茶，冲成柠檬水、柠檬茶饮用，宜饭后饮用；在制作蔬果沙律时，新鲜柠檬汁是一味很好的调味剂，并可促进胃肠道的消化功能；在烹饪肉类时，如鸡扒、牛排，腌肉片、酸甜排骨时，柠檬汁可以代替醋使用，祛腥增酸。

主要营养成分一览表

营养成分	功效
柠檬酸	促进热量代谢，消除疲劳，消除皮肤色素沉着
类黄酮物质	可调节血脂，降低血液黏稠度
维生素 B、维生素 C、维生素 P 等	促进造血功能，提高机体抵抗力，加速创伤恢复，防止血管硬化
柠檬酸盐	预防肾结石
钙、磷、铁等矿物质	预防骨质疏松和贫血
圣草枸橼苷	提高抵抗力，减少肝、肾以及血液中过酸化脂的含量

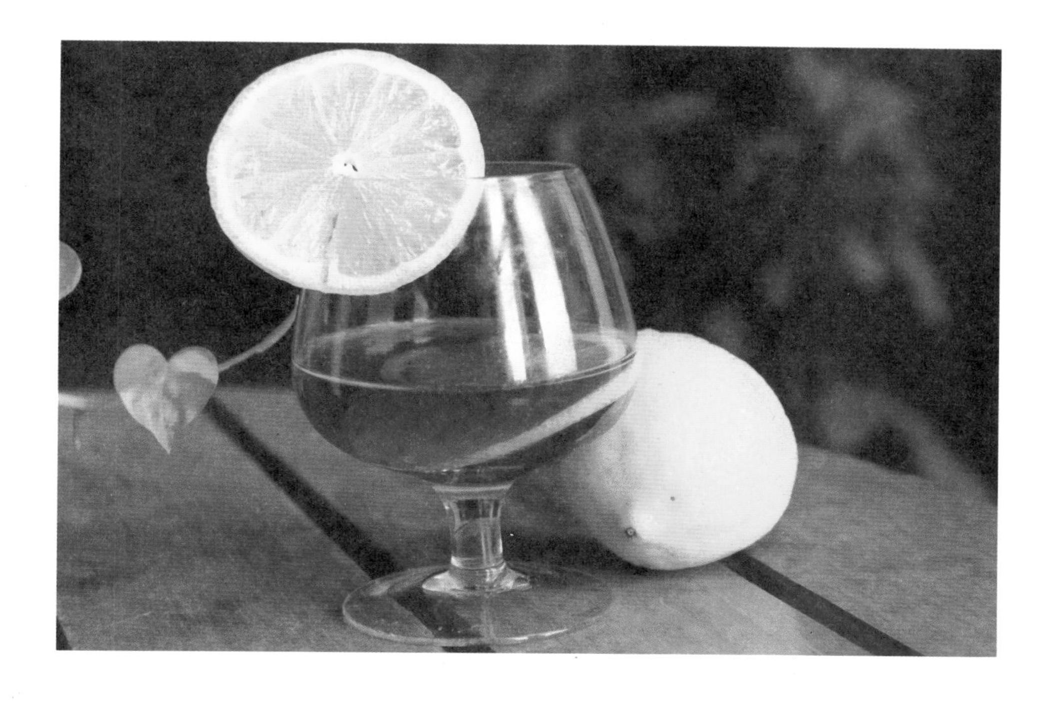

11 橙子

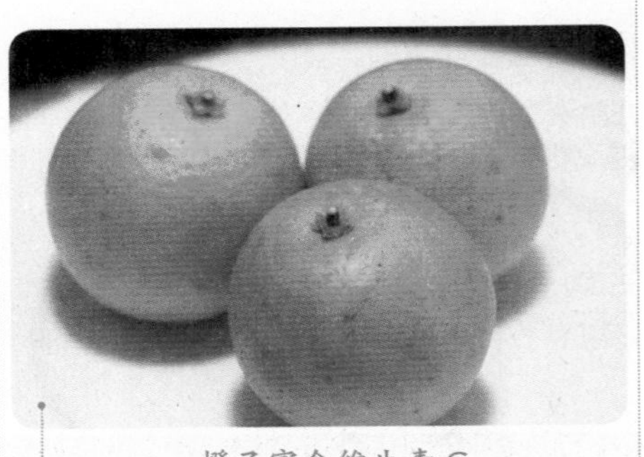

橙子富含维生素 C

橙子被看作水果中维生素 C 的主要来源之一，它酸甜可口多汁，气味清香，是柑橘类水果家族的主要成员。很多中国人认为橙子性味平和“正气”，适合男女老少食用。

适宜指数：☆☆☆

热　　量：47 千卡 /100 克

每天可吃：1 个

中医功效：味甘酸，性寒，入肝、胃二经，能生津止渴，开胃下气。

对糖尿病的作用：橙子对糖尿病的作用主要取决于其含有的充足的维生素 C、膳食纤维和果胶，维生素 C 可改善胰岛素缺乏的现象，丰富的膳食纤维和果胶则可延缓餐后血糖的上升，促进排便，减轻体重。

对糖尿病并发症的作用：橙子中含有的果糖，使人食用后迅速补充体力；维生素 C、维生素 P 则可增强免疫力，促进病体康复，加速伤口愈合，促进毛细血管通透性，软化血管，预防肌肤出现过敏反应；胡萝卜素有抗氧化功效，抑制癌症；类黄酮、柠檬素物质能增加人体“好”的胆固醇，减少人体“坏”的胆固醇，降低血脂，减少动脉粥样硬化，预防心脑血管疾病；苹果酸、柠檬酸散发出独特的清香，闻之令人醒脑提神，能促进胃液分泌，开胃生津止渴。

食用注意要点：橙子的粗纤维丰富，最好整个果肉一起吃，不要榨汁喝，这样会滤去纤维素、果胶等有益物质，对血糖的影响较大；橙子富含维生素 C，不能与青瓜同食，否则青瓜的维生素 C 分解酶可破坏橙子的维生素 C。

主要营养成分一览表

营养成分	功效
蔗糖、果糖、葡萄糖	补充机体营养，提供人体活动的能量来源
膳食纤维、果胶	促进肠道蠕动，有利于清肠通便
类黄酮、柠檬素	增加高密度脂蛋白的含量，降低低密度脂蛋白
维生素 C、维生素 P、胡萝卜素	增强人体抵抗力，将脂溶性废物排出体外，有助降低血糖，软化血管，增加皮肤弹性，预防过敏现象
苹果酸、柠檬酸	帮助消化，分解脂肪，润泽肌肤

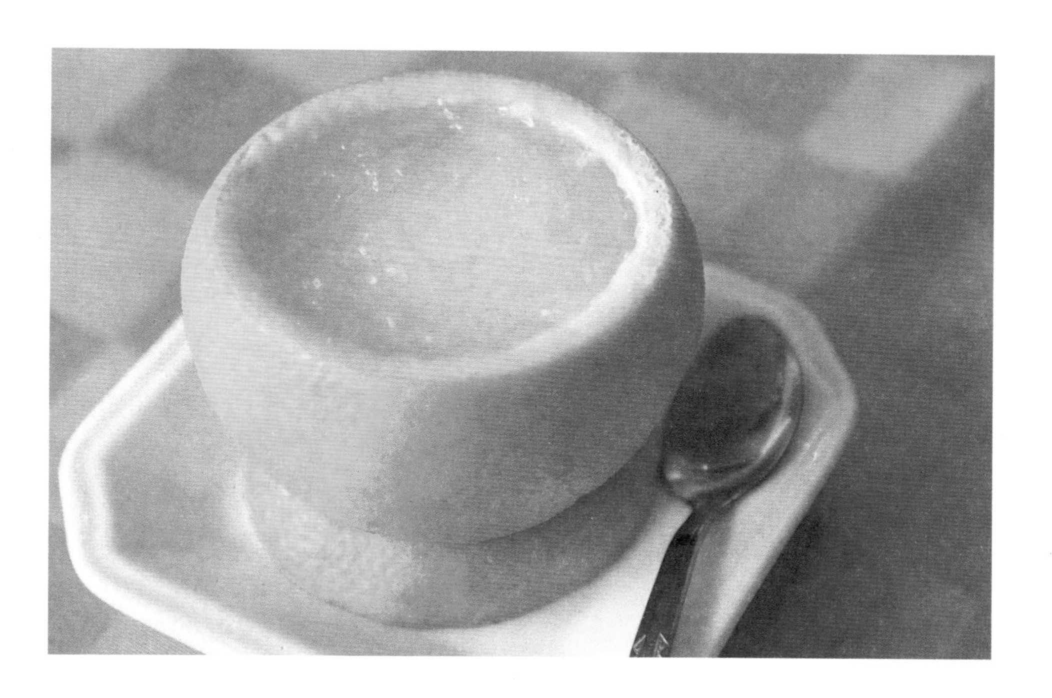

橘子

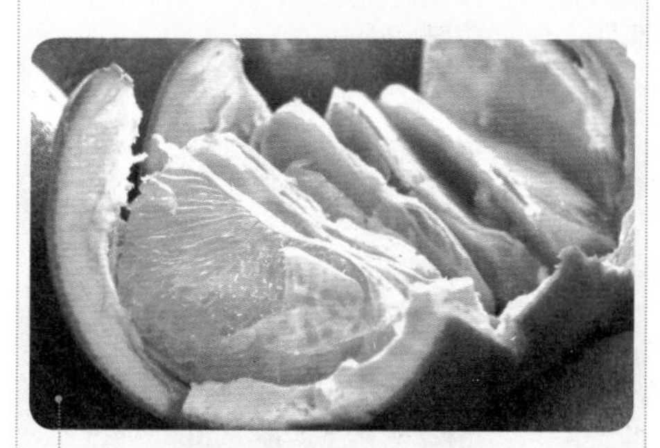

橘子酸甜可口但吃多了易“上火”

橘子又叫桔子，是橙子的小伙伴，酸甜可口，大多数水果都在夏秋季节收获，橘子却是冬季成熟的美味水果。

适宜指数：☆☆☆
热　　量：43 千卡 /100 克
每天可吃：1 个

中医功效： 味甘酸，性温，入肺、胃经；具有开胃理气、润肺止咳化痰的功效。

对糖尿病的作用： 橘子和橙子一样，含有非常丰富的维生素 C，可以调节血糖，增强抵抗能力，使糖尿病患者的体质状态改善，对药物治疗更为敏感；橘子的果胶也起到延缓餐后血糖上升，控制体重，稳定糖尿病病情的效果。

对糖尿病并发症的作用： 橘子甜中带酸，水分丰富，能生津止渴，改善糖尿病患者的口干症状；橘子的白色丝络中含有丰富的维生素 P，能使人的毛细血管保持通透性和弹性，预防毛细血管渗血，降低糖尿病患者发生视网膜出血的风险，并有化痰理气、消滞的药用价值；橘子里的枸橼酸能解除疲劳，类黄酮则能调节血脂，降低血脂黏稠度，预防动脉粥样硬化。

食用注意要点： 橘子性温，多食容易“上火”，并出现口腔发炎，皮肤变黄的“橘子病”；橘子肉上包裹的橘络含有丰富的维生素 P、路丁等营养物质，可预防糖尿病视网膜出血和高血压患者发生脑溢血，食用时不宜撕扯掉；橘子不宜与青瓜同食，以免影响维生素 C 的吸收，也不宜与牛奶同食，因橘子中的果酸可与牛奶中的蛋白质发生反应出现凝结；

橘子皮不要扔掉，晒干后密封保存就是一味常用的中药材陈皮，有理气化痰、健脾祛湿的功效。

主要营养成分一览表

营养成分	功效
维生素 C	提高胰岛素的敏感性，增强体质
果胶	促进排便，降低胆固醇，提高毛细血管的通透性，降血压
枸橼酸	预防动脉硬化，解除疲劳
类黄酮	调节血脂，降低血脂黏稠度
维生素 P	预防毛细血管渗血，化痰通络，理气，消滞

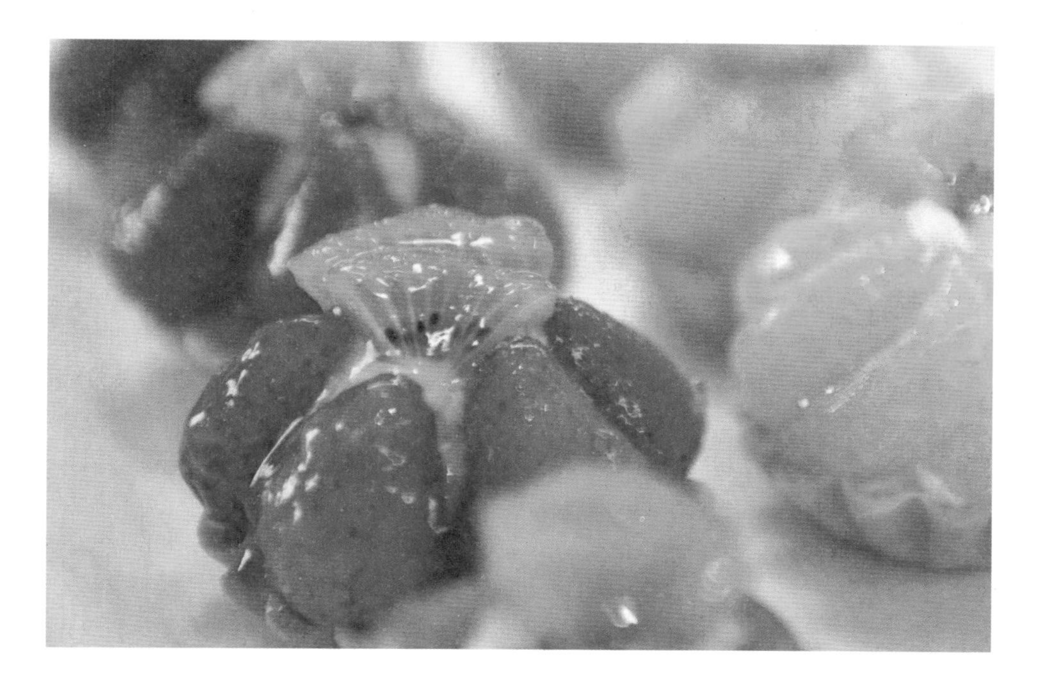

13 火龙果

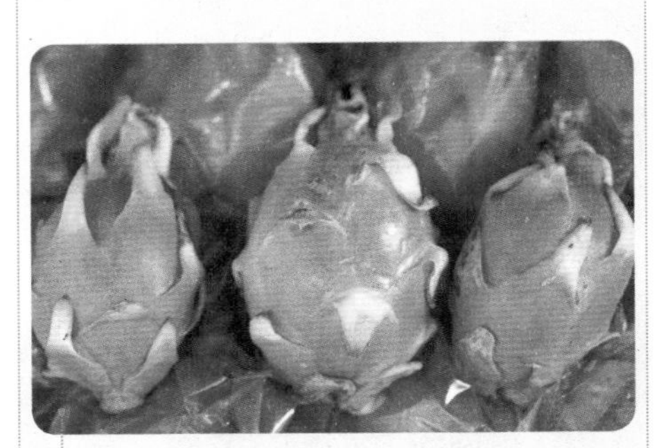
火龙果既是水果也可入菜

火龙果是近年来逐渐在国内旺销的热带、亚热带水果，由于其种植不需要使用激素和农药，因而是一种受人们青睐的绿色环保的保健水果。

适宜指数：★★★
热　　量：51 千卡 /100 克
每天可吃：半个

中医功效：味甘淡，性凉，入肝、脾二经，润肺解毒，养颜明目，健脾养胃，润肠通便。

对糖尿病的作用：火龙果是一种低能、高纤的水果，其丰富的水溶性膳食纤维能降血糖、减肥，润肠通便；维生素 C 同样有助调整血糖，增强体质。

对糖尿病并发症的作用：火龙果中含有的花青素是一种抗氧化剂，可预防动脉粥样硬化，阻止血栓形成，从而降低心脑血管风险的发生，同时，花青素可对抗自由基，有效抗衰老，预防老年痴呆的发生；火龙果中还有一种独特的植物性白蛋白，可与进入人体的重金属离子结合并排出体外，故有解毒功效，同时，对胃黏膜有保护功效；火龙果的铁质比一般的水果要丰富，可预防缺铁性贫血。

食用注意要点：火龙果可生吃也可做蔬果沙律，还可以与菜椒、牛肉等蔬菜、肉类一起炒菜；它含维生素 C 和铁元素丰富，不能与青瓜同食，也不能在今后短时间内喝咖啡、浓茶，以免影响其营养元素的吸收。

主要营养成分一览表

营养成分	功效
水溶性膳食纤维	减肥、降低胆固醇、预防便秘、大肠癌
植物性白蛋白	有解毒功效
花青素	抗氧化，清除自由基，增加血管弹性，降血压，抑菌，抗过敏
维生素 C	减肥，降血糖，润肠，增强体质
铁元素	预防贫血

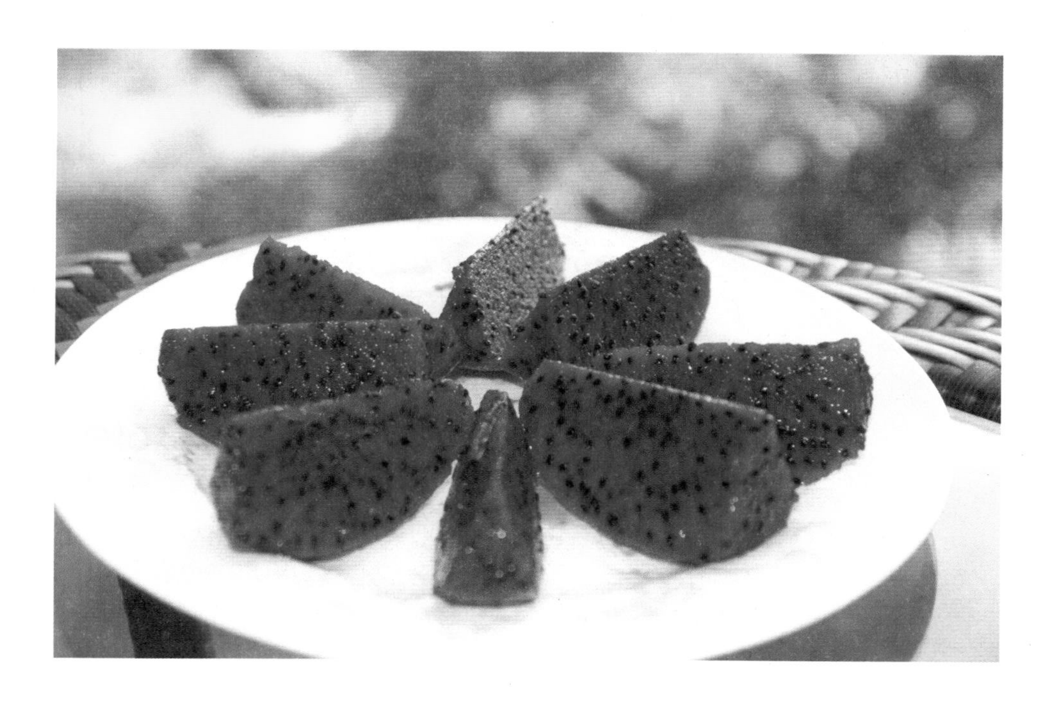

14 草莓

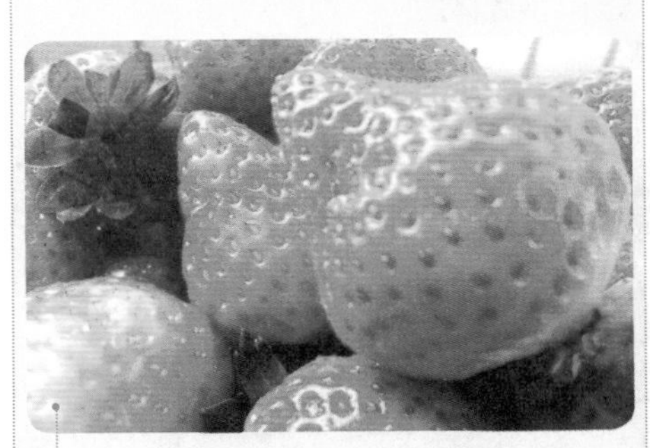
草莓水分多，容易吸收消化

草莓有很多种叫法，在台湾、香港、澳门被称为士多啤梨，是一种肉质鲜嫩的鲜红色的心形水果，每年的春季开始成熟上市，因草莓容易吸收消化，性味平和，是老幼皆宜的健康水果。

适宜指数：☆☆☆
热　　量：32 千卡 /100 克
每天可吃：3~5 个

中医功效：味甘酸，性稍凉，入肺、脾、胃经，能润肺生津，清热凉血，健脾和胃，利尿消肿。

对糖尿病的作用：国外的一些研究表明，适量吃草莓可以降低餐后血糖，这是因为草莓和很多低血糖生成指数的水果一样，富含维生素 C 和纤维素、果胶，这些物质都是调节血糖的“好帮手”。

对糖尿病并发症的作用：草莓所含有的维生素 C 可增强人体免疫能力，保持人体细胞、器官及血管健康，降低罹患心脏病等心血管疾病及糖尿病的危险；胡萝卜素则有清肝明目的功效；纤维素和果胶可降低胆固醇，帮助消化、通畅大便，减轻体重；草莓中的铁元素较丰富，有补血养血的功效，可预防缺铁性贫血；草莓鲜嫩多汁，有生津润肺的功效，可缓解糖尿病患者口干口渴的症状，并能助消化，健脾养胃；草莓还有较好的防癌功效，其含有的鞣酸可在体内阻止致癌化学物质的吸收。

食用注意要点：草莓的表皮很嫩，不容易清洗，食用前可在淡盐水中浸泡一会儿，以便使残留的农药、灰尘清除掉；同样地，草莓不宜与浓茶、咖啡同食，至少应间隔 4 小时以上；青瓜中的维生素 C 分解酶是草莓中维生素 C 的克星，也不能同吃；

草莓宜新鲜食用，发黑或果实极软时不宜食；草莓性稍凉，脾胃虚寒的人不宜多吃。

主要营养成分一览表

营养成分	功效
纤维素、果胶	促进肠蠕动，减肥排毒，改善便秘，预防肠癌、痔疮
维生素 C	提高胰岛素敏感性，增强体质，预防坏血病和心脑血管疾病
胡萝卜素	改善视力
天冬氨酸	清除重金属离子
果糖、葡萄糖、蔗糖	补充体力，提供人体活动的能量来源
鞣酸	预防癌症
铁质	预防缺铁性贫血

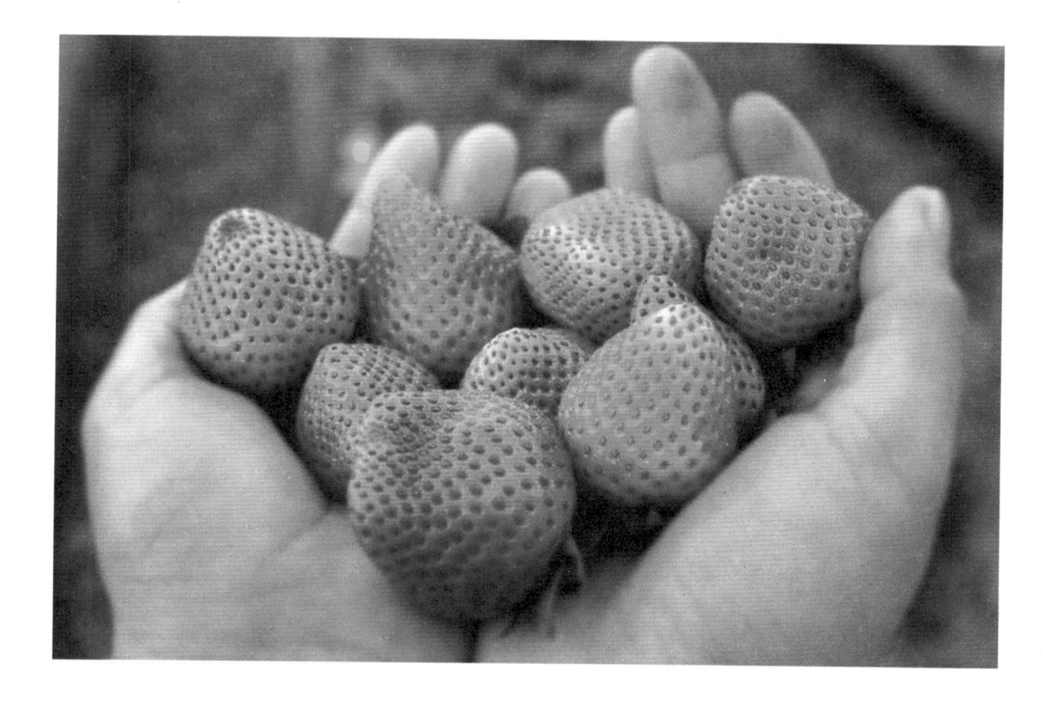

15 雪梨

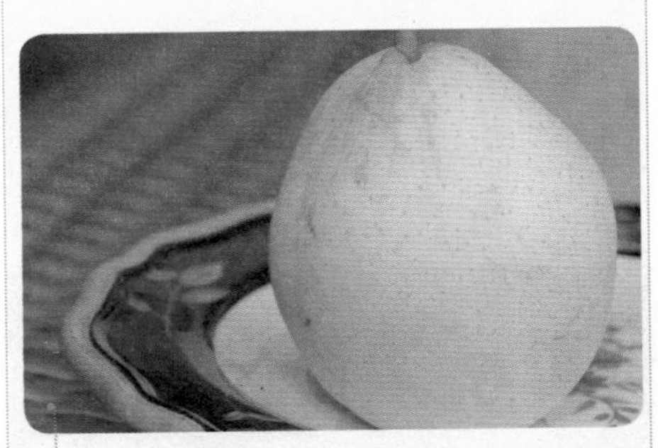

雪梨性凉，不宜多吃

雪梨肉清甜嫩白如雪，生津清润，对秋季阴虚久咳之症疗效很好，著名的药膳有秋梨膏、雪梨炖川贝、雪梨银耳汤等。

适宜指数：☆☆☆

热　　量：43 千卡 /100 克

每天可吃：半个 ~1 个

中医功效：味甘，性寒，入肺经，有清热化痰、养阴生津、润燥止咳的功效。

对糖尿病的作用：雪梨水分丰富，味虽甜但热量不算高，属于低血糖生成指数水果，雪梨中的苹果酸、柠檬酸含有类胰岛素物质，有降血糖的功效；雪梨中含有的膳食纤维和果胶可延长胃的排空时间，避免餐后血糖急剧上升。

对糖尿病并发症的作用：雪梨肉爽脆，味清甜多汁，食之可生津润肺，养阴止渴，尤其适合秋季天干物燥时食用，对糖尿病咽干口渴、声沙、咳嗽、咽疼有较好的辅助疗效；它富含维生素 B，能缓解糖尿病患者的焦虑情绪，对合并高血压情绪暴躁易怒的糖尿病患者有安神功效；雪梨中的果胶有润泽皮肤的功效，对阴虚型糖尿病患者皮肤干燥有改善作用。

食用注意要点：雪梨可生吃，做成沙律吃，也可熟食，熟食时可与银耳隔水清炖，加强生津养阴润肤的功效，可与杏仁、川贝搭配同炖，能清热化痰、止咳顺气；雪梨性寒助湿，脾胃虚寒患者宜少吃；其含有果酸较多，有利尿功效，故胃酸过多或夜尿频数者慎吃。

主要营养成分一览表

营养成分	功效
苹果酸、柠檬酸	降血糖、降血脂、抗自由基、祛除黑斑、延缓衰老、提高免疫功能
维生素 B、维生素 C、胡萝卜素等	缓解焦虑情绪，预防脚气病，增强体质，预防坏血病和心脑血管疾病
钙、磷、铜、锌、硒、铁等矿物质	维持体内酸碱平衡
膳食纤维、果胶	延长胃的排空时间，降糖、降脂、促进排便、减肥

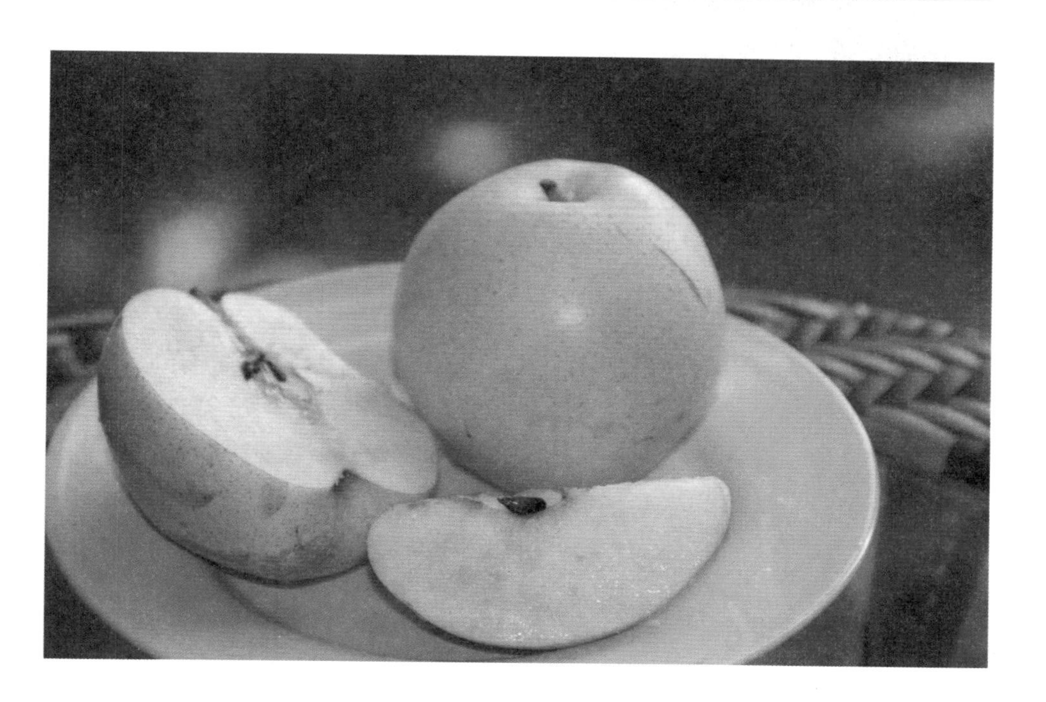

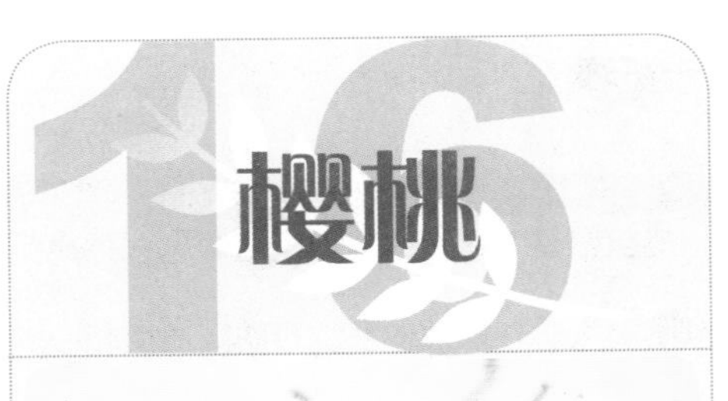

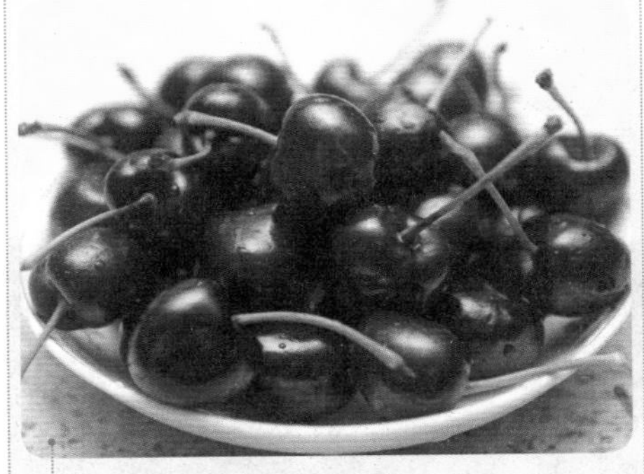

樱桃性温，过食易上火

樱桃又叫车厘子，形如紫红色的珍珠丸子，色泽诱人，味道酸酸甜甜，是蛋糕等甜点上最常见的点缀水果，其极具营养价值，是夏季人人爱吃的水果。

适宜指数：☆☆☆
热　　量：46千卡/100克
每天可吃：8~10个

中医功效：味甘酸，性温，入肝、脾经，调中益气，健脾和胃，祛风湿，补血养颜。

对糖尿病的作用：樱桃中的花色素苷能增加糖尿病患者体内的胰岛素含量，本身含糖量也不高，味道酸甜，开胃生津，因而成为夏季最适合糖尿病患者吃的水果之一；和其他含有多量果胶的水果一样，樱桃中的果胶在食后可被细菌分解成胶冻状物质，可吸收肠道中的水分，延缓食物在肠道排空的时间，使葡萄糖被吸收的速度减慢，避免餐后血糖上升过快。

对糖尿病并发症的作用：樱桃的含铁量居所有水果之冠，同时，它的维生素含量丰富，其他矿物质的含量也颇高，故樱桃是最佳的补血养颜、增强体质的滋补品。有的糖尿病患者因节食过度，或因大病久病，身体素质较弱，血色素容易偏低，在夏季适当吃点樱桃不但可养阴生津，缓解口干口渴的症状，改善食欲不振，而且可预防和治疗贫血，提升体质，从而更好地控制血糖。对妇女来说，樱桃可以起到补血养颜的功效。樱桃中含有的花青素、维生素E是抗氧化剂，可延缓衰老，促进血液循环，预防糖尿病患者容易出现的痛风并发症。

☑ **食用注意要点：** 挑选时可挑选色泽鲜艳、形状饱满的新鲜樱桃。樱桃性温，吃过多容易上火，故每天食用不应超过 10 颗；樱桃清洗后可放在淡盐水中浸泡一会儿，一是清除表面残留的农药等，二是淡盐水可“中和”一下樱桃的“温”性，吃后不易“上火”；樱桃是水果中的含铁量“冠军”，故食用时应与饮用浓茶、咖啡隔开一段时间，以免影响铁质的吸收。

主要营养成分一览表

营养成分	功效
花青素	抗氧化，促进血液循环，有助尿酸排出，缓解痛风
维生素 C	调整血糖，增强体质，预防坏血病和心脑血管疾病
维生素 E	抗氧化，清除自由基，延缓衰老
铁元素	预防缺铁性贫血，抗疲劳，增强体质
花色素苷	增加胰岛素的含量
果胶	促进排便，降低胆固醇，提高毛细血管的通透性，降血压

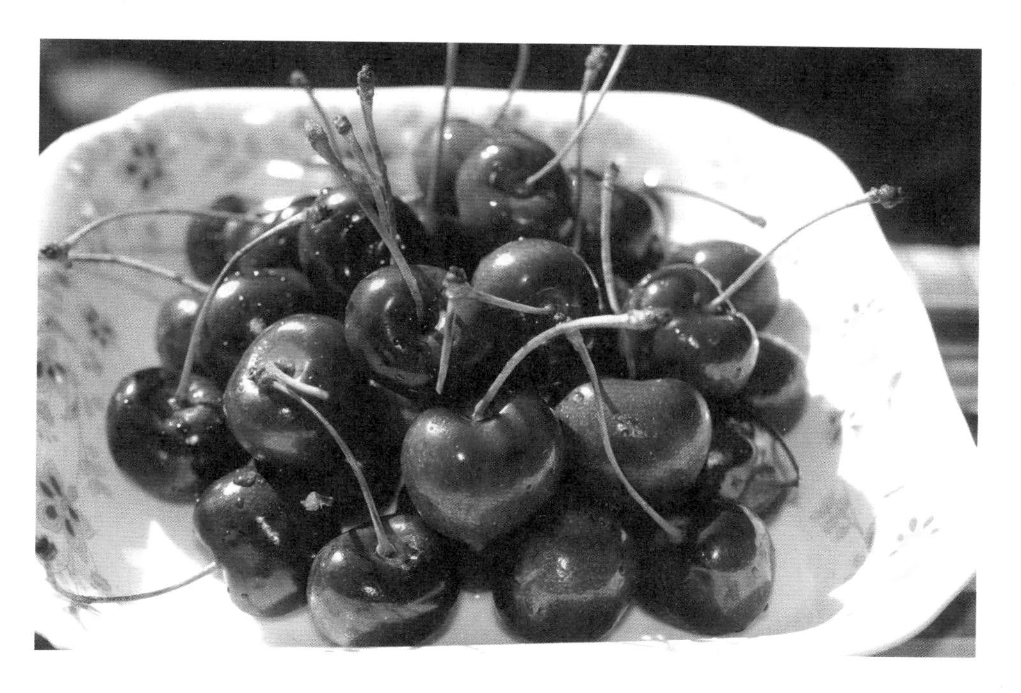

二 不宜吃的水果

对热量不高，升糖指数低，或本身含有一些有助于降低血糖和血脂的物质的水果，糖尿病患者在血糖水平稳定的情况下是可以适量吃一些的，尤其是含糖量在 12% 以下，每天吃 100 克以内是可以的。因为新鲜水果中含有非常丰富的维生素和矿物质，对维持正常的生理功能，调节渗透压和酸碱度都起着重要作用，对糖尿病患者的健康利大于弊。但有些水果含糖量非常高，而且其所含的葡萄糖很容易被吸收消化，使糖尿病患者食后血糖急剧升高，危害他们的身体健康，因而这些水果对糖尿病患者而言不宜食用，或只能浅尝即止。一般说来，甜度较高的热带水果都在糖尿病患者的水果“黑名单”上。

1 荔枝

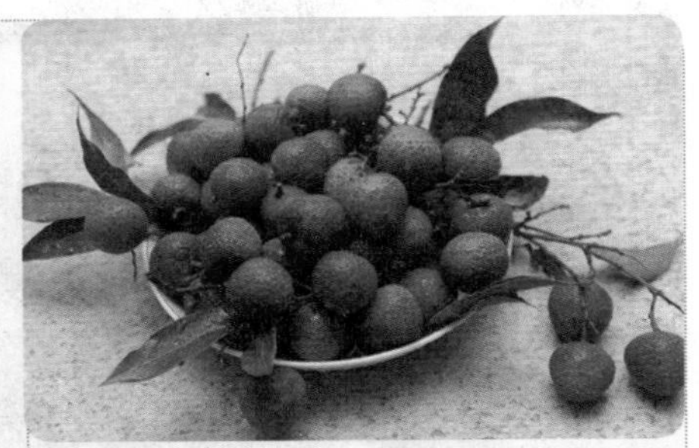
荔枝性热，有‘一个荔枝三把火’之说

为什么不宜吃荔枝？俗话说“日啖荔枝三百颗，不辞长作岭南人”。荔枝清甜无比，每年夏季，荔枝一上市人们就难忍美味诱惑，有的人因大啖荔枝而引发“荔枝病”，过量吃荔枝后引起血糖下降，甚至出现低血糖昏迷。吃荔枝引起低血糖反应，容易让糖尿病患者误认为荔枝有降血糖的功效。实际上，这是一个常见的误区，糖尿病人不但不能通过多吃荔枝来降血糖，而且最好不要随便吃荔枝。因为且不说出现低血糖反应对糖尿病患者来说有多危险，就拿荔枝的高含糖量来说，如果吃上十来颗荔枝，热量就可抵上一顿主食了。此外，从中医的角度来看，荔枝性偏热，俗话说“一个荔枝三把火”，对于阴虚内热或有实热的糖尿病患者均不适宜，故糖尿病患者最好不吃荔枝，即使要尝个鲜，吃个 2~3 颗足矣。

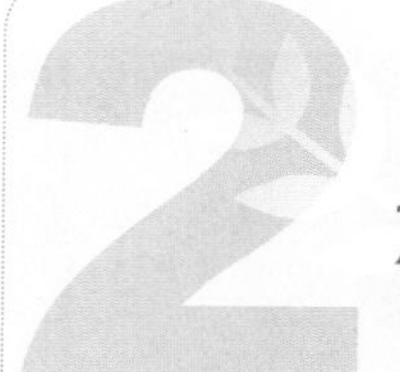

香蕉

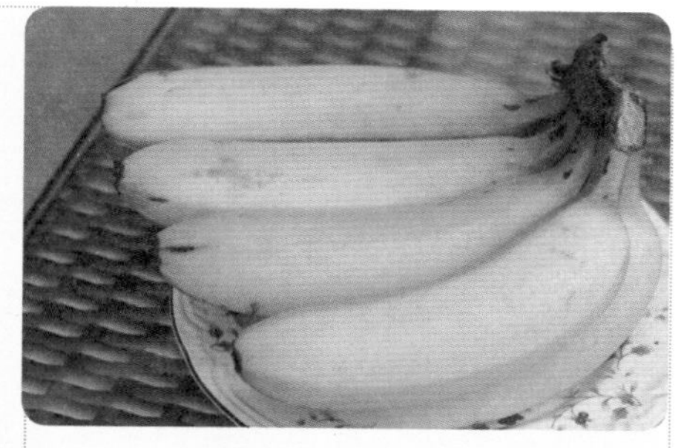
香蕉属于"高糖"水果之一

为什么不宜吃香蕉？香蕉是著名的四大岭南佳果之一，别看香蕉水分少，吃起来似乎也没有西瓜、梨这么甜，但香蕉的热量高达91千卡/100克，碳水化合物和钾含量都很高，因此很多健康的普通人在运动时喜欢带点香蕉，感到饥饿时吃上一根香蕉，很快就可恢复体力。香蕉的营养虽丰富，但是血糖生成指数很高，故糖尿病患者应该不吃或少吃香蕉。如果实在想吃，最多吃三分之一根香蕉就可以了，主食也相应地少吃几口。

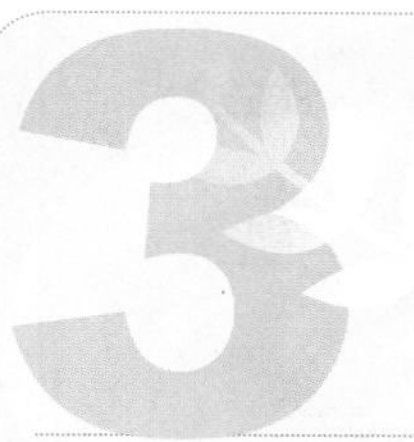

榴莲

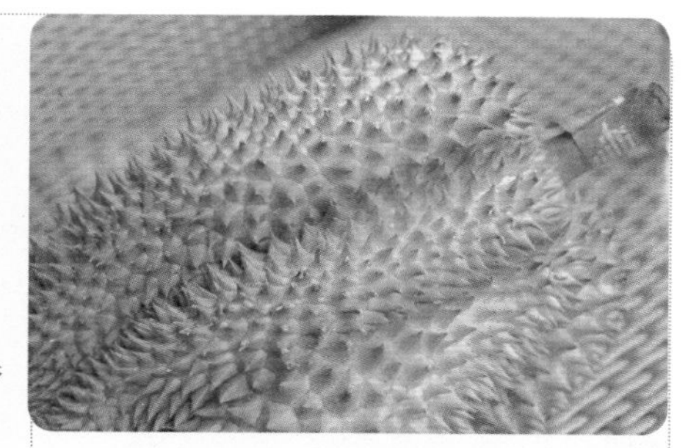
榴莲是热带水果之王

为什么不宜吃榴莲？榴莲是热带水果之王，香味浓郁，滋味甜软而滑，其美味程度让喜爱它的人一旦尝试过就欲罢不能，难以忘怀。榴莲的滋补作用让坊间有"一个榴莲三只鸡"之说。榴莲的热量惊人，每100克高达147千卡/100克，且性热而滞，滋腻不易消化，食后不但血糖飙升，而且体重也随之而加重。故不但糖尿病患者不宜吃榴莲，血脂高、血压高的人也不宜多吃，有内热症状，如喉咙痛、咳嗽、过敏症状的人慎吃。

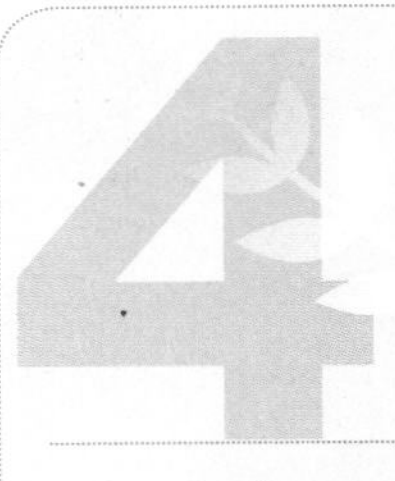

4 芒果

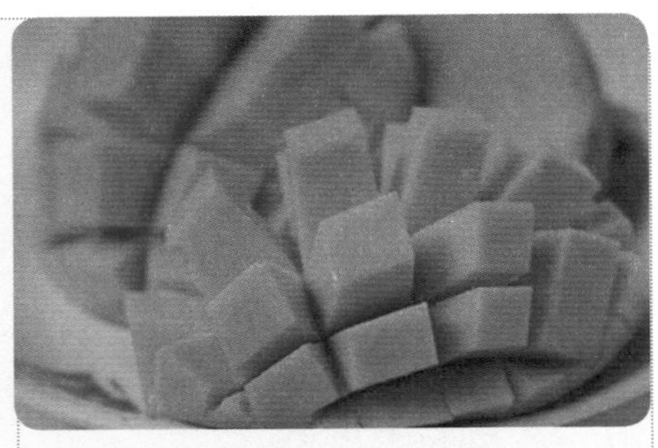

芒果美味，但糖尿病患者不宜食用

为什么不宜吃芒果？芒果是典型的热带水果，甜糯软滑，香留齿颊，不但生吃非常美味，而且广泛用于制作各种甜品。芒果不但是升糖指数最高的水果之一，而且也是最容易引起过敏的水果，很多过敏者吃后不但身上皮肤容易出现过敏性皮炎，而且接触过芒果的双唇也肿胀瘙痒。从中医的角度看，芒果性湿热，多吃易引起湿疹、口苦、胸痞、小便短赤，情绪烦躁等，故有内热或湿重的人应慎吃。

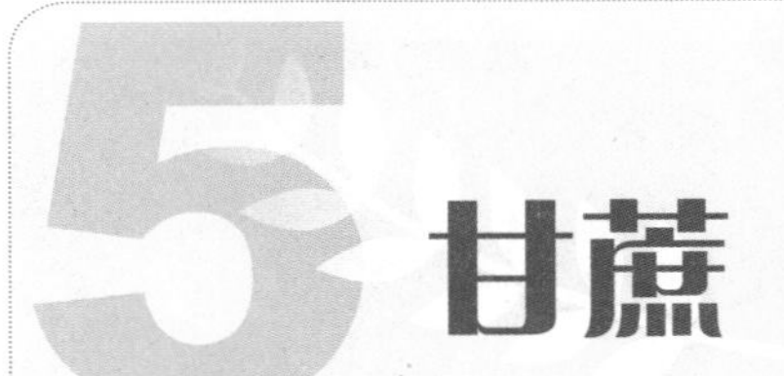

5 甘蔗

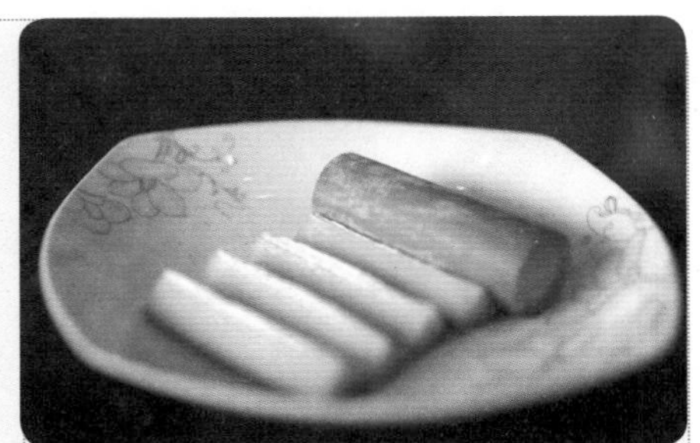

甘蔗是制作食用糖的主要原料

甘蔗是人们非常喜爱的一种水果，常见的有街边用于现榨蔗汁的黄皮甘蔗和供人们生食的紫皮甘蔗。无论是黄皮甘蔗还是紫皮甘蔗，含糖量都非常高，出糖率也很高，因此，甘蔗对糖尿病患者而言绝对不是安全的水果。甘蔗常在秋冬季节收获，当被储存到春季食用时，出现霉变的概率增大，人们吃了霉变的甘蔗后极易发生中毒而出现中枢神经系统损害，情况严重的还会导致死亡，故民间有“清明蔗，毒过蛇”的说法。

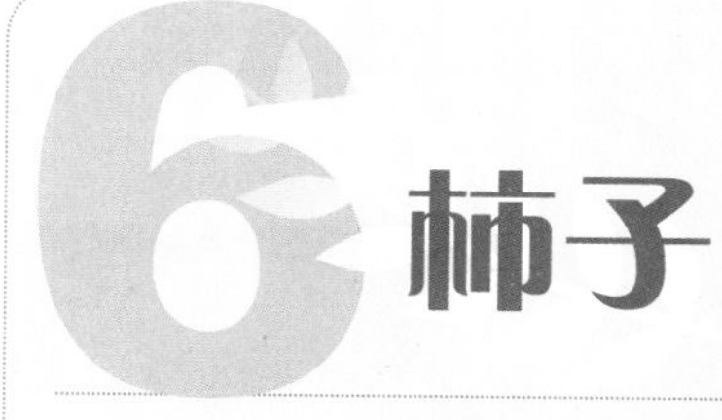

6 柿子

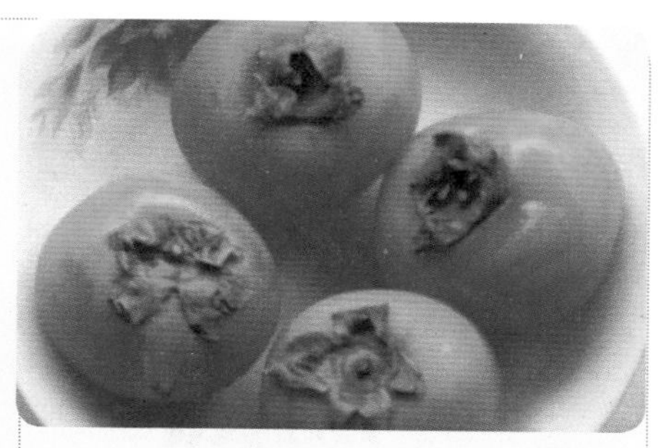
柿子饼的含糖量惊人

秋季时,黄灿灿的柿子惹人食欲。柿子虽然水分不多，糖分却比一般的水果高出1~2倍左右，这是糖尿病患者应该引起高度警惕的。此外，糖尿病患者因长期节制饮食，尤其是肉食吃得比较少，营养状况通常不是很理想，很多人有不同程度的贫血，而柿子含有鞣酸，鞣酸可与铁质结合，妨碍人体对铁质的吸收和利用，也会加重胃部的不适症状，故糖尿病患者不宜吃柿子。

7 龙眼

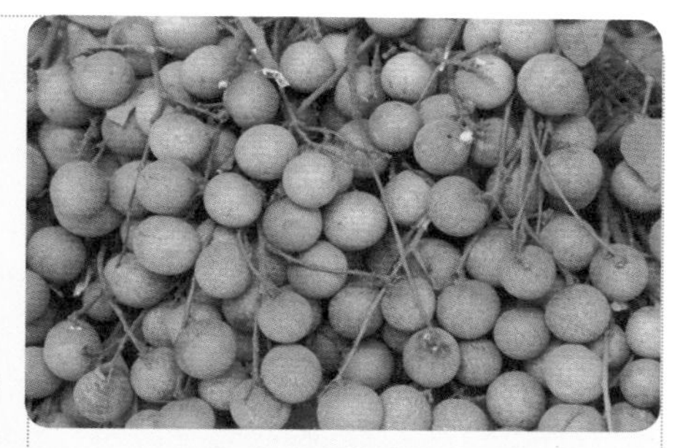
龙眼属于“高糖”水果

龙眼是一种很常见的热带、亚热带水果，在南方很多地区的房前舍后都有普遍栽植。龙眼肉被晒干后是一种常用的中药材、滋补品和零食，有益心脾，补气血，疗虚弱的功效。每到中秋前后，龙眼大量上市，但龙眼的甜度颇高，龙眼肉干品（又叫桂圆）更是如此，糖尿病患者不吃或少吃为妙，以免引起血糖升高。中医也认为龙眼性热，有内热症状的人，如口干、烦躁、咽疼、小便黄短等，慎吃为好。

8 甜瓜

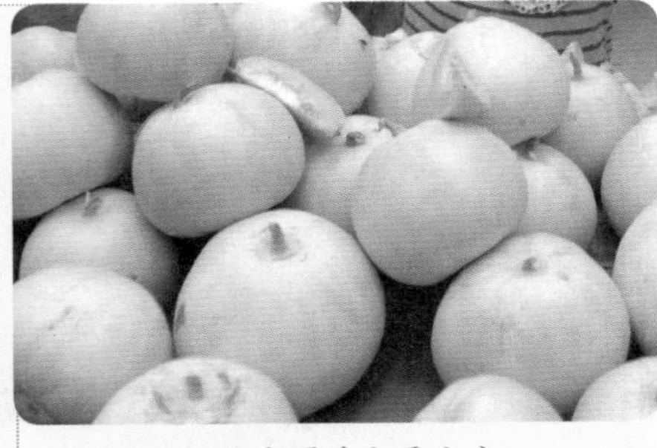
甜瓜在夏季大量上市

甜瓜香气袭人，是盛夏季节的消暑佳果，甜瓜所含的糖分名副其实，且性寒，糖尿病患者应慎吃，脾胃虚寒或腹泻者更不能吃，以免生湿助寒，损伤阳气。

9 山楂

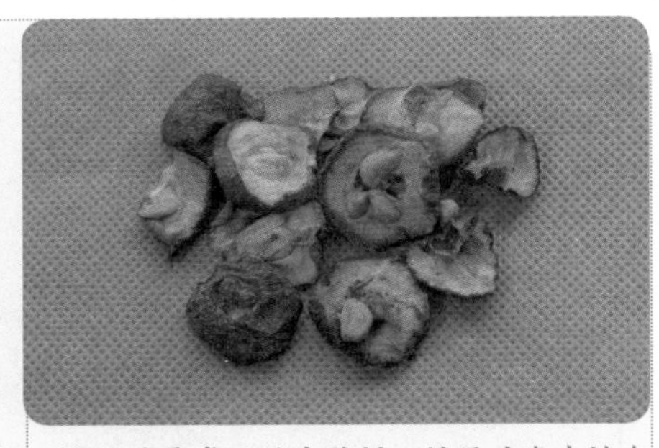
山楂饮片是常用的中药材，糖尿病患者慎食

山楂酸甜可口，是有机酸和维生素C的良好来源，有开胃助消化、降血脂的功效，不少人经常食用山楂，或把山楂泡茶喝以求降低血脂。但山楂的含糖量颇高，约占25%左右，多量食用易致血糖飙升，故糖尿病患者不宜吃山楂，要吃只能在两餐之间以极少量的山楂泡淡茶饮用。

第五篇 饮品类副食

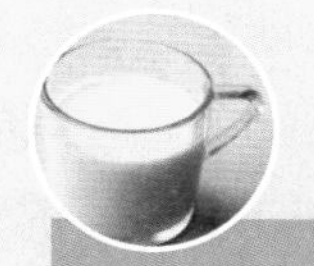

水是人体组织中不可缺少的成分，并非只有“女人是水做的”。研究表明，成年男子体内含水约占其体重的70%左右。可见，认为人是水做的说法并不为过。人靠吃饭、喝水、吃水果和蔬菜，不断从外界获得水，另外每天可从饮料和饮水中获得1.0～1.5升水。饮食饮食，“饮”对人体健康的影响并不亚于“食”。因此，对糖尿病患者而言，除了关注吃什么外，也要了解能喝什么，喝多少，哪些饮料不能喝。我们日常生活中比较常见的饮料有水、茶、豆浆、牛奶、咖啡、果汁以及各式汤羹、功能饮料、酒等。一般来说，白开水是糖尿病患者最好的饮料，每天喝8～10杯水可满足人体对水分的需要。牛奶、豆浆是人们摄入蛋白质的重要来源，对于对肉食有严格限制的糖尿病患者而言，每天一杯牛奶或豆浆必不可少。只要不影响睡眠，也不添加糖和以植脂末为原料的“伴侣”，对茶和咖啡可根据人们的日常习惯适量饮用。对人体的阴阳虚实有调节功效的药膳可在中医师或营养师的指导下辨证辨病饮用。对属于高能物质的酒以及升糖指数偏高的果汁应限制饮用。

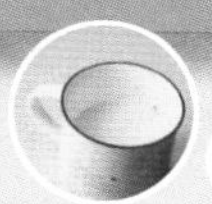

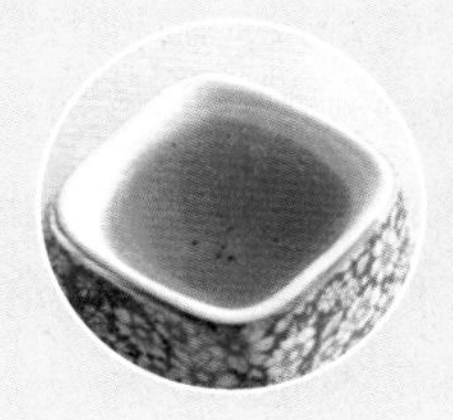

1 茶

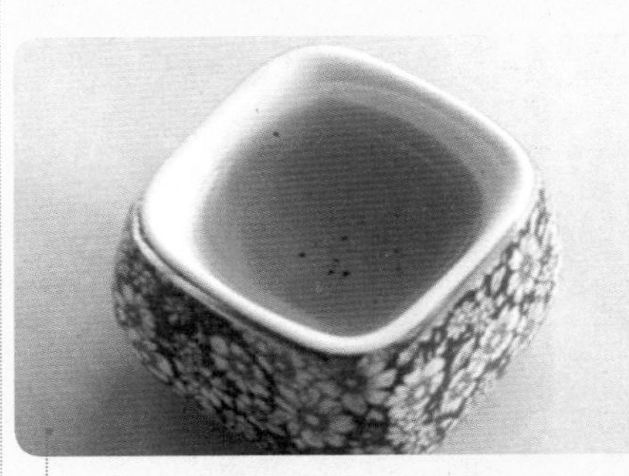

一杯清茶可解油腻

中国人饮茶的历史非常悠久，茶是百姓传统生活开门七件事之一，饮茶之风遍及社会各阶层。在东方人看来，各类茶叶具有各种保健功效，喝茶不仅仅是止渴，更是精神生活中的一部分，可见茶文化对中华民族文化影响之深远。

适宜指数： ★★★★★

升糖指数： 忽略不计

热　　量： 206千卡/100克

每天可喝： 每天泡茶不宜超过10克茶叶

中医功效： 味微苦、甘，性凉。能清头目，提精神，解烦渴，利小便，消食积，解毒。不同类的茶叶性味也不一样，红茶、黑茶味甘性温，能散寒暖胃，适合体质寒凉的人；绿茶味甘略苦，性凉，能清热解毒利尿，适合内热体质的人；花茶则味甘芳香，能开郁散结，醒脑开窍，适合抑郁不乐，内有湿滞的人饮用；白茶、黄茶生津润燥，体质平和的人可四季饮用。

对糖尿病的作用： 茶叶中含有丰富的多糖物质，可改善葡萄糖耐量和脂质代谢紊乱，降低患2型糖尿病的风险；茶水本身的热量非常低，十分适合作为糖尿病患者的日常饮料。

对糖尿病并发症的作用： 茶叶中的茶单宁可分解体内油脂，减少脂肪堆积，起到消脂瘦身的功效，从而降低血液黏稠度，保护血管弹性，此外，还有增进食欲助消化的功效；茶叶中丰富的钾离子可促进血钠排出，防止高血压，保护心脑血管；茶叶中的维生素P类物质，能维持微血管正常的渗透，增强韧性，同样起到健脑护心的功效；咖啡因提神醒脑，可解除疲劳，使精神爽利；茶多酚可增强微血管壁的韧性，防止维生素C的氧化，降低高血压和冠心病的发病率，有利于造血功能的恢复，提高身体的抵抗力。

☑ **推荐搭配食法：**茶叶除了可泡茶外，茶叶渣还可与其他食材搭配烹饪，制作成各式口味独特、清闲淡雅的菜肴，并在一定程度上起到助消化、解油腻的功效，使菜肴更适合糖尿病患者食用。例如，上等的龙井茶叶泡好后，可与虾仁一起烹炒，上碟即成一盘清爽又透着茶香味的龙井虾仁；龙井茶叶与大排一起焖烧，既去油腻又清香扑鼻；红茶炒鸡丁、红茶蒸鳜鱼可去腥解腻，还具有一定的养胃护胃作用；半发酵的乌龙茶，香气浓烈，汤色甘醇爽口，有健胃消食的作用，也适合与油腻味浓的肉类搭配，如将泡过铁观音的茶汤加到水里炖鸭，可解油腻。

☑ **饮用注意要点：**不同种类的茶叶性味归经不同，除了根据自己的体质挑选茶叶外，一般来说，如果糖尿病患者体质没有明显的阴阳偏胜偏衰，还可以按照四季不同气候来喝茶。例如，春季宜开郁，可饮玫瑰花、茉莉花等花茶疏肝解郁；夏季宜饮绿茶清热生津，秋季则首选乌龙，乌龙介于红茶、绿茶之间，不寒不热，可润肤益肺生津；冬季宜暖胃，可饮用性偏温的红茶。体型肥胖的糖尿病患者多食少动，多为阳虚痰湿体质，最好不要饮用像苦丁茶这类比较苦寒的茶叶，以免寒凉伐胃，更伤阳气。另外，喝茶后容易兴奋，糖尿病患者要注意饮用时间，下午后最好不要喝茶；同时，浓茶可阻碍铁质的吸收，故体弱或贫血患者不要饮浓茶；隔夜茶因放置时间长，容易滋生致病微生物，不宜饮用。

主要营养成分一览表

营养成分	功效
茶单宁	抗氧化、抗肿瘤、抗突然异变，降胆固醇、降血压，抑菌抗过敏
茶多酚、咖啡因	抑制动脉粥样硬化，抗辐射，防氧化，抗疲劳，提神醒脑
钾、钙、镁、锰等多种矿物质	促进血钠排除，具有抗氧化及防止衰老的功效，增强免疫功能，并有助于钙的利用
维生素 C、维生素 P 以及抗氧化剂	能防治坏血病，增强抵抗力，维持微血管正常的渗透，增强韧性，防止高血压和血管硬化，清除体内的自由基
多种人体必需的氨基酸	合成人体所需的蛋白质
多糖类物质	抑制餐后血糖上升，改善脂质代谢

✔ 宜沸水泡茶；
宜茶叶 + 肉类烹饪；
宜茶叶 + 面粉等制作点心，如茶盏；饮食滞腻或难消化时饮茶。

✘ 忌饮用隔夜茶；
忌长期饮用浓茶。

2 牛奶

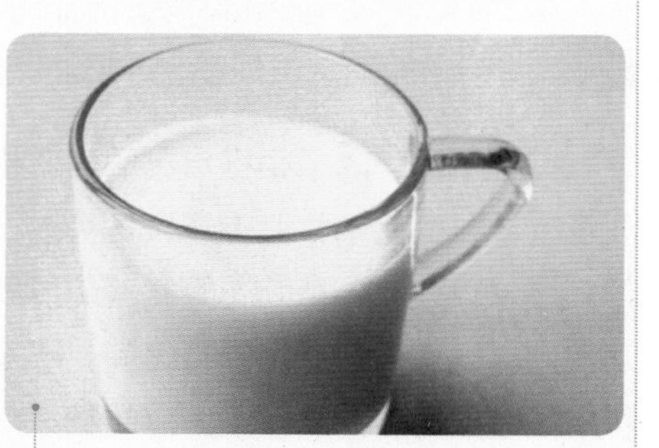

只要一天的总热量不超标，饮用牛奶对维持血糖有好处

牛奶自古以来就被当作具有滋补功效的天然饮品，营养成分极为丰富，容易被人体吸收，有“白色血液”之称，对人体的重要性显而易见。

适宜指数：★★★★★

升糖指数：27.6

热　　量：60 千卡 /100 克

每天可喝：1~2 杯

中医功效：味甘，性微寒，具有生津止渴、润肌肤，解热毒，补虚健脾，润肠通便，镇静安神等功效。

对糖尿病的作用：牛奶是营养最丰富、最全面的天然食物之一，它含有蛋白质、脂肪、维生素和矿物质等营养素，本身的热量也不算高，能给糖尿病患者提供较多的人体必需营养成分。牛奶或酸奶虽然也含有乳糖，但乳糖的含量可说是微乎其微，对血糖的影响不大，糖尿病患者可以放心饮用，如果本身血脂偏高，担心牛奶中的脂肪成分，可以喝脱脂牛奶。

对糖尿病并发症的作用：经常喝脱脂或低脂牛奶，营养丰富，摄入的脂肪不高，但有一定饱腹感，有助于控制体重，减少肥胖带来的系列疾病的风险；牛奶健脾养胃补虚，能改善糖尿病患者的体质，抵御感染性疾病；牛奶的矿物质丰富，铁、铜、卵磷脂可提高大脑的工作效率，促进新陈代谢，钙可强筋健骨，抗疲劳，抗衰老，保护血管；牛奶中由血清素合成的色氨酸有助眠作用，睡前喝杯牛奶，可提高睡眠质量。

推荐搭配食法：市面上的奶制品，除了液态奶外，还有酸奶、奶酪、奶粉等。酸奶可搭配燕麦片、适量的蔬果，如猕猴桃、木瓜等，是健康美味的早餐；牛奶可搭配各种粗粮煮粥，如牛奶鸡蛋小米粥、牛奶鸡蛋麦片等，营养价值高，老少咸宜；对于胃寒、吸收能力不好的，煮牛奶时可加入姜汁，温中健胃，可祛除牛奶的微寒特性，适合恶心、胸中闷闷作呕的糖尿病患者饮用；对喜欢喝下午茶的糖尿病患者来说，用红茶加牛奶制成一杯香浓的奶茶，有祛油腻、助消化、提神醒脑之功；由牛奶制作而成的奶酪可用于烹饪菜肴，如奶酪煎牛排，味道香浓，旺血补血。

☑ **饮用注意要点：** 糖尿病患者饮用牛奶时不要加糖，以免影响血糖水平；血脂高的糖尿病患者应饮用脱脂或低脂奶，纯牛奶煮沸后，把上面的“奶皮”揭掉，即可祛除牛奶中的大部分脂肪；牛奶营养虽好，但不能大量饮用，每天 1~2 杯即可，以免摄入的蛋白质过多，增加肾脏负担，尤其是已出现肾脏并发症的糖尿病患者；牛奶不宜久煮或多次加热，否则会使营养物质流失，冷牛奶可加快胃肠蠕动，引起轻度腹泻，胃肠道功能不好的糖尿病患者要引起注意；牛奶不宜空腹喝，否则，牛奶中的营养物质来不及消化、吸收就被排到了大肠；牛奶也不宜与柿子同吃，因为牛奶中所含的蛋白质与柿子中的鞣酸相遇后，就会发生凝固，从而影响人体对牛奶的消化与吸收，也容易引起柿石形成。

主要营养成分一览表

营养成分	功效
蛋白质、氨基酸	为人体器官组织活动提供能量
维生素 A、维生素 B、维生素 D 等	有助保持视力，使皮肤润泽，镇静宁神，增加骨量，减缓骨质疏松
钾、钙、铁、铜、卵磷脂、镁、锌等多种物质	钾可使动脉血管在高血压时保持稳定，减少中风危险；丰富的钙有助维持骨密度；铁、铜、卵磷脂可提高大脑的工作效率；镁可以加强心脏抗疲劳能力；锌可促进伤口愈合
酪氨酸	促进血清素大量生长
α－乳白蛋白	有“天然舒睡因子”之称，有调节大脑神经和改善睡眠的作用

宜牛奶 + 麦片、小米；
宜酸奶 + 燕麦、水果；
宜牛奶 + 红茶；
宜牛奶 + 姜汁；
宜牛奶 + 鸡蛋。

忌反复加热；
忌饮用冰冷奶；
忌牛奶 + 柿子；
忌大量饮用、空腹饮用牛奶；
对乳糖不耐受的糖尿病患者忌饮用牛奶。

3 豆浆

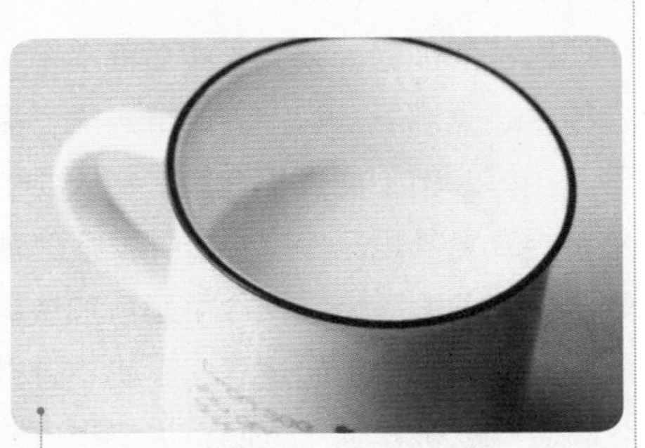

对牛奶乳糖不耐受的糖尿病患者可饮用“植物奶”替代

豆浆是中国人特有的饮料，有“植物奶”之称，是用黄豆浸泡后经过磨研、过滤和煮沸而成，已有2000多年的饮用历史，至今仍深爱国人喜爱，随着豆浆机的广泛使用，每天喝上一杯自制的新鲜豆浆已经是一件轻而易举的事情。

适宜指数：★★★★★

升糖指数：18

热　　量：14千卡/100克

每天可喝：1~2杯

中医功效：味甘，性微寒，具有生津止渴、润肌肤，解热毒，补虚健脾，润肠通便，镇静安神等功效。

对糖尿病的作用：黄豆植物纤维丰富，能够阻隔身体对食物中糖分的吸收，新鲜豆浆由黄豆研磨煮沸而成，故含有大量水溶性纤维，本身就有防止血糖升高的功效；豆浆中虽然也有少量淀粉，但多为人体不能吸收消化的失水戊糖，所以其含糖量非常低，有利于糖尿病患者饮用。

对糖尿病并发症的作用：豆浆含大量优质植物蛋白，多种维生素和矿物质，容易被人体吸收，经常饮用豆浆可改善人体营养状况，增强机体免疫力；其含有的豆固醇和钾、镁、钙可加强心肌血管的兴奋，降低胆固醇含量，促进血液循环，防止血管壁硬化，降低血压，可抑制心脑血管病的发生；豆浆中的大豆低聚糖有改善肠道菌群等作用；豆浆还有“植物雌激素饮料”之称，因其富含大豆异黄酮，可减轻更年期女性钙质流失、头痛、情绪抑郁等更年期不适症状，改善皮肤状况，延缓衰老；豆浆中的硒、钼等微量元素有一定的抑癌作用，可预防某些肿瘤的发生。

推荐搭配食法：可以搭配各类全麦食品饮用，如全麦面包、麦片、面条等，因全麦面食不仅含有小麦胚和小麦麸，更是纤维素的极佳来源，早餐时喝一杯豆浆，吃点全麦面食，再加一小碟青菜，就是糖尿病患者一顿很好的早餐；有便秘、皮肤干燥、白发的糖尿病患者可饮用黑芝麻豆浆，养阴补虚，润肠通便；记忆力衰退的老年糖尿病患者在磨豆浆时加入核桃，做成核桃豆浆，可加强健脑功能；有疮疡、咽疼或夏季烦渴者，可加入绿豆磨成绿豆豆浆，可清热解毒；夏季湿重，头困身重时，可加入扁豆、薏苡仁，加强祛湿功能；失眠的糖尿病患者则可加入百合与黄豆一起研磨，做成安神豆浆；肾虚夜尿多，手脚不温的患者，可饮用黑豆豆浆。

☑ **饮用注意要点：** 糖尿病患者饮用豆浆时可减少隔渣甚至不隔渣，以增加豆浆中的植物纤维含量；由于生豆浆中含有胰蛋白酶和皂角素，会引起恶心、腹泻等中毒现象，故豆浆必须充分加热煮沸后才能饮用；鸡蛋中的鸡蛋清会与豆浆里的胰蛋白酶结合，产生不易被人体吸收的物质，故不能在豆浆中加入鸡蛋；豆浆含有一定量低聚糖，可以引起嗝气、肠鸣、腹胀等症状，有胃溃疡的患者不宜饮用；豆浆富含植物蛋白，不能一次大量饮用，胃炎、肾功能衰竭的病人需要低蛋白饮食，豆浆里的代谢产物可增加肾脏负担，不宜饮用。

主要营养成分一览表

营养成分	功效
植物蛋白质、磷脂	增强机体抗病能力
B 族维生素、烟酸	缓解焦虑情绪，预防脚气病等皮肤病
钙、铁等矿物质	强筋健骨，预防骨质疏松和贫血
大豆异黄酮	缓解女性因雌激素分泌不足引起的更年期综合征，延缓衰老

宜豆浆＋麦片、全麦面包、面条、蔬菜；
宜豆浆＋黑芝麻；
宜豆浆＋核桃；
宜豆浆＋绿豆；
宜豆浆＋扁豆、薏苡仁；
宜豆浆＋百合

忌未煮熟就饮用、过量饮用；
忌豆浆＋鸡蛋；
有胃溃疡、胃炎、肾衰竭的患者不宜饮用。

4 咖啡

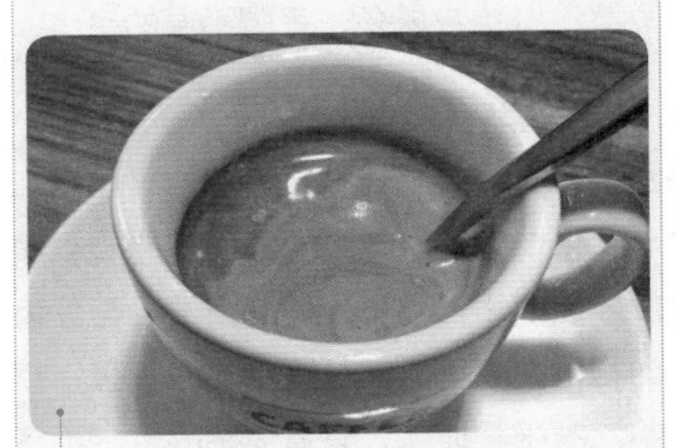
适度饮咖啡或对糖尿病有益

咖啡是欧美国家最常见的日常饮料，也是世界上销售量最大的饮料之一，无论是悠闲时光或是工作最为忙碌的时候，西方人都少不了一杯咖啡。目前爱好咖啡的朋友也越来越多，以往认为喝咖啡后容易使人感到兴奋，难以入睡，因而咖啡多被认为是不健康的饮料，随着人们对咖啡的研究越来越深入，饮用咖啡很多不为人所知的益处不断被发现。每个人对咖啡的接受程度和耐受性不同，但可以确定的是，适量喝咖啡不会使糖尿病病情加重，甚至可能会降低患2型糖尿病的风险。

中医功效：味辛甘苦涩，性焦燥，具有发散行气，提神醒脑，和缓止痛，强筋骨，利腰肾，开胃利窍，燥湿消脂等功效。

对糖尿病的作用：据国内外越来越多的研究证实，咖啡里的咖啡因除了有兴奋神经的作用外，还可阻碍糖的吸收，从而有利于降低血糖，咖啡中的绿原酸有抑制血糖上升的功效。澳大利亚的研究者甚至认为，每天喝1杯咖啡，患糖尿病的概率就降低7%。美国哈佛大学的研究者也认为，每天喝2杯咖啡可以显著降低患2型糖尿病的风险。

对糖尿病并发症的作用：咖啡中的绿原酸是一种活性物质，具有利胆、抗菌、抗过敏、抗病毒、抗氧化、清除体内自由基、预防心血管疾病、预防糖尿病和某些肿瘤的功效；咖啡因咖啡因而有名，咖啡因对人体有多种益处，一是可振奋精神，使思路清晰，可改善注意力不集中，对容易产生抑郁情绪和需要提高工作效率的糖尿病患者有帮助；二是可提高人体消耗热量的速率，加速脂肪分解，所以适量饮用咖啡有一定的减肥效果；三是可刺激胃肠分泌胃酸，促进肠蠕动，

适宜指数：★★★★
热　　量：421千卡/100克
每天可喝：1~2杯

帮助消化，促进新陈代谢，有通便作用；四是可促进肾脏机能，排出体内多余的钠离子，促进排尿，减轻水肿；五是使肌肉自由收缩，提高运动功能；六是抑制副交感神经，减少气喘病的发作。此外，咖啡所含的亚油酸，有溶血及阻止血栓形成的功效，可缓解偏头痛，降低血压和中风的风险；七是能刺激胆囊收缩，减少胆汁内容易形成胆结石的胆固醇，降低胆结石的发病率。

☑ **推荐搭配食法：** 多数人对黑咖啡的苦焦味不能接受，饮用时要加适量的奶和糖以改善口味。三合一的速溶咖啡中往往添加了咖啡伴侣和白砂糖，咖啡伴侣大多含有植脂末，对心脑血管不利，白砂糖是糖尿病患者的大忌，故糖尿病患者饮用咖啡时一定要注意这一点，可用牛奶打泡代替咖啡伴侣，最好不加糖，实在要加糖的话，可以谨慎使用甜味剂作为代糖，如阿斯巴甜等，但不能经常饮用。西方人在饮用咖啡时喜欢配搭不同风味的蛋糕、饼干、曲奇等点心，这些点心在制作时多是选用精白面粉，并使用了多量的油和糖，糖尿病患者应避免摄入。

☑ **饮用注意要点：** 因咖啡可加剧铁质和钙的流失，有贫血、骨质疏松的患者不宜饮用浓咖啡；容易失眠的人在睡前 6 小时不宜饮用咖啡；喝咖啡最好在餐后，可促进肠胃的蠕动，帮助消化，分解高热量、高脂肪食物；由于咖啡可刺激胃酸分泌，故有胃溃疡的患者不宜喝咖啡；长期爱好饮用咖啡的糖尿病患者应注意多摄入富含钙、维生素、铁质和粗纤维的食物，以平衡饮食营养；咖啡因可影响胎儿和儿童的发育，加剧老年妇女骨质流失，故孕妇、儿童、更年期妇女不应摄入咖啡。

主要营养成分一览表

营养成分	功效
咖啡因	能刺激中枢神经系统、心脏和呼吸系统，适量的咖啡因可减轻肌肉疲劳，促进消化液分泌，有振奋精神、利尿的功效
蛋白质	咖啡含有少量蛋白质，是咖啡热量的主要来源，其中有一种蛋白质具有一定的镇痛效果
绿原酸	清除自由基，保肝利胆，抗病毒、抗菌

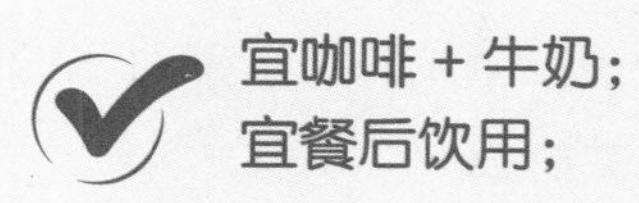

忌咖啡 + 糖 + 植脂末；
忌咖啡 + 曲奇、蛋糕、饼干等点心；
孕妇、儿童、老年妇女、胃病患者、失眠患者忌饮。

5 奶茶

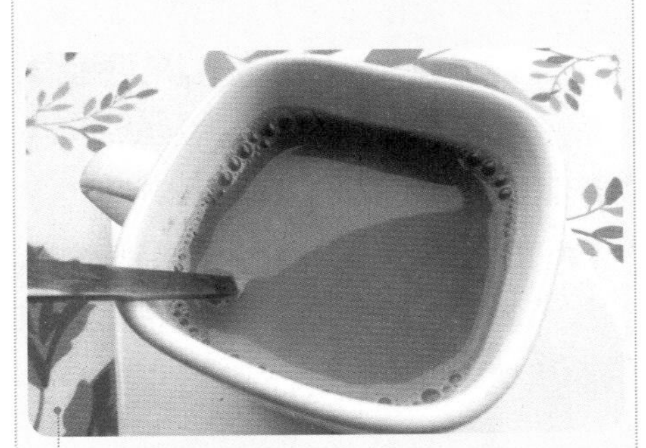
糖尿病患者饮用奶茶最好自己泡制

香滑浓郁的奶茶是一种流行饮料，不但出现在城市街头的各类热饮店和茶餐厅、甜品屋中，而且速溶奶茶饮品也是超市里的冲饮主角。奶茶的品种也很丰富，最常见的有珍珠奶茶、红糖奶茶、巧克力奶茶等。近年来，奶茶行业中不断出现的负面新闻使人们对奶茶产生了健康隐忧，主要是对奶茶中添加的奶精（植脂末）、果味粉、甜蜜素等危害健康的成分感到忧虑。对糖尿病患者来说，这些成品奶茶除了成分不明外，还有含糖量过高之虞，显然不宜饮用。健康奶茶可以在家自行炮制，糖尿病患者只要注意不要加入糖分，控制好饮用的时间、饮用量和其他注意事项就可适当享用美味奶茶。

中医功效：性温，味甘厚，有提神醒脑，祛油腻，助消化，利尿解毒，愉悦情绪，使注意力集中，提高学习效率的功效。

对糖尿病的作用：这里说的奶茶是指采用红茶或砖茶与牛奶共煮或泡制而成的饮品，而不是指市面上出售的速饮奶茶和含有过多添加剂的奶茶。红茶或砖茶属于发酵茶，发酵茶具有和胃，调节人体血脂、血糖、血压和助消化等功效，尤其是被誉为茶叶中“软黄金”的茶黄素，有降血脂的独特功能，茶黄素不但能与肠道中的胆固醇结合减少食物中胆固醇的吸收，还能抑制人体自身胆固醇的合成。牛奶则富含蛋白质、脂肪、维生素和矿物质等营养素，可给糖尿病患者提供较多的人体必需营养成分。故作为牛奶和红茶混合品的奶茶，适当饮用既可为糖尿

适宜指数：★★★★
热　　量：421 千卡 /100 克
每天可喝：1~2 杯

病患者提供能量，又可在一定程度上调整人体的血糖、血脂和血压。

对糖尿病并发症的作用：奶茶主要采用红茶或砖茶制作，经过发酵后的茶叶性温，能健脾养胃，对脾胃虚寒、食欲不振的糖尿病患者有一定的益处；茶叶中的茶多酚能提神醒脑，改善心情，消除疲劳，对情绪郁郁不乐、神疲乏力、无法集中精神的患者来说是一道“阳光”饮品；奶茶还有利尿解毒，消炎和修复胃黏膜的作用，醉酒者饮用奶茶有一定的解酒功效；奶茶能助消化和祛脂，有助于糖尿病患者瘦身减肥；奶茶味甘性温，可养人体阳气，生热暖腹，增强人体的抗寒能力，适合冬春季节形寒肢冷的患者饮用。

推荐搭配食法：可根据个人喜好和口味浓淡来选择茶叶量的多少，一般来说，制作一杯奶茶，茶汤和牛奶的比例大致为 4 ∶ 1 左右。很多人在饮用奶茶时喜欢品尝如蛋糕、面包、饼干等小点心，但奶茶本身已有一定能量，故糖尿病患者喝奶茶时不应再摄入其他高热量的食物。

饮用注意要点：为避免引起血糖升高，糖尿病患者饮奶茶时不能再加入砂糖，如果喜欢甜味奶茶，偶尔可加点代糖；浓茶有抑制钙吸收和加速尿钙排泄的双重作用，既可导致体内缺钙，易诱发骨中钙质流失，同时也有抑制铁质吸收的作用，故糖尿病患者不宜饮用以浓茶制作的奶茶；由于奶茶有强烈的抗疲劳作用，故饮用时最好在上午或下午午睡后，以免引起失眠。

主要营养成分一览表

营养成分	功效
蛋白质、氨基酸	为人体器官组织活动提供能量
钾、钠、钙、镁、磷、硒、锌、铁	补充人体所需的矿质元素
茶多酚	防止动脉硬化、降血脂、消炎抑菌、防辐射、抗氧化、抗癌、抗突变、抗衰老
茶黄素	调节血脂、预防心血管疾病
咖啡因	刺激血液循环，加速体内新陈代谢

宜趁热饮用

忌饭后立刻饮用；
忌饮用时搭配各类高热量点心；
忌用浓茶制作奶茶；
忌在奶茶中加入砂糖；
忌睡前 4 小时内饮用。

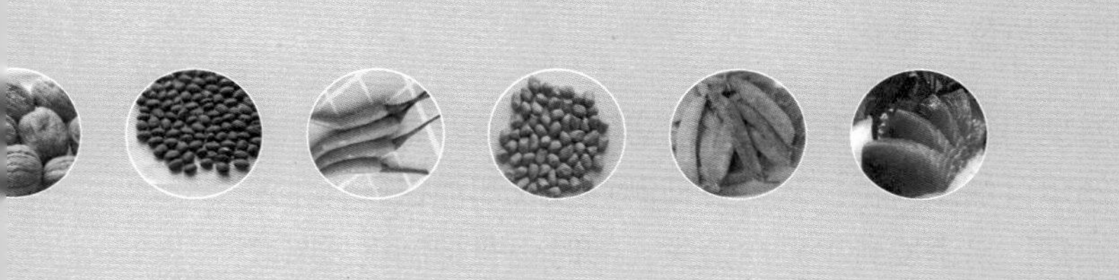

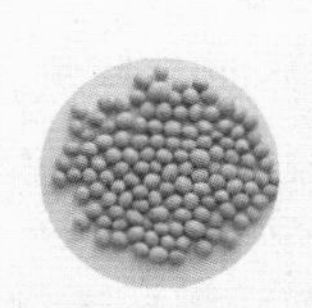

第六篇 其他副食

副食是除了米饭、面条、面包、馒头等主食外，用来下饭的肉类、蛋类、奶类、禽类、鱼类、豆类和蔬菜等农产品。虽然主食是导致血糖升高的主要来源，应予以计算控制，但是副食品种十分丰富，有的副食本身含糖量也不容忽视。有的副食所含的蛋白质、脂肪进入人体后，一部分也可转化成血糖，成为血糖升高的来源。例如，水果中的荔枝、哈密瓜、芒果等口味偏甜的水果，吃多了比主食更易使血糖升高。红肉被人体摄入后，其所含的蛋白质和脂肪在代谢中可转化成葡萄糖，因此，摄入大量肉食的人也往往成为胖子。故糖尿病患者除合理控制主食外，也应该根据病情选择适合食用的副食，总量控制，合理搭配，烹饪得宜，否则照样不能取得预期效果。总量控制是指总热量不能超标，如果本身血糖控制不佳就不能吃水果，在血糖稳定的情况下可根据热量表和升糖指数食用少量水果。合理搭配是指副食之间以及主副和副食相互搭配着吃，如绿豆粥、核桃豆浆等。烹饪得宜是指尽量使用蒸煮的方式烹饪，少用油炸、煎等高油高温高盐的烹饪模式。此外，蒸煮的时间也不宜过长。值得注意的是，由于副食品种繁多，从中医的角度来看，对于性味比较平和的副食只需着重关注其热量和升糖指数，但对于性偏寒或偏热的副食，则还应根据其体质分型辨证适量食用。具体原则是“寒者热之，热者寒之，虚则补之，实则泻之”，使其达到调虚实，平阴阳的目的。此外，如果糖尿病患者还能了解不同副食间相互搭配的作用，使食物配伍产生有益身体健康的协同作用，减少或避免营养物质的流失，能达到这样的应用水平的话，那么糖尿病就没有控制不好的道理。蔬果肉类等主要副食在后文中介绍，本篇主要介绍一些豆类、坚果、糕点、零食等杂类副食。

一 宜食的其他副食

1 大豆

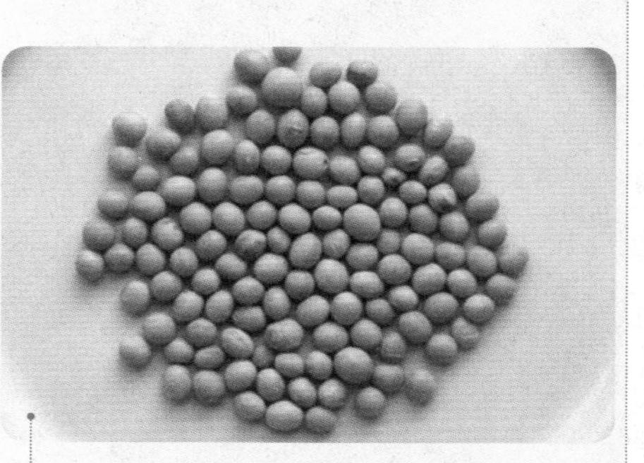

大豆是植物蛋白的主要来源

大豆是备受营养学家推崇的“天然营养宝库”，也是国人非常喜爱的食物。国人对大豆的食用方法也发挥到了极限，既可作为饮料，也可以掺入主食，更可作为物美价廉、营养丰富的菜肴。

适宜指数：★★★★★
升糖指数：18（低）
热　　量：345千卡/100克
每天可吃：40克

中医功效：味甘，性平，健脾利水，益气补血，补虚，解毒。

对糖尿病的作用：大豆的淀粉含量低，植物纤维和多糖很丰富，可防止血糖升高，提高胰岛素的敏感性，有助于减肥；是自然界所有植物性食物中的蛋白质之王，优质蛋白的含量非常高，甚至高于牛奶、鸡蛋和瘦肉。由于糖尿病患者要减少肉食的摄入，大豆就成了最好的优质蛋白的来源，经常摄入大豆，可明显改善人体的营养状况，提高机体免疫能力，增强体质。

对糖尿病并发症的作用：大豆蛋白中的精氨酸、赖氨酸可改善血管功能，预防高血压，可溶性膳食纤维、低聚糖能调脂、降压；大豆异黄酮通过补充植物雌激素直接降低血脂中的“坏”胆固醇，预防骨质疏松和抑郁症；钙、磷、铁以及丰富的维生素、矿物质等可维持人体营养平衡，减少因维生素和微量元素不足引起的一系列疾病；不饱和脂肪酸和大豆固醇也是“坏”胆固醇的克星，可预防心脑血管疾病以及前列腺肥大，在抑制恶性肿瘤、调节免疫等方面也有一定的效果。

☑ **推荐搭配食法：**大豆可以榨成豆浆饮用，也可以与肉类、蔬菜一起煲汤，如猪骨番茄黄豆汤、佛手瓜黄豆猪骨汤，喜欢喝粥的糖尿病患者，在粥里掺点大豆，可以降低餐后血糖。中国人发明的豆腐、豆腐干、腐竹等豆制品更是把大豆带到餐桌上，并成为各种荤素食材的“百搭”大王，使素食主义者也可以获得足够的蛋白质，豆腐的经典搭配有红烧豆腐煲、鱼头豆腐汤、白菜豆腐煲、鱼肉酿豆腐、茄汁豆腐、豆腐肉丸、豆腐干炒椒丝肉末等；嫩滑的豆腐花可作为下午点心；炒黄豆及发酵做成的纳豆可以做零食；豆腐经发酵后可做成腐乳，大豆发酵后还可以做成酱油、黄豆酱等调味品；大豆芽也可以搭配其他肉类一起烹饪。

☑ **食用注意要点：**大豆富含植物蛋白，故以大豆做出来的含水量高的豆制品像豆浆、豆腐等应尽快食用，以免变质，如豆浆榨好后，应在2小时内饮用，豆腐也应在当天食用，不要隔夜。合并有肾功能不全的糖尿病患者不能摄入过多大豆及其制品，以免加重肾脏负担；患有贫血的糖尿病患者也不宜多食大豆，因大豆里的蛋白易与肠道中的铁质结合，无法被人体吸收，故贫血糖尿病患者宜少吃大豆。此外，富含铁质的食物，如动物肝脏、猪血、鸡血、鸭血等，也不宜与大豆及其制品同食，以免影响铁质的吸收。

主要营养成分一览表

营养成分	功效
优质蛋白	提供了最佳比例的人类所需要的 8 种氨基酸，以维持人体的正常生理活动，其中含有大量的精氨酸和赖氨酸，有助于改善血管功能，降低血压
不饱和脂肪酸	含有亚油酸、亚麻酸等不饱和脂肪酸，有助于提高脑细胞活性，增强记忆力和思维能力，降低胆固醇和甘油三酯
大豆低聚糖、膳食纤维	促进肠道有益菌生长，维护肠道健康，降压，降脂，促进排便
钙、磷、维生素 A、维生素 D	使人体营养均衡，预防骨质疏松
大豆异黄酮	补充天然植物雌激素，延缓衰老，改善女性更年期综合征的症状
大豆卵磷脂	增强记忆力，促进脂肪代谢，预防心脑血管疾病的发生
大豆固醇	促进胆固醇的降解，预防胆固醇过高带来的一系列疾病

宜大豆＋肉类、蔬菜煲汤做菜；
宜单独食用，作主食、菜肴、调味品、零食皆可。

忌＋动物肝脏、猪血、鸡血、鸭血等富含铁质的食材；
肾功能不全的患者忌食。

2 绿豆

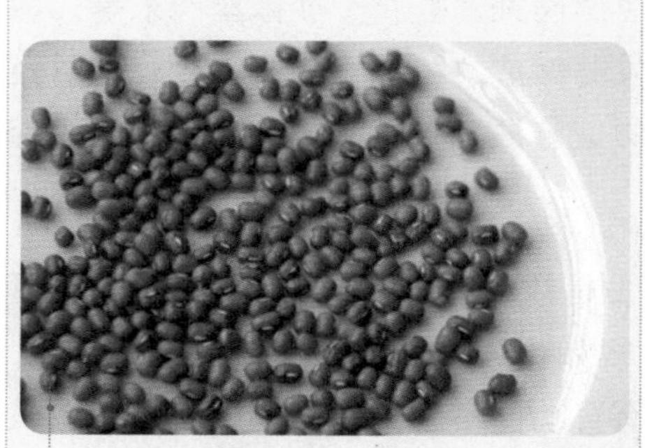

酷热的夏季离不开与绿豆有关的各种消暑佳品

绿豆是药食两用的保健食品，也是传统的夏季消暑佳品。

适宜指数：★★★★

升糖指数：26(低)

热　　量：319千卡/100克

每天可吃：40克

☑ **中医功效：**味甘，性凉，入脾、肺、肾经，能清热解暑，生津止渴，排毒利尿。

☑ **对糖尿病的作用：**绿豆和其他豆类一样，含有丰富的可溶性膳食纤维，可延缓肠道对葡萄糖的吸收，避免餐后血糖上升过快，促进肠蠕动，预防便秘；绿豆含有大量的硒，可保护胰岛B细胞，提高胰岛的敏感性，有助于降低血糖。

☑ **对糖尿病并发症的作用：**绿豆中的多糖类物质能增强血清脂蛋白酶的活性，使脂蛋白中甘油三酯水解，达到降血脂的疗效，促进胆固醇在肝脏中分解成胆酸，加速胆汁中胆盐分泌，并降低小肠对胆固醇的吸收，从而可以防治心脑血管疾病。糖尿病患者多合并有肾功能损害，绿豆含有丰富的胰蛋白酶抑制剂，可减少蛋白分解，保护肾脏；蛋白质、碳水化合物为人体组织脏器的活动提供营养物质和能量；镁、钙、磷等矿物质和维生素参与酸碱平衡的调节，维持人体的营养均衡。

☑ **推荐搭配食法：**绿豆性偏寒，有药用价值，夏季可搭配陈皮、海带等药食皆宜的食物，煮成绿豆汤，加强其清暑益气，祛湿排毒的功效；对盛夏口干烦饮，低热无汗的轻微中暑患者，可以用绿豆搭配西瓜翠衣煲水代茶饮；煮大米粥时可掺入绿豆、薏苡仁，可清心养胃，增进食欲，又延缓了餐后血糖的升高，非常适合夏季食欲不振的糖尿病患者食用；同样的道理，煮小米粥时也可加入绿豆同煮；可与肉类搭配煲汤，如排骨莲藕绿豆汤、老鸽绿豆汤，可清热、生津止渴；与荞麦、大米一起煮杂粮饭；吃了一些容易“上火”的食物，也可以喝点绿豆汤“中和”一下，使人体保持阴阳平衡。

☑ **食用注意要点：**绿豆煮的时间越长，膳食纤维越被破坏得厉害，食后血糖就越容易升高，故绿豆煮至开花、稍软后就可连皮食用，这样吃降糖最有效，不要煮得太烂，甚至连绿豆的影子都看不见，那样绿豆的升糖指数就不亚于面粉了。绿豆性凉，适宜本身有实热证或暑热烦躁的患者，脾胃虚寒的患者宜少吃或不吃。

主要营养成分一览表

营养成分	功效
蛋白质、磷脂	为重要脏器提供活动所需的能量，兴奋神经，增进食欲
多糖类物质	增强血清脂蛋白酶的活性，促进胆固醇在肝脏的分解，降低血脂
胰蛋白酶抑制剂	减少蛋白分解，保护肝脏和肾脏
碳水化合物	为机体和大脑功能活动储存和提供热能来源，调节脂肪代谢
膳食纤维	解毒，增强肠道的蠕动功能
维生素 E 及镁、磷、钙等矿物质	有助于调节人的心脏活动，降低血压，强健骨骼，促进身体组织器官的自我修复，参与酸碱平衡的调节，延缓老化
硒等微量元素	保护胰岛 B 细胞，降低血糖

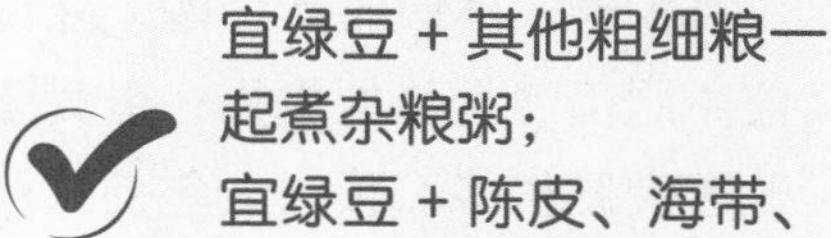

宜绿豆 + 肉类煲汤；
宜绿豆 + 其他粗细粮一起煮杂粮粥；
宜绿豆 + 陈皮、海带、银耳、百合等中药材一起煮成消暑绿豆汤。

忌煮得太烂；
脾胃虚寒的患者不宜食用。

3 黑豆

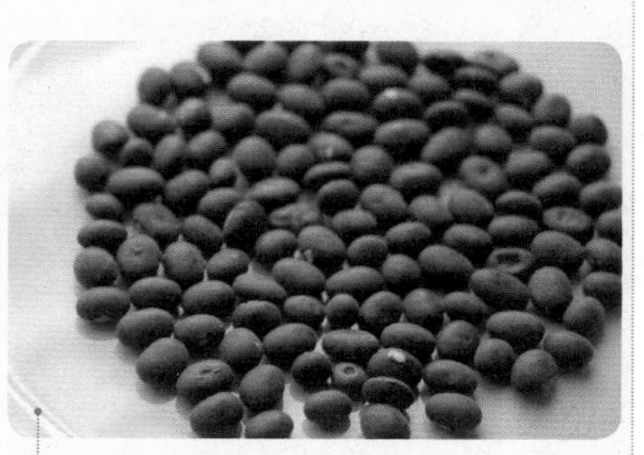
黑豆有“豆中之王”之称

黑豆是典型的高蛋白、低热量的食品，其营养价值不亚于黄豆，只是过去人们吃惯了黄豆，对黑豆认识不多罢了。

适宜指数：★★★★★
热　　量：341 千卡 /100 克
每天可吃：40 克

中医功效：味甘，性凉，无毒，黑色入肾，具有很好的补血功效，还有解表清热、养血平肝、补肾壮阳、补虚乌发的功效。

对糖尿病的作用：黑豆含有的可溶性膳食纤维比黄豆还要丰富，属于高纤维食品，对平时食不厌精而导致糖尿病的患者来说，多食用黑豆可减慢餐后血糖的飙升，提高胰岛素的敏感性，促进排便，有助于控制体重；其含有的大量不饱和脂肪酸可降低“坏”的胆固醇，减轻体重，预防和对抗糖尿病。

对糖尿病并发症的作用：黑豆富含人体所必需的 8 种氨基酸，为大脑及人体重要器官组织的活动提供营养支持，增强体质，提高机体免疫力，防御疾病；不饱和脂肪酸除了能满足人体对脂肪的需求外，还有降低血液中胆固醇的作用；黑豆不含胆固醇，但含有植物固醇，具有抑制人体吸收胆固醇，降低血液中胆固醇含量的作用；蛋黄素可改善大脑机能，预防老年痴呆；丰富的维生素、矿物质和微量元素可维持人体营养均衡，预防脚气病和骨质疏松，润肤，固齿，乌发，延缓衰老。

推荐搭配食法：可与其他

豆类，如红小豆、黄豆、绿豆、白扁豆等煮五豆汤，可防暑降温，排毒清肠；与肉类搭配煲汤或做成可口菜肴，如黑豆玉米排骨汤、黑豆焖猪蹄、黑豆鲶鱼汤、黑豆焖羊肉等；黑豆可与黄豆、核桃一起打成豆浆饮用；黑豆还可与其他杂粮一起煮粥，如与大米、绿豆、芡实等一起煮粥；黑豆还可用醋泡，当零食食用。

☑ **食用注意要点：** 黑豆富含蛋白质，对植物蛋白过敏的人不宜吃黑豆；黑豆含有的膳食纤维非常丰富，消化不良、胃肠功能不好的糖尿病患者也不宜多吃黑豆。黑豆皮的提取物可提高机体对铁元素的吸收，能改善贫血现象，故吃黑豆时不宜饮浓茶和咖啡，不宜吃菠菜，以免影响铁元素的吸收。

主要营养成分一览表

营养成分	功效
蛋白质	为机体活动提供所需的能量，改善体质状况
不饱和脂肪酸	降低胆固醇，软化血管，有助于治疗高血压、心脏病和动脉硬化
蛋黄素	健脑益智，防止大脑因老化而迟钝
铁、镁、磷、钙等矿物质	改善贫血，降低血液黏稠度，调整血脂、血压，强筋健骨
膳食纤维	提高胰岛素的敏感性，降脂降糖，促进排便
维生素 E	抗氧化，抗衰老，保持细胞活力，可驻颜、乌发、润肤
植物固醇	降低血液中胆固醇的含量
异黄酮	富含植物雌激素，改善血脂，预防骨钙丢失

宜黑豆 + 肉类煲汤、烧菜；
宜黑豆 + 其他粗细粮一起煮杂粮粥；
宜黑豆 + 黄豆、核桃等榨成豆浆。

忌黑豆 + 菠菜搭配；
忌同时喝浓茶、咖啡；
对植物蛋白过敏、消化不良的糖尿病患者忌吃。

4 莲子

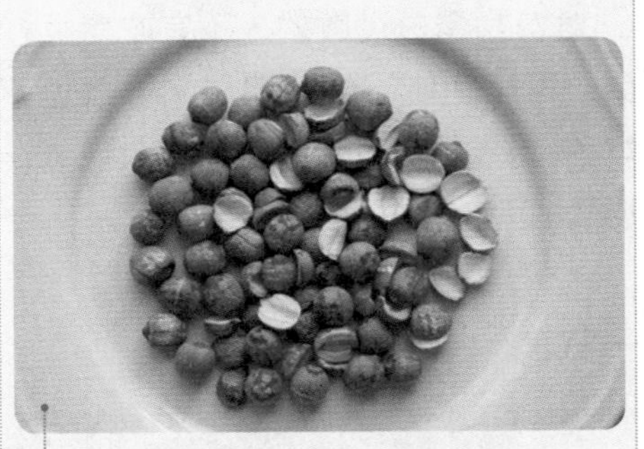

莲子气味清香，有脾果之称

莲子是荷花在莲蓬中包裹的果实，分鲜莲子和莲子干品。莲子气味清香，能健脾开胃，被称为脾果，药食兼用，在烹饪中多用于制作菜肴、点心、汤品、粽子等。

适宜指数：★★★
热　　量：344 千卡 /100 克
每天可吃：40 克

中医功效：性平，味甘、涩，入心、脾、肾经。有补益脾肺、养心安神、固肠止泻、益肾固精等功效，能补五脏而通利血脉。

对糖尿病的作用：莲子是一种平补的平民食材，同时也是一种中药材，对降低血糖有辅助作用，同时对调整血脂、减轻体重也有帮助。

对糖尿病并发症的作用：莲子能补五脏之虚损，通利十二经血脉，且不温不燥，对体质虚弱、食欲不振的糖尿病患者有较好的滋补作用。莲子对胃肠道有双向调整功效，既能实脾，又能止泻，肠胃不好的糖尿病患者可以把莲子作为药膳材料。莲子有健脑、增强记忆力、镇静安神、预防老年痴呆的作用，心悸怔忡、失眠多梦、心神不宁、健忘的糖尿病患者食之能宁心安神。莲子还能益肾，固涩止遗，伴有遗精、尿频的患者可适当食用。莲子心有显著的强心功效，能降血压、扩张外周血管，中医认为莲子心有清热、降心火的作用，口舌生疮、夏季心烦失眠者可食用。

推荐搭配食法：莲子可与其他食材搭配煲粥，如加红豆、绿豆、黑豆、花生等做成八宝粥，爱吃粥的糖尿病患者可适量摄入；莲子与银耳可做成银耳莲子羹，能健脾清润，适于口干烦渴的糖尿病患者饮用；莲子还可与肉丁、腰果、松子、芹菜等搭配入菜，口味清淡，营养更加多元化。

☑ **食用注意要点：**莲子含有大量的淀粉，因此，莲子虽好，但不能摄入过多，食用莲子时应将其热量计入主食中，譬如，摄入 50 克莲子，饭量就要相应减少 50 克。莲子煮至软烂后食用会提高血糖水平，因此，糖尿病患者最好选用比较干燥的莲子，烹饪时避免煮得时间过长，熟后即撤火。莲子心性偏寒凉，虚寒体质的糖尿病患者应去心后再食用。

主要营养成分一览表

营养成分	功效
蛋白质	为人体所必需的供能物质，促进人体新陈代谢
皂角苷	可刺激肠道，促进排便，利尿，改善水肿
碳水化合物	人体活动的能量来源
钾、钠、镁、磷、钙等矿物质	改善骨质疏松和贫血，镇静神经，维持肌肉的收缩及节律
棉子糖	提高免疫力，调节血脂，降血压，护肝，通便，抑制腹泻
N-9 等生物碱	有降压、强心的功效
氧化黄心树宁碱	有防癌、抗癌的保健功效
碳水化合物	为身体活动提供能量

宜莲子+肉类煲汤、烧菜；
宜莲子+其他豆类、仁类、粳米煮粥；
宜莲子+银耳做羹。

忌烹饪时间过长或制作成莲蓉食用；
忌摄入过量；
体质虚寒的人不宜带心一起食用。

5 红豆

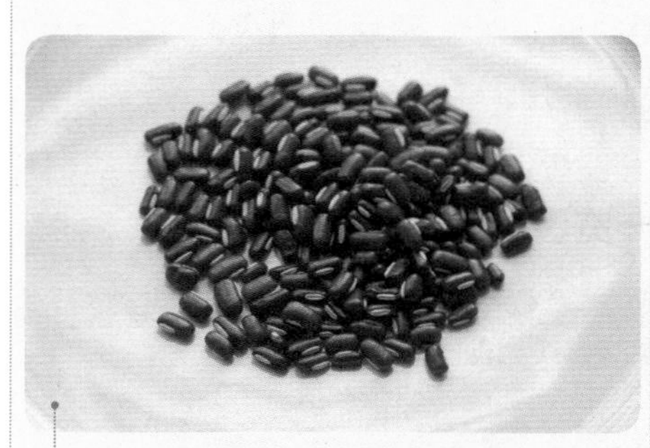

古人有红豆多食令人瘦的说法

红豆被称为“相思豆”，在实际生活中也很受人们的喜爱，被运用到各种食品、菜肴、汤羹的制作中。

适宜指数： ★★★★

热　　量： 309 千卡 /100 克

每天可吃： 40 克

中医功效： 性平，味甘、酸，入心、小肠经，能健脾利水，解毒消水，清热利湿。红豆色红，有很好的补血功效。

对糖尿病的作用： 红豆的膳食纤维很丰富，有良好的润肠通便、调节血糖的功效，还可降血压、降血脂。其特有的皂角苷特别适合糖尿病患者，因其可刺激肠道蠕动、促进排便，故有助于减轻体重；硒可保护胰岛 B 细胞，降低血糖。

对糖尿病并发症的作用： 膳食纤维可防止便秘，有助降低血脂和血压。红豆富含铁、镁、磷、钙、锌等矿物质和硒等微量元素，可维持人体营养均衡，预防因维生素或微量元素缺乏引起的疾病，如脚气病、骨质疏松等，并可降低血液黏稠度，调整血脂、血压；叶酸则有助于预防心脑血管疾病、老年痴呆等慢性疾病。红豆有补血功能，常食可增强体质，提高抵抗力，对产妇还有通乳的功效。

推荐搭配食法： 红豆可与其他豆类、粗粮一起煮饭、煮粥，如红豆大米饭、红豆莲子紫米粥、八宝粥、红豆绿豆百合羹等；红豆也可与肉类搭配煲汤或入菜肴，有健脾利水的功效，如鲤鱼红豆汤、粉葛鲮鱼红豆汤、红豆老鸽汤、猪蹄红豆煲、红豆鸡汤等；红豆煮至开花后收火，可与牛奶、豆浆一起冷冻后做夏季冷饮。

☑ **食用注意要点：**红豆被碾成豆泥后膳食纤维被破坏，豆中的碳水化合物容易被吸收消化并转换成葡萄糖，食后可使餐后血糖升高，故糖尿病患者吃红豆时不宜把红豆压成豆泥做馅料，也不宜煮得太烂；红豆也有很好的补血功效，食用红豆时不宜喝浓茶、咖啡，不宜与菠菜同食；红豆可渗湿利尿，小便过多的人不宜多吃。

主要营养成分一览表

营养成分	功效
膳食纤维	调节血糖，降脂降压，润肠通便，排毒防癌，预防结石，健美减肥
皂角苷	可刺激肠道，促进排便，利尿，改善水肿
碳水化合物	提供人体活动的能量来源
铁、镁、磷、钙等矿物质	改善贫血，降低血液黏稠度，调整血脂、血压，强筋健骨
硒	保护胰岛 B 细胞，降低血糖
维生素 E	抗氧化，抗衰老，保持细胞活力
叶酸	预防胎儿畸形，预防心脑血管疾病以及老年痴呆

宜红豆＋肉类煲汤、烧菜；
宜红豆＋其他粗细粮一起煮饭、煮粥；
宜红豆煮熟后＋牛奶、豆浆当饮料。

忌喝浓茶、咖啡；
忌与菠菜同食；
忌压成豆泥食用；
小便过多者忌食。

6 扁豆

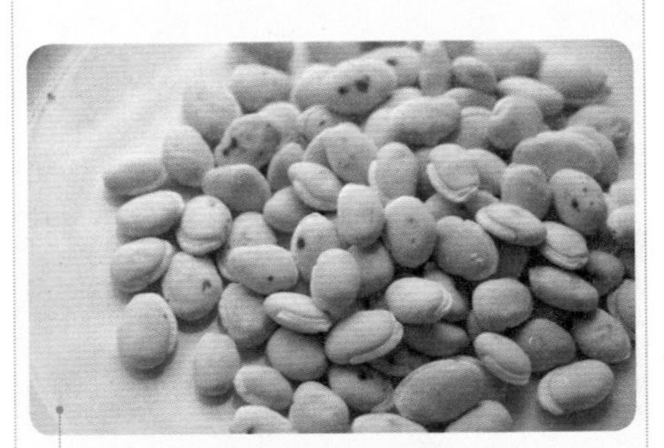

扁豆是人们祛湿药膳中的常用食材

扁豆药食皆宜，除了入药外，人们平时爱用扁豆煮粥、煲汤，味甘性平，可以取代部分主食。

适宜指数：☆☆☆☆
升糖指数：低于 55
热　　量：37 千卡 /100 克
每天可吃：30 ~ 50 克

中医功效：味甘，性平，归脾、胃经，能健脾和中，益气化湿，和中，消暑。

对糖尿病的作用：扁豆本身就属于升糖指数不高的食物，热量非常低，其膳食纤维食后能延迟血糖升高，糖尿病患者可把扁豆作为部分主食食用，尤其对于中医辨证属气虚、水湿内停的糖尿病患者，扁豆可起到药食兼备的功效。

对糖尿病并发症的作用：扁豆所含的蛋白质比青瓜、白菜、番茄等蔬菜要高，是人们摄入蛋白质的重要来源，可提高机体的抗病能力；扁豆丰富的膳食纤维除了降血糖外，还有降甘油三酯和有害胆固醇的作用，对糖尿病合并血脂较高者有较好的食疗功效；扁豆所含的 B 族维生素也非常丰富，B 族维生素是一种“快乐维生素”，心绪不宁、坐卧不安的糖尿病患者适量食用可改善情绪；扁豆还含有一种血细胞凝集素，属蛋白类物质，有一定的抑制肿瘤的食疗功效；扁豆富含锌，含钠却不高，比较适合心脑血管疾病、高血压和肾炎患者食用；扁豆是一味常用的健脾益气化湿的中药，主治脾虚湿重导致的久泻、大便溏薄、食欲不振、妇女带下量多以及夏季暑湿所致的头晕、恶心等症状。

☑ 推荐搭配食法：扁豆可与排骨、芡实、薏苡仁、怀山药一起煲汤，健脾祛湿益气，是夏季消暑靓汤，酷暑时节食欲不振的糖尿病患者可喝汤吃渣；扁豆可与粳米、红豆、绿豆一起煮粥，喜欢喝粥的糖尿病患者可以多喝这种杂豆粥，避免喝纯米粥；扁豆与节瓜、田鸡一起煲汤，清胃消滞，清而不腻，适合体型肥胖的糖尿病患者饮用；土茯苓扁豆煲龟汤，祛湿清热，解毒力强，适合夏季患疮疡疔痱的糖尿病患者食用。

☑ 食用注意要点：扁豆在烹饪前应以冷水浸泡或用沸水焯一下，并充分煮熟后再食用，因扁豆中含有皂苷和红细胞凝集素，皂苷对胃肠道黏膜有较强的刺激作用，红细胞凝集素则可使红细胞凝集，引起中毒，这两种物质只有经过充分加热才能被破坏和分解。

主要营养成分一览表

营养成分	功效
蛋白质	提高机体免疫力，增强体质
维生素 A、维生素 B、维生素 C 和胡萝卜素	保护视力，稳定情绪，防止动脉硬化和细胞老化，保持肌肤润泽和弹性
血细胞凝集素	抑制肿瘤
膳食纤维	降低进食后的血糖水平，降血脂，促进排便，减轻体重
维生素 E 及镁、磷、钙、铁等矿物质	有助于调节人的心脏活动，降低血压，强健骨骼，促进身体组织器官的自我修复，参与酸碱平衡的调节，延缓老化
硒等微量元素	保护胰岛 B 细胞，降低血糖

宜扁豆＋肉类、山药、薏苡仁、芡实煲汤；
宜扁豆＋肉类、节瓜或冬瓜煲汤；
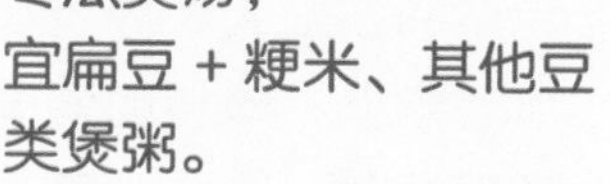
宜扁豆＋粳米、其他豆类煲粥。

忌未煮熟就食用。

7 核桃

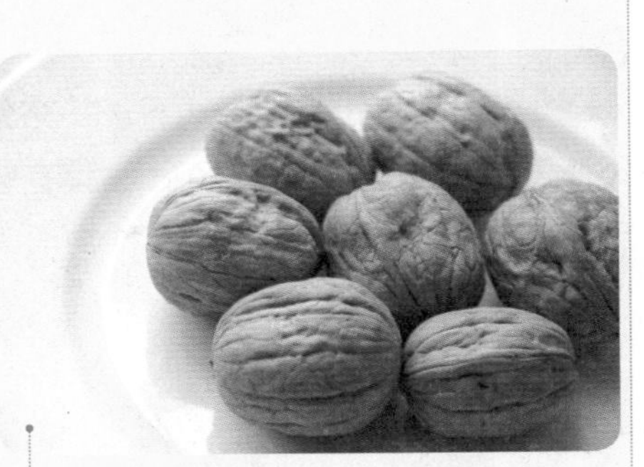

核桃是世界四大坚果之一，著名的益智食品

核桃可生食、炒食、打糊，还可以榨油，核桃肉形似人体的大脑，被民间称为“长寿果”“万岁子”，深受老年人的喜爱。

适宜指数：☆☆☆

热　　量：654 千卡 /100 克

每天可吃：2 颗

中医功效：味甘，性温，有补血润肤、固肾益精、固齿乌发、润燥化痰、温肺宣喘、纳气归元、润肠通便等功效。

对糖尿病的作用：核桃是一种健康的坚果，含糖量很低，虽然富含油脂，但和其他坚果相比，核桃含有的脂肪主要是不饱和脂肪酸，能减轻人体对胰岛素的抵抗，并降低人们罹患 2 型糖尿病的风险，这些健康的脂肪酸对降低体内炎症，预防心脑血管病、癌症和关节炎等有明显的作用，并有助于控制体重，调整内分泌水平。

对糖尿病并发症的作用：核桃所含的“好”脂肪酸以及多酚、维生素 B、维生素 E 等抗氧化物质，可防止动脉硬化和细胞老化，改善脑循环，增强记忆力，延缓衰老，旺血乌发，使人保持精神健旺；其含有的锌、铬等微量元素能清除胆固醇，维持人体心脑血管健康；核桃中的磷脂对脑神经有良好的作用，可减少肠道胆固醇的吸收，避免脂肪在血管壁内沉积，预防心脑血管疾病；核桃的润肤、乌发和通便的功效，可减少糖尿病患者因皮肤干燥罹患的各种皮肤病，可促进肠道的排毒功能，防止便秘；常吃核桃还可改善肾功能，减少夜尿。

☑ **推荐搭配食法：**核桃可以不经任何烹饪当零食生吃；核桃富含油脂，不宜一次大量食用，可与肉类、蔬菜搭配同炒，如核桃虾仁炒韭菜、核桃焖羊肉、核桃焖鸡等，都有很好的滋补作用；核桃可与粳米、小米等一起煮粥；核桃还可与黄豆、黑豆一起榨成豆浆同饮，既美味又滋补。

☑ **食用注意要点：**不少人把核桃仁表面的褐色薄皮扔掉不吃，这样做十分可惜，因为这层薄皮含有鞣酸、苦杏仁酸和锌等微量元素，应与核桃同吃，以吸收这类微量元素；核桃油脂较大，吃核桃时应避免再吃富含脂肪的其他食物，如松子、花生、腰果以及肥肉等，虽然其含有“好”脂肪酸，但不宜过量摄入；核桃性偏温补，易生痰动火，烹饪时忌油炸或高温烘焙，也不宜与辣椒等辛辣食物同炒，当感觉身体有发热、喉咙痛等“上火”症状时应暂停食用。

主要营养成分一览表

营养成分	功效
蛋白质	为重要脏器提供活动所需的能量，增强体质
不饱和脂肪酸	滋养大脑细胞，增强脑功能，降低血液中胆固醇，软化血管，预防心脑血管疾病
维生素 A、维生素 D、维生素 E 等和胡萝卜素	防止动脉硬化和细胞老化，增强记忆力和延缓衰老，保持肌肤润泽和弹性
钙、磷、锌等矿物质	有助于保持骨密度，减少因自由基造成的骨质疏松
天然抗氧化物	抗氧化，预防胃肠道疾病，使油脂降解而被肠黏膜吸收，从而减少胆囊炎和胆石症的发生
磷脂	维护细胞正常代谢，增强细胞活力，防止细胞的衰退

宜生食；
宜＋肉类和蔬菜同炒；
宜＋黄豆榨浆；
宜带薄衣一起食用。

忌油炸、高温烘焙；
忌＋辣椒等辛辣食材；
忌＋其他高脂食材。

8 花生

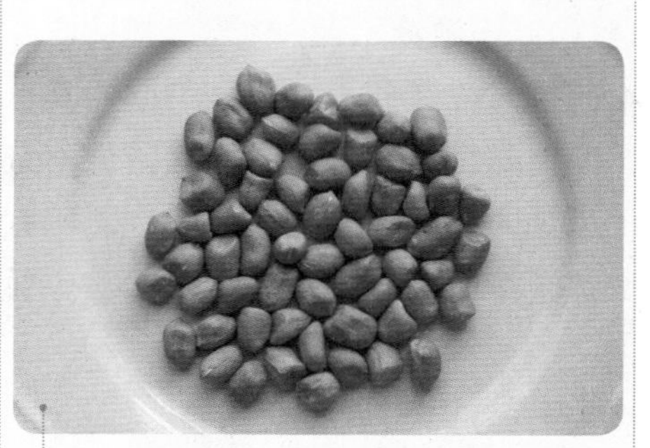

花生富含蛋白质和脂肪，被称为素中之荤

花生被称为长生果，具有很高的营养价值和医疗价值，是世界公认的长寿食物，也是老百姓家中的常备副食。

适宜指数： ★★★
升糖指数： 27（低）
热　　量： 298 千卡 /100 克
每天可吃： 25 克

☑ **中医功效：** 味甘、性平，入脾、肺经，健脾和胃，利肾去水，理气通乳，治诸血症。

☑ **对糖尿病的作用：** 花生所含的糖分很少，其中的膳食纤维、硒等物质都有保护胰岛 B 细胞，直接调节血糖，促进胃肠道蠕动，减轻体重的功效。

☑ **对糖尿病并发症的作用：** 和其他坚果一样，花生富含油脂，但脂肪中有很大部分属于不饱和脂肪酸，能够降低血液中“坏”的胆固醇，起到降血脂、降血糖、降血压的作用；植物固醇也能降低血液中胆固醇含量，预防心脑血管疾病；花生含有除维生素 C 以外的多种维生素，能增强记忆力，抗老化，延缓脑功能衰退，滋润皮肤，维持机体营养平衡，尤其是其他植物不多见的维生素 K，对多种出血性疾病都有良好的止血功效；花生中含有的微量元素硒可降低血小板聚集，预防和治疗动脉粥样硬化、心脑血管疾病。

☑ **推荐搭配食法：** 花生可与各种肉类、蔬菜搭配煲汤或烧菜，营养丰富，美味健康，如猪蹄焖花生、莲藕排骨花生汤、花生鲤鱼汤、霸王花猪骨花生汤等；花生也可与豆类、杂粮搭配煲粥，如八宝粥；醋花生或以盐水煮熟的花生可当零食；花生油是健康的食用油，花生酱拌面、涂面包有益健康；花生还可与黄豆一起磨成花生豆浆饮用。

☑ **食用注意要点：** 花生的脂肪含量高，糖尿病患者每天食用不宜超过25 克，本身患有高脂血症的糖尿病患者、胆囊切除的患者以及跌打损伤者宜少吃或不吃；不宜油炸食用，以免“油”上加“油”；花生久放容易滋生黄曲霉素，多食易诱发癌症，霉变的花生不能食用。

主要营养成分一览表

营养成分	功效
蛋白质	为重要脏器提供活动所需的能量，增强体质
脂肪	其中的不饱和脂肪酸可降胆固醇、降血糖
多种维生素、胡萝卜素、核黄素、钙、磷、锌、硒等矿物质	防止动脉硬化和细胞老化，增强记忆力和延缓衰老，保持肌肤润泽和弹性
膳食纤维	调节血糖，降脂降压，润肠通便
植物固醇	降低血液中胆固醇含量
碳水化合物	为机体活动提供能量来源
硒等微量元素	保护胰岛 B 细胞，降低血糖

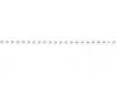

宜花生 + 大米、豆类、杂粮煮粥；
宜花生 + 黄豆磨成花生豆浆；
宜花生 + 肉类、蔬菜煲汤、烧菜；
宜醋泡或水煮。

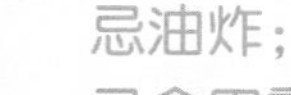

忌油炸；
忌食用霉变花生；
胆固醇高，有胆囊疾病、各类炎症感染患者、跌打损伤者忌吃。

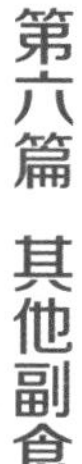

9 豆腐

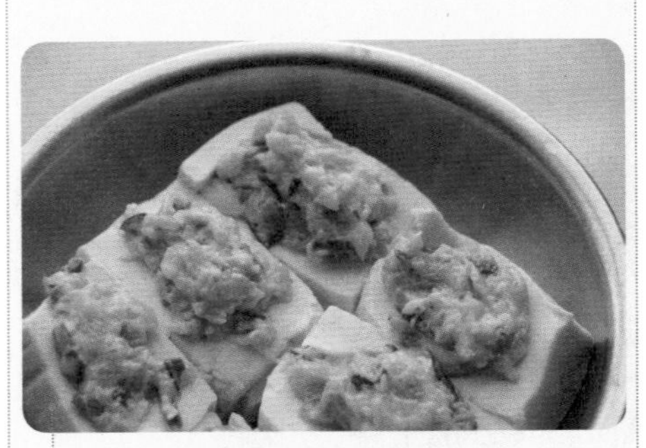

豆腐是人们摄入钙的主要来源

豆腐是中国人发明的传统豆制品，风味独特，品种丰富，花样繁多，营养价值高，尤其是植物蛋白质非常丰富，是素食主义者重要的蛋白来源。俗话说“青菜豆腐保平安”，价廉易得的豆腐非常适合糖尿病患者日常食用。

适宜指数：★★★★★
升糖指数：22(低)
热　　量：81千卡/100克
每天可吃：50克

中医功效：味甘，性凉，入脾、胃、大肠经，有益气和中、生津润燥、清热解毒的功效。

对糖尿病的作用：豆腐是最佳的降低胰岛素的食品，它的升糖指数低，低钠低脂，富含的硒元素是防治糖尿病不可缺少的微量元素。

对糖尿病并发症的作用：豆腐的植物蛋白非常丰富，被称为“植物肉”，蛋白质是人体器官组织的“建筑材料”，对于肥胖的糖尿病患者来说，豆腐是很好的补充蛋白质的食品，可维持机体的新陈代谢，提高记忆力；豆腐的另一主要成分是石膏，石膏在中药中有清热、除烦、止渴的功效，能缓解糖尿病患者烦渴欲饮的症状；豆腐中含有的脂肪主要是不饱和脂肪酸，可降低血液中的“坏”胆固醇；豆腐含钙量颇高，可以预防糖尿病引起的骨质疏松；豆腐中的大豆异黄酮对更年期女性有利，可缓解更年期的不适症状，如抑郁症、血脂高和骨量丢失过快等。

推荐搭配食法：豆腐口味可浓可淡，与各种食材几乎是“百搭”。例如，豆腐搭配各种肉类、蛋白质更好吸收，如豆腐鱼头汤、红烧肉末豆腐、豆腐酿鱼肉；豆腐与菇菌也是好“搭档”，可提高免疫力，如蘑菇烧豆腐，木耳拌豆腐；豆腐配蔬菜可增加膳食纤维，“下火”排便，使热有出路，如豆腐芥菜汤、豆腐烧白菜、豆腐干炒青瓜等；豆腐可与紫菜、海带、虾米搭配做汤，因豆腐含有的皂苷可使碘排泄异常，故豆腐与含碘丰富的海产品一起吃可解决这个问题。

☑ **食用注意要点：** 豆腐含钙量高，故忌与菠菜、芥蓝等富含草酸的涩味蔬菜同煮，以免导致草酸结石形成，沉积在尿路里；对大豆过敏者忌吃豆腐；豆腐中丰富的蛋白质会加重肾脏负担，肾功能不好的糖尿病患者不宜多吃豆腐；豆腐性寒，脾胃虚寒的人不宜多吃豆腐。

主要营养成分一览表

营养成分	功效
蛋白质	维持细胞正常的功能和新陈代谢
不饱和脂肪酸	降低胆固醇
石膏	清热，除烦，止渴
维生素 B、维生素 E	缓解焦虑情绪，宁心安神，延缓大脑老化，清除体内自由基
钙、镁、钾、铁、硒等矿物质	预防骨质疏松，补充体力，提高胰岛素的敏感性
大豆异黄酮	补充植物雌激素，抗衰老，降血脂，预防骨质疏松
硒等微量元素	保护胰岛 B 细胞，降低血糖

宜豆腐 + 猪肉、鱼、虾米；
宜豆腐 + 冬菇、平菇、木耳；
宜豆腐 + 白菜、青瓜；
宜豆腐 + 海带、紫菜。

忌豆腐 + 菠菜、芥蓝同食；
肾功能较差者不宜多食；
脾胃虚寒者不宜多食。

10 鸡蛋

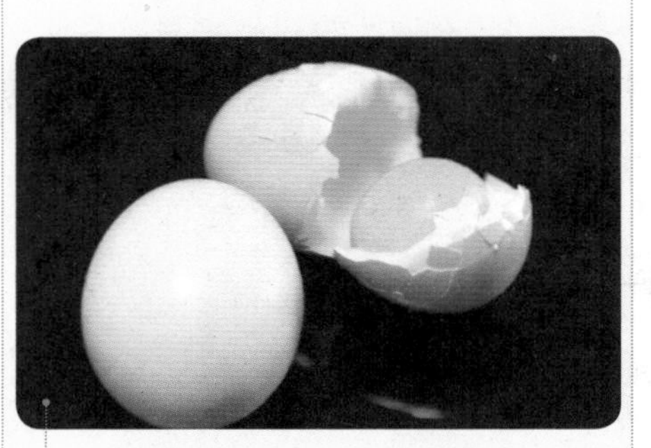
鸡蛋虽小，却是理想的营养库

鸡蛋营养丰富，食用方便，是优质蛋白的最佳来源之一，在膳食搭配中更属百搭，是人们最常食用的食品之一。

适宜指数： ★★★★
热　　量： 144千卡/100克
每天可吃： 半个或1个

中医功效： 蛋清性微凉，能清热，蛋黄性微温，可补血，吃全蛋则性平和，入脾、胃经，可益五脏，扶正气，补脾胃，生气血，养心安神，滋阴润燥。

对糖尿病的作用： 鸡蛋营养丰富，容易被吸收消化，本身的升糖作用并不明显，如果糖尿病患者本身不伴有高血压、高血脂的话，每天吃半个或1个鸡蛋有益健康。

对糖尿病并发症的作用： 鸡蛋所含的优质蛋白，吸收率可达9成以上，与牛奶、猪肉、牛肉等高蛋白食物相比，消化率是最高的，尤其适合体质虚弱、营养不良的糖尿病患者食用，以增强糖尿病患者的抗病能力；蛋黄中的卵磷脂、甘油三酯、胆固醇和卵黄素，对神经系统和身体发育有很好的作用，可改善记忆力，健脑益智，卵磷脂还可促进肝细胞的再生，提高人体血浆蛋白量，增强机体的代谢功能和免疫功能；鸡蛋中含有较高的维生素 B_2，可以分解和氧化人体内的致癌物质；此外，鸡蛋中所含的微量元素，如硒、锌等也具有防癌作用。

推荐搭配食法： 鸡蛋的食法有很多，可蒸，可水煮，可炒，可油炸，可做汤，还可以做成茶叶蛋、皮蛋，但对健康有益的食法是水煮或蒸。鸡蛋可与米面等主食搭配，例如擀面时加入鸡蛋做面条，可使面条更筋斗，降低餐后血糖，鸡蛋炒饭也是经典的家常做法，鸡蛋煮小米粥、鸡蛋煮麦片都是对健康有益的早餐；鸡蛋和牛奶搭配相得益彰，牛奶加水煮鸡蛋或鸡蛋牛奶羹吸收消化率高；鸡蛋还可与各类蔬菜搭配，如鸡蛋木耳炒青瓜、鸡蛋炒辣椒、鸡蛋炒洋葱、鸡蛋炒丝瓜等，鸡蛋的最佳“搭档”是番茄，番茄炒蛋是最受老百姓欢迎的家常菜之一，不但能营养互补，还能健脑抗衰老；鸡蛋与紫菜、海藻搭配可做汤，能清热生津；鸡蛋与猪肉、牛肉搭配可加强养身补血的功效，如老少咸宜的鸡蛋蒸肉饼等。

☑ **食用注意要点：**食用鸡蛋最令人忌讳的是蛋黄中所含的胆固醇，一个50 克左右的鸡蛋，胆固醇含量约为 293 毫克，让不少人对它敬而远之，故糖尿病合并高血脂、心脑血管疾病、肾脏病的患者，需要根据自身胆固醇的高低来决定如何吃鸡蛋；煎鸡蛋或油炸鸡蛋可增加油脂的摄入，糖尿病患者不宜吃；吃未熟的鸡蛋或已受精的鸡蛋、隔夜蛋容易感染病菌，不吃为好；鸡蛋不能与糖一起高温同煮，否则会产生一种叫糖基赖氨酸的物质，破坏鸡蛋中对人体有益的成分。

主要营养成分一览表

营养成分	功效
蛋白质	为组织器官的活动提供能量，强身健体
DHA 和卵磷脂、卵黄素	健脑益智，改善记忆力，促进肝细胞修复
钾、钠、锌、钙、镁等多种矿物质	保证人体营养均衡，促进新陈代谢
维生素 A、维生素 B、维生素 D	有助于改善视力，稳定情绪，预防骨质疏松
胆固醇	参与体内维生素 D 及许多激素、生物膜的合成，同时可使血液黏稠度增加，促进血管斑块的形成
人体所必需的氨基酸	促进蛋白质的合成
硒等微量元素	保护胰岛 B 细胞，降低血糖

宜鸡蛋 + 面粉、麦片、小米、大米；
宜鸡蛋 + 猪肉、牛肉、虾米；
宜鸡蛋 + 丝瓜、青瓜、节瓜、番茄、豆角、辣椒、洋葱等蔬菜；
宜鸡蛋 + 紫菜、海藻；
宜鸡蛋 + 牛奶。

忌吃未熟或受精的鸡蛋；
忌食煎鸡蛋、油炸鸡蛋；
忌食用过多鸡蛋。

二 忌食的其他副食

1 各类罐头

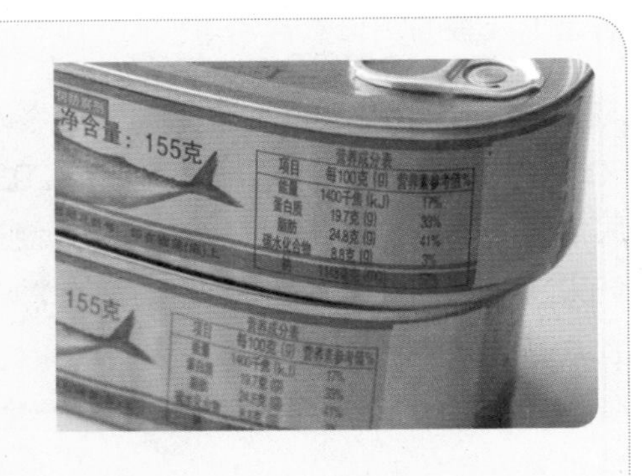

副食的品种有很多，糖尿病患者忌吃的副食有不少，食用糖、糖果、饼干自不必说，各类罐头，包括水果罐头、豆豉鲮鱼罐头、肉罐头、笋罐头以及蜜制品、榄菜、榄角、泡菜、咸菜等加工制品也不宜吃，因为这些加工食品在生产过程中常被高温加热，以免滋生细菌，容易造成营养流失，不但如此，有的罐头为保持色鲜美味和延长保存时间，大多会加入一定的化学添加剂，如防腐剂、香精、色素等，或者加入过多的油、糖、盐等，甚至干脆储存在油中，而高油、高糖、高脂，不利于糖尿病患者的病情。

2 蛋糕

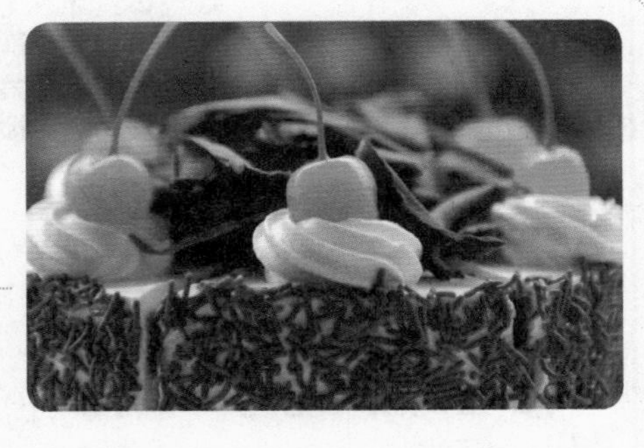

蛋糕很美味，但蛋糕的制作原料中除了鸡蛋外，几乎全都是糖尿病患者忌吃的。蛋糕几乎全是由面粉制成的，此外，还加了大量的糖、鸡蛋、奶油、水果、巧克力酱以及果仁等，这也是蛋糕之所以可口的原因，这些食材均属高糖、高脂食物。市面上有些店家声称无糖蛋糕适合糖尿病患者吃，但蛋糕即使不加糖也不宜多吃，因其本身就是精白面粉制成的，因此，糖尿病患者要自觉抵制美味蛋糕的诱惑。

3 月饼

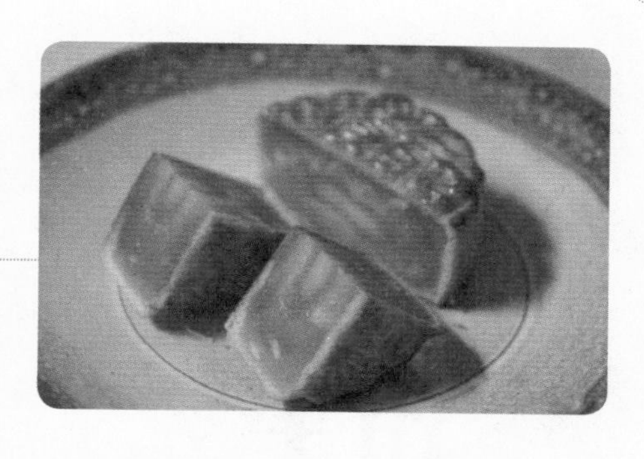

月饼同样也是糖尿病患者的大忌，虽然各地的月饼风味各异，有咸有甜，有荤有素，但都离不开面粉以及大量的食用油。以传统广式双黄莲蓉月饼为例，馅料是莲子泥加糖，还有肥得流油的咸蛋黄，表皮则是面粉、糖、油，光看原料已经是热量惊人。作为传统佳节的风味食品，糖尿病患者浅尝一下，感受到节日氛围即可，千万不能认为节日偶尔一次问题不大，就放开肚皮当主食吃，不少糖尿病患者就是因为存有侥幸心理，一时贪嘴才导致血糖紊乱的。

近年来，有些商家推出了所谓的“无糖月饼”，其实也就是擀面和制作馅料时没有添加蔗糖，但月饼的表皮是面粉做的，馅料多为各种豆子和莲子高温煮熟后压成泥状，即使没有加糖，面粉也可以转化成葡萄糖，豆类煮烂后升糖指数也会飙升，因此，无糖月饼也不能无所顾忌地吃，只能浅尝辄止。

4 油条

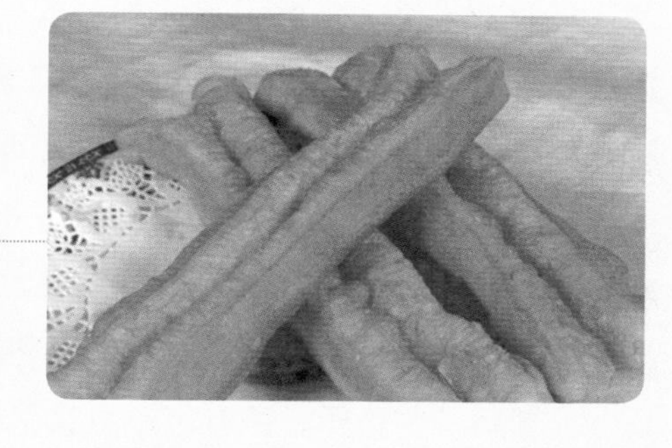

油条是中国人的经典早点，但其高温油炸的制作方式注定了糖尿病患者应忌食，油脂超标，热量高，大量的营养元素被破坏，对糖尿病患者不但提供不了什么营养，反而会使血糖、血脂飙升，且反复高温烹饪的食用油可能还含有其他有害物质，危害糖尿病患者的身体健康。

5 饼干

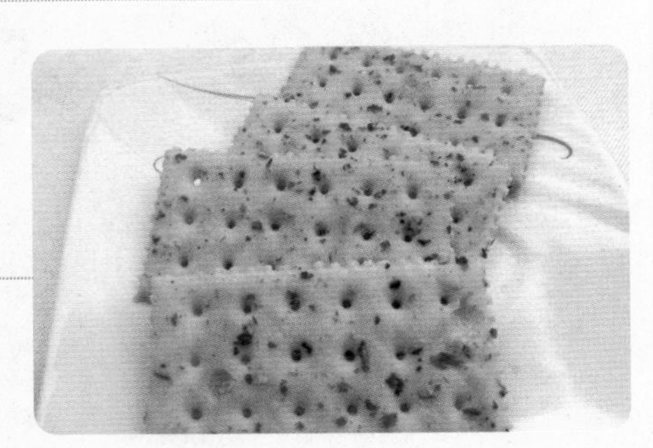

近年来，像饼干这样的小点心品种五花八门，味道也越来越丰富，作为茶点和咖啡点，层出不穷的各式饼干诱人食欲，还吸引了不少人亲自动手烤制饼干，像曲奇、肉松饼、千层塔、杏仁酥、燕麦巧克力、椰子条、香酥蛋卷、薄脆、夹心饼、鸡仔饼、核桃酥等，都是深受欢迎的零食、小点心。市面上还有一些粗粮饼干或无糖饼干，商家声称这些饼干适合糖尿病患者食用，可但凡自己做过饼干的人都知道，要想饼干酥化香脆，大量的动物油或植物油是不可少的，譬如曲奇的制作就要加入不少天然或人工的牛油，鸡仔饼甚至要加入肥肉，食用起来才会满口香甜。无论是哪一种饼干，都是以面粉为主要原料制成的，且都要经过高温烘焙。可见，饼干对于糖尿病患者而言，只是一种垃圾食品。虽然糖尿病患者为预防低血糖反应，随身经常需要准备一些饼干以备不时之需，但这并不意味着鼓励糖尿病患者平时就可以吃饼干，糖尿病患者若以此为借口，经常把饼干当早餐或零食，是十分不可取的，这样不但可引发血糖波动，而且对血脂、血压也有较大的影响。糖尿病患者随身携带的应急饼干最好是最简单的少油、少糖的梳打饼干，平时也不应该把饼干作为零食食用。

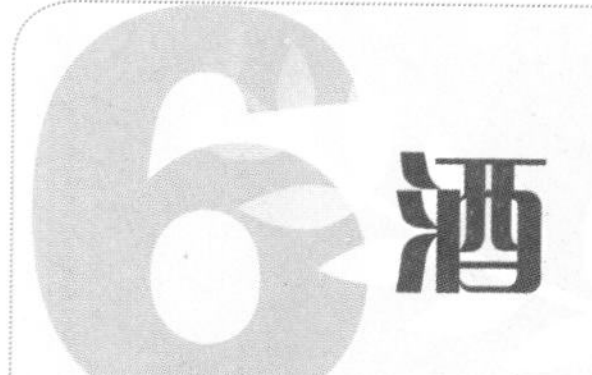

6 酒

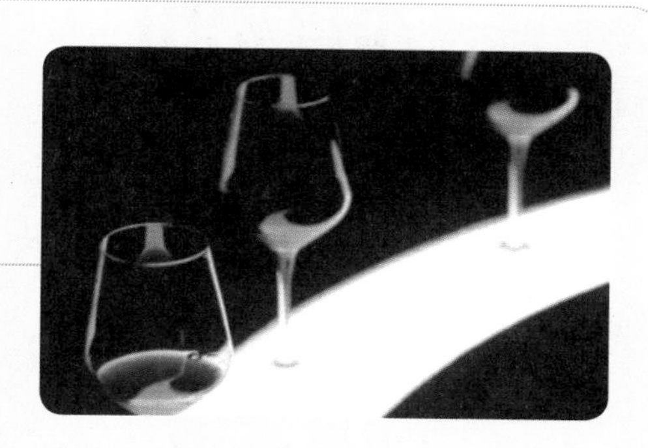

酒由粮食或水果酿制而成，本身属于高能物质，过量饮酒不但会造成胰岛功能受损，增加胰岛素抵抗，还会损害肝脏、胃肠道、神经系统和血管。因此，糖尿病患者要尽量限制酒的摄入，最好是不喝，实在要喝的话，要严格限定次数和饮用量，每周最多只能喝 2 次，白酒每次饮用不能超过 1 两，红酒每次在 200 毫升以内，啤酒每次不超过 300 毫升。本身血糖控制不理想的糖尿病患者，无论哪种酒都不宜饮用。

7 各类调味品

有的人口味浓重，烹饪时喜欢加入各种调料，如味精、酱油、甜醋、海鲜酱、苹果醋、排骨酱、蚝油、鲍鱼汁、豆瓣酱、拌饭酱等，这些调料是人们在烹饪中不可缺少的调味品，但糖尿病患者饮食宜清淡，调味品要尽量少用，多感受新鲜食物的原汁原味就好。

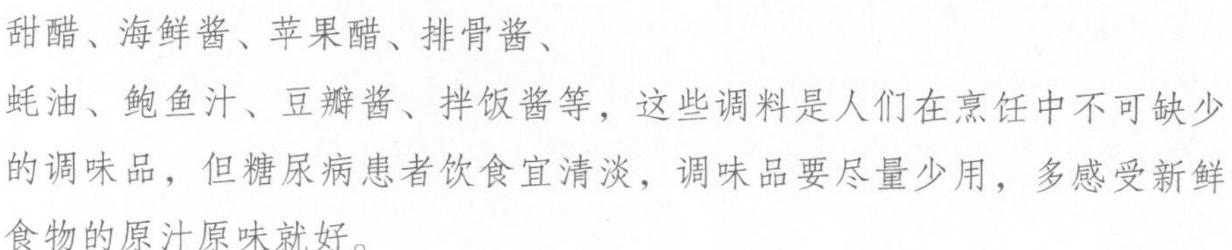

8 动物油、椰子油

很多时候，糖尿病患者的主食、肉类控制好了，蔬菜也选对了，但油没选好或用量过多，一日三餐同样会对糖尿病的病情造成较大的影响。在食用油中，糖尿病患者不但要控制油的用量，而且选用食用油时宜挑选山茶籽油、橄榄油、玉米油、花生油等含不饱和脂肪酸的油为佳，像猪油、鸡油等动物油和椰子油这类饱和脂肪酸含量高的油不应食用。

9 高盐高油高糖零食

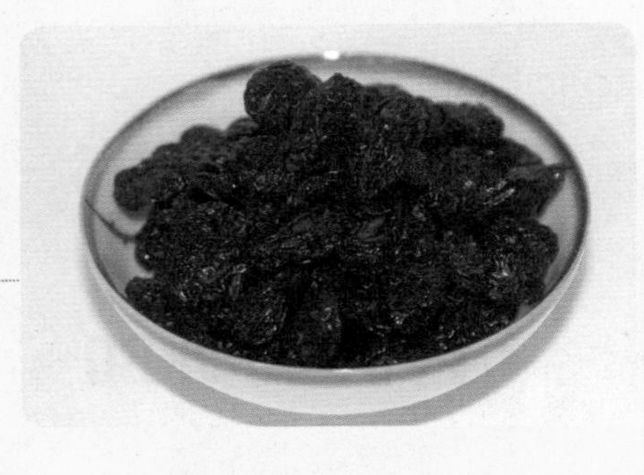

不少糖尿病患者三餐不敢吃饱，平时爱吃小零食充饥，认为只要淀粉含量不高就没问题。事实上，像蜜饯、话梅等果脯，加了大量的糖、盐腌制；牛肉干、猪肉松、辣鱼干等肉类零食，非但不能确保肉源的品质，还含有大量的辛辣香料和盐；薯片也是高温油炸类零食；红枣、葡萄干等天然食材制作的零食，晒干后糖分浓缩，食后可使血糖升高。上述零食均不适于糖尿病患者食用。

特别篇 药茶

药茶是指采用自然界各种具不同疗效的药草煎煮或冲泡而成的茶水，药茶品种丰富，来源广泛，植物的叶、茎、根、种子、果实等不论是新鲜的或制过的均可入茶，既可单味使用，又可相互搭配。糖尿病患者可根据自己的不同症状和口味要求，辨证选择一些适合自己饮用的药茶作为饮料，辅助治疗糖尿病及其并发症。

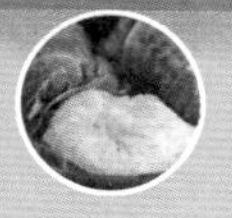

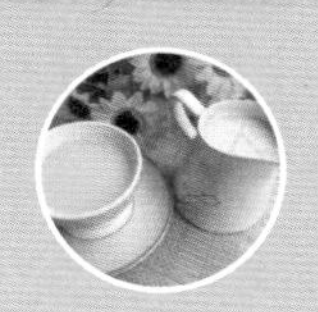

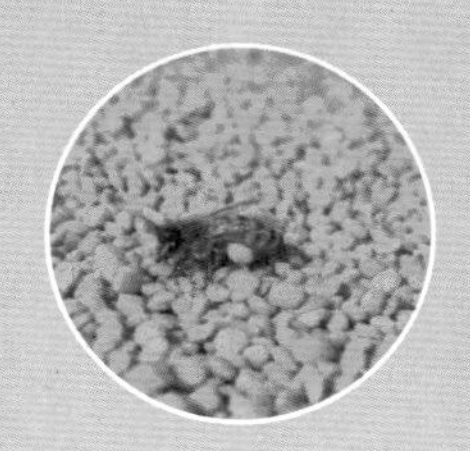

1 麦冬茶

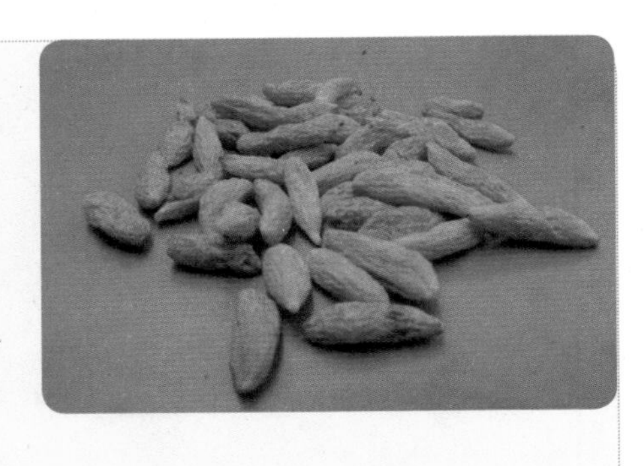

做法：取麦冬10~15克煎水或以开水泡茶。

功效：滋阴润肺，养胃生津，清心除烦，适合阴虚胃热、烦渴频饮的糖尿病患者饮用。

2 花粉茶

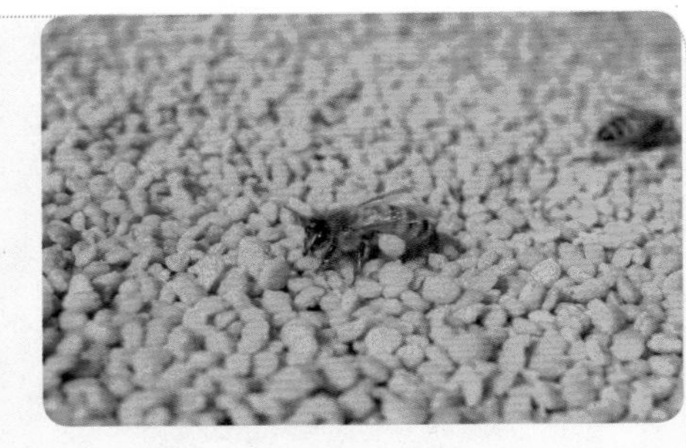

做法：取15~20克花粉，沸水冲泡，盖盖泡几分钟即成。

功效：清热，生津，止渴，适合肺胃燥热、烦渴引饮的糖尿病患者饮用。

3 玫瑰花茶

做法：取15~20克玫瑰花，以沸水冲泡。

功效：疏肝解郁，散结祛瘀，适合情绪闷闷不乐、失眠多梦、乳房胀痛、经行不畅的糖尿病患者饮用。

4 菊花茶

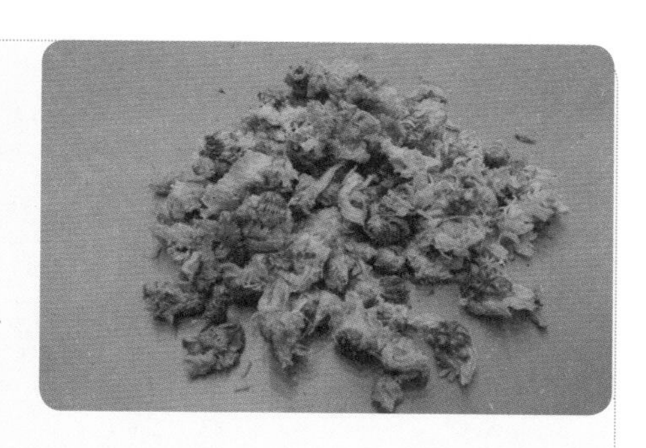

做法：把10~15克菊花放于壶中，注入沸水冲泡即可。

功效：疏风清热，明目解毒，适用于眼睛干涩、咽喉干燥、头痛眩晕、目赤肿痛、心胸烦热、疔疮肿毒、风热感冒的糖尿病患者饮用。

5 三七花茶

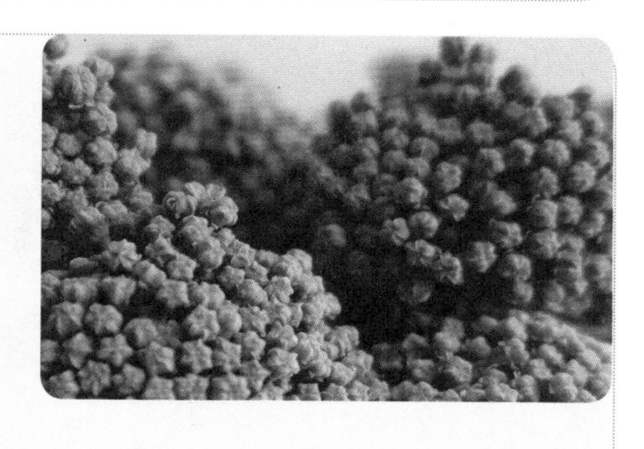

做法：取10~15克三七花煮水或沸水冲泡。

功效：清热生津，平肝降压，活血通脉，适用于血压较高、头晕头痛、目眩耳鸣、视物昏花、咽干口苦的糖尿病患者饮用。

6 茉莉花茶

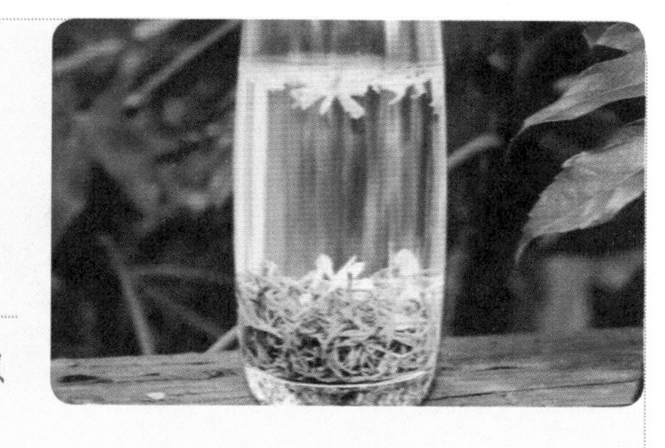

做法：取10~15克茉莉花，以沸水冲泡。

功效：芳香行气，辟秽开郁，化湿和中，适用于情绪抑郁、食少纳差、困倦乏力的糖尿病患者饮用。

7 槐花茶

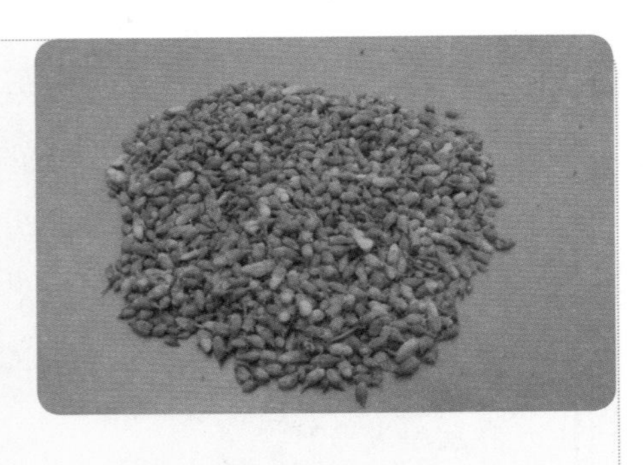

做法：取10~15克槐花以沸水冲泡。

功效：凉血止血，清肝泻火，适用于血热妄行如便血、痔血、衄血，肝热目赤，头痛眩晕的糖尿病患者。

8 枸杞子菊花茶

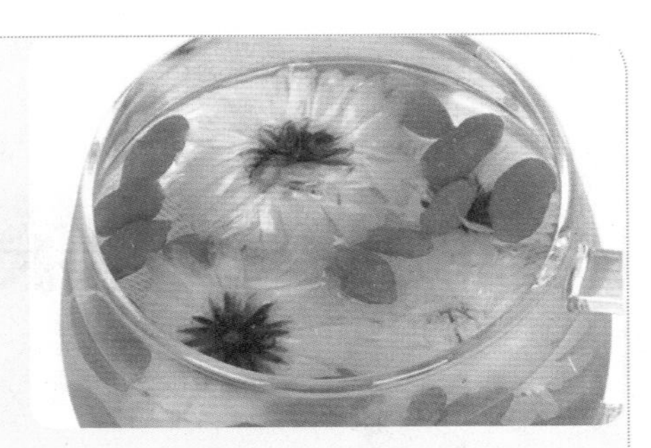

做法：取枸杞子6克，菊花10克放在玻璃杯中以沸水冲泡。

功效：疏风清热，清肝明目，对长期过度熬夜等造成的视疲劳、眼睛干涩有较好的疗效。

9 枸杞石斛茶

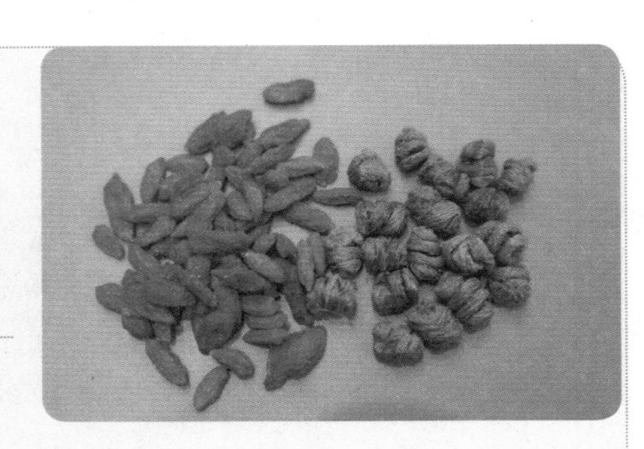

做法：取枸杞子6克，石斛8克，沸水冲泡，以茶代饮。

功效：养阴明目，生津养胃，适用于口干烦渴、两目干涩的患者饮用。

10 西洋参茶

做法：取西洋参片10克左右，沸水冲泡，可不断加水，直到无味。

功效：清热生津，益气提神，适用于口干舌燥、咽痛、夏季体倦神疲、气虚乏力的糖尿病患者饮用。

11 玉米须茶

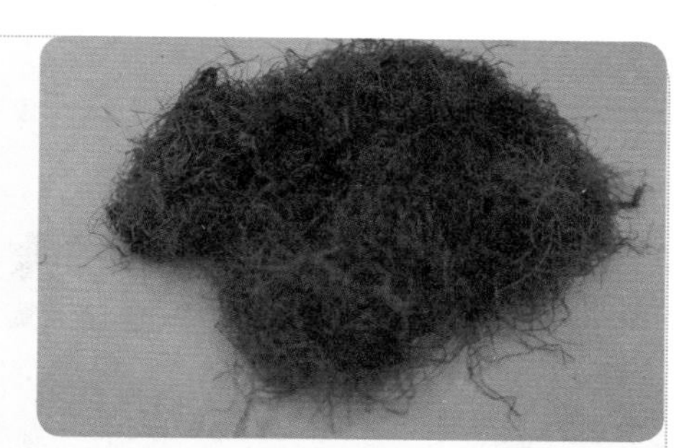

做法：玉米须50克放入砂煲中，加水适时，煎煮约半小时，煎好的玉米须水以茶代饮。

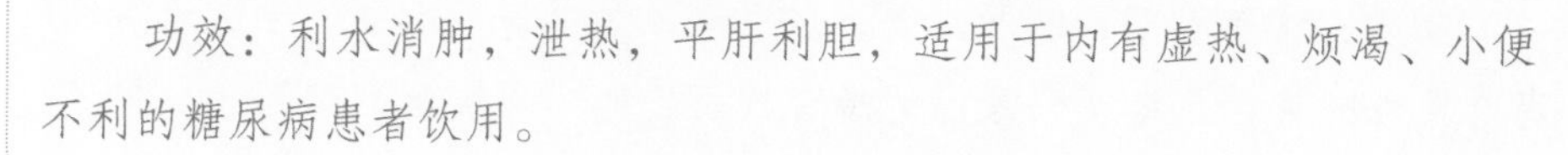

功效：利水消肿，泄热，平肝利胆，适用于内有虚热、烦渴、小便不利的糖尿病患者饮用。

12 桂花茶

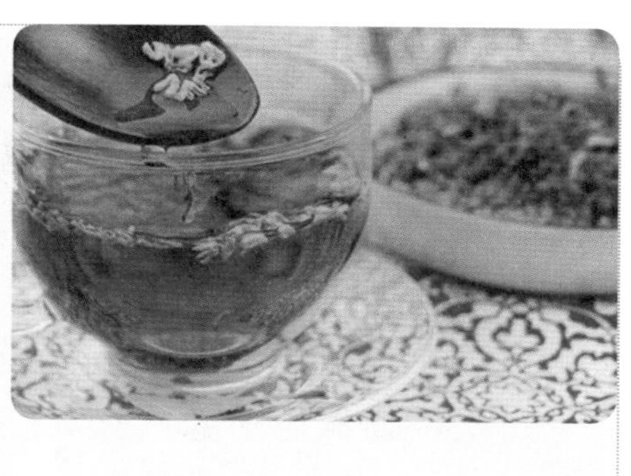

做法：干桂花10克置于玻璃杯中，沸水冲泡。

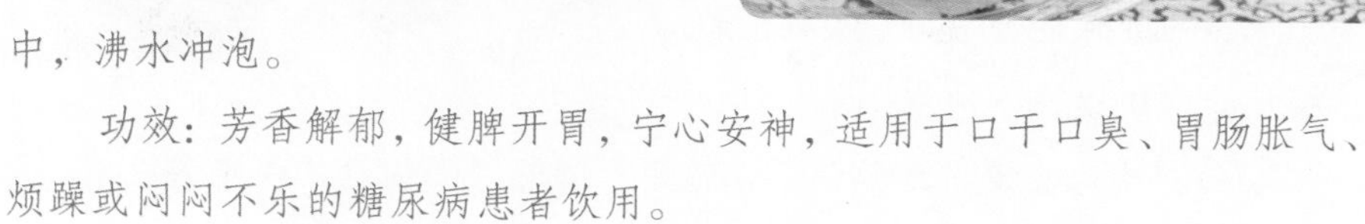

功效：芳香解郁，健脾开胃，宁心安神，适用于口干口臭、胃肠胀气、烦躁或闷闷不乐的糖尿病患者饮用。

13 普洱陈皮茶

做法：可以泡普洱茶时加入小块陈皮一起冲泡，以茶代饮。

功效：理气调中、健脾和胃、燥湿化痰、消积化滞，适用于脘满腹胀、纳呆、咳嗽有痰以及血脂较高的肥胖患者饮用。

14 胖大海茶

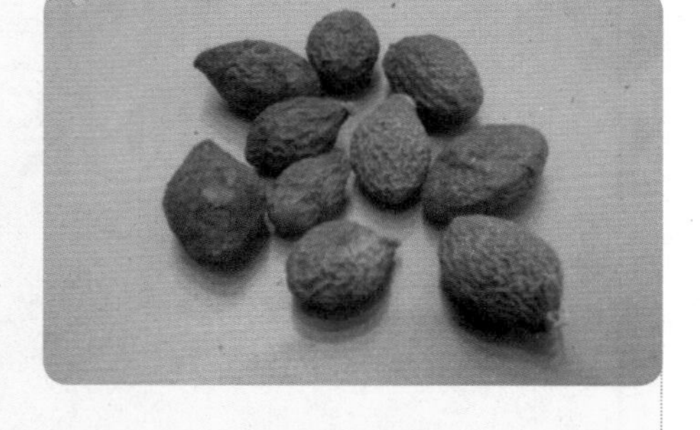

做法：以1~2枚胖大海，泡茶代饮。

功效：清肺利咽，润肠通便，适用于风热感冒后咽痛、干咳无痰或患有慢性咽炎、热结便秘等症的患者饮用，能明显缓解咽部不适，但不能长期饮用。

15 乌梅茶

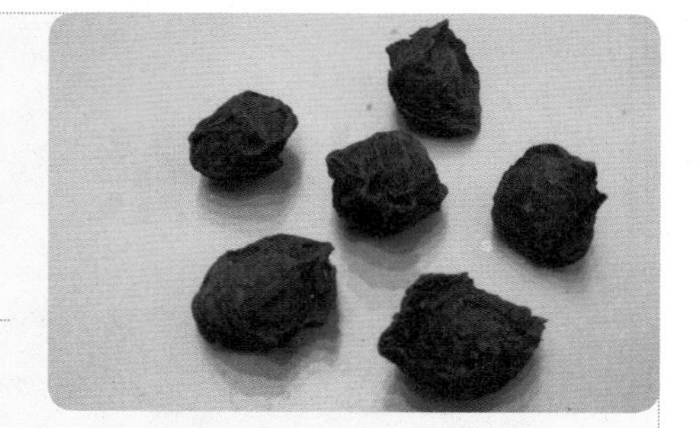

做法：乌梅50克洗净，绿茶6克，二味放于壶中以沸水冲泡。

功效：生津止渴，清热消暑，适用于暑热烦渴的糖尿病患者饮用。

16 大麦茶

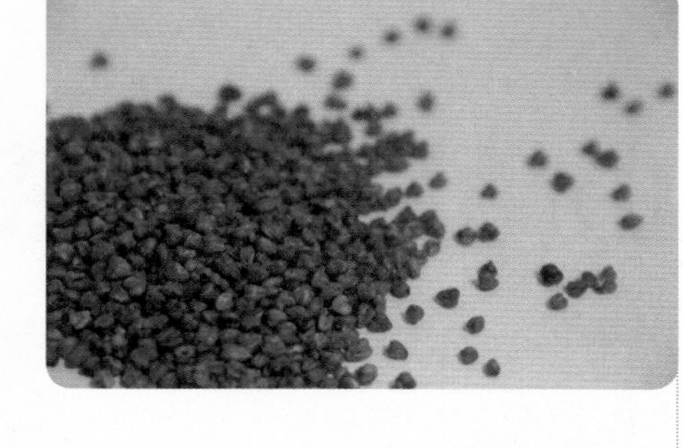

做法：取 100 克大麦，在铁锅中炒成焦黄，以沸水冲泡。

功效：健脾开胃，消脂减肥，适合食欲不振、消化不良、体型肥胖的糖尿病患者食用。

17 女贞桑椹茶

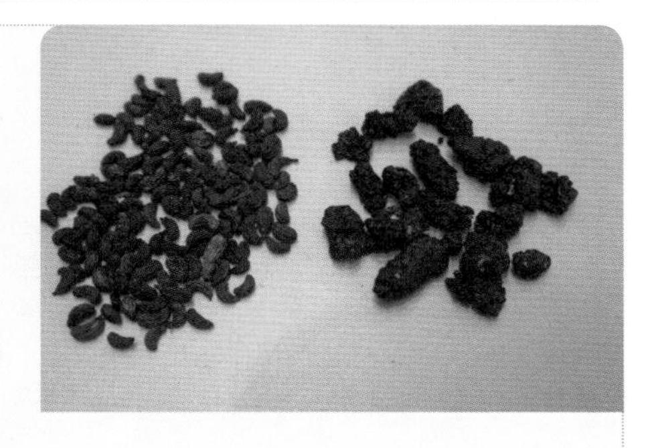

做法：取女贞子 12 克、桑椹 15 克捣碎，放在不锈钢保温杯里，用沸水适量冲泡，盖闷约 20 分钟后可饮用。

功效：滋补肝肾，养阴补虚，适用于肝阴不足、肝风内动引起的头晕目眩、两目干涩、腰膝酸软的糖尿病患者饮用。

18 罗汉果茶

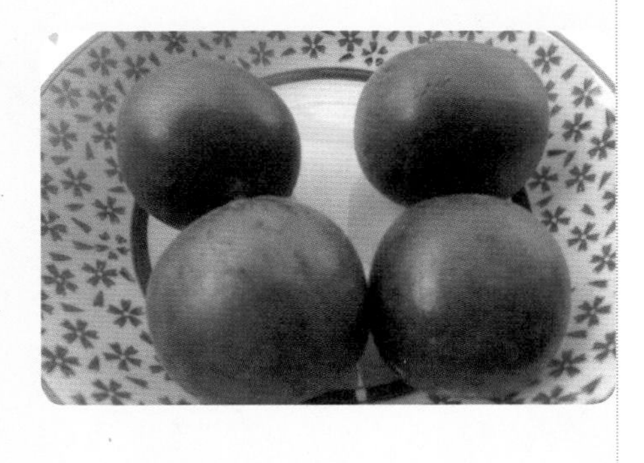

做法：取罗汉果 10 克，置于不锈钢保温杯中，注入沸水闷泡 15 分钟后可饮用。

功效：清热润肺，养阴利咽，罗汉果茶虽然有点甜，但只含有1%左右的甜味素，热量很低，适合燥热伤肺、口渴咽干、咽痛咳嗽的糖尿病患者饮用，尤其适合秋季天气干燥时饮用。

19 山楂决明子茶

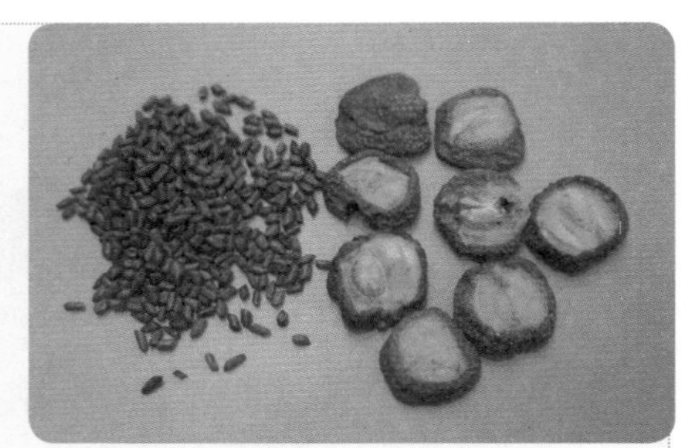

做法：取干山楂、决明子各15～20克，洗净后置于不锈钢保温杯中，加入沸水拧紧瓶盖后2小时可饮用。

功效：消食化滞，调脂降压，食多积滞，胸腹痞满，合并有高脂血症、高血压的肥胖糖尿病患者可饮用。

20 萝卜苗茶

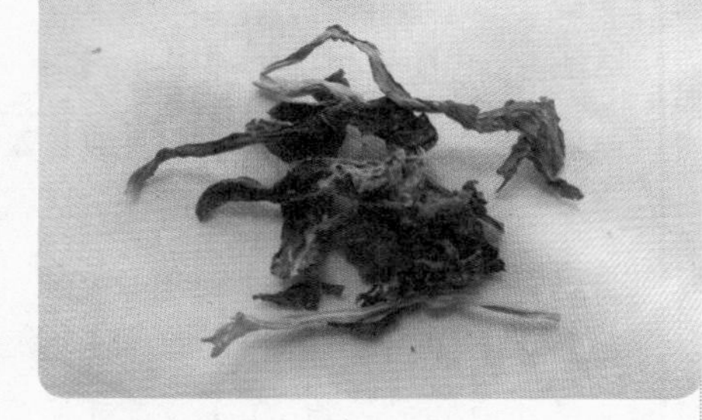

做法：取萝卜菜苗洗净、切短后，加入精盐、姜丝腌制烘干而成，饮用时以开水冲泡代茶。

功效：消食开胃，解暑除烦，糖尿病患者摄入过多肥甘厚腻之品后，肠胃不适、食欲不振时可饮用。

21 荷叶茶

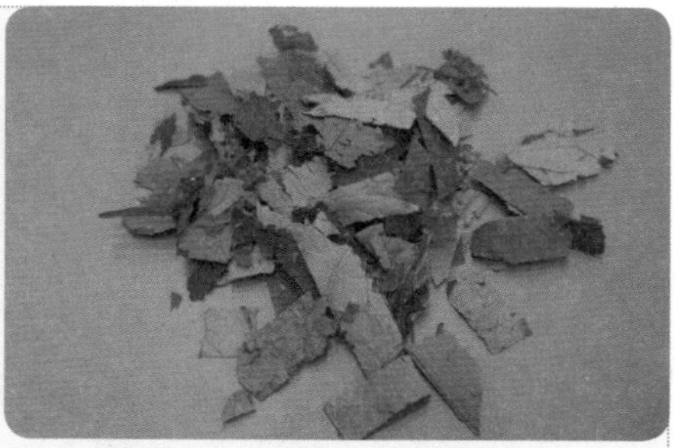

做法：取荷叶一小把切碎，干山楂3片，枸杞子6克，玫瑰花2朵，决明子3克，放于壶中，加入沸水闷泡后可饮用。

功效：消暑减肥，消积降压，适合糖尿病患者夏季暑热难耐、胸闷欲呕、头昏脑涨时饮用。

22 虫草泡茶

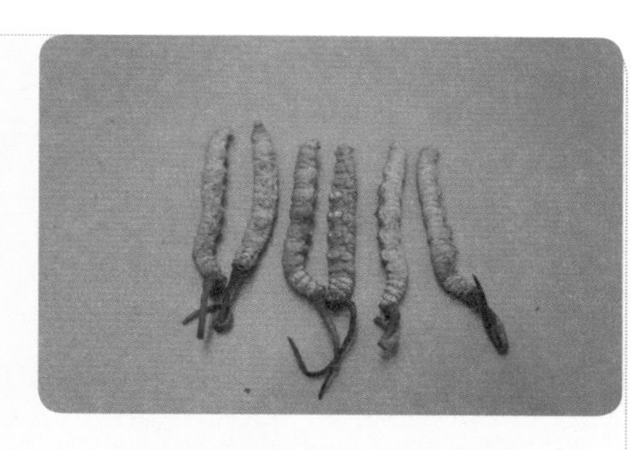

做法：取冬虫夏草3~8条置于玻璃杯中，注入沸水闷泡，以茶代饮，可不断加水，直至无味后，把泡软的虫草嚼烂吞服。

功效：虫草本身是名贵滋补品，可有效提高人体的机体免疫力，适合身体虚弱、抵抗力不足的糖尿病患者饮用。

23 灵芝泡茶

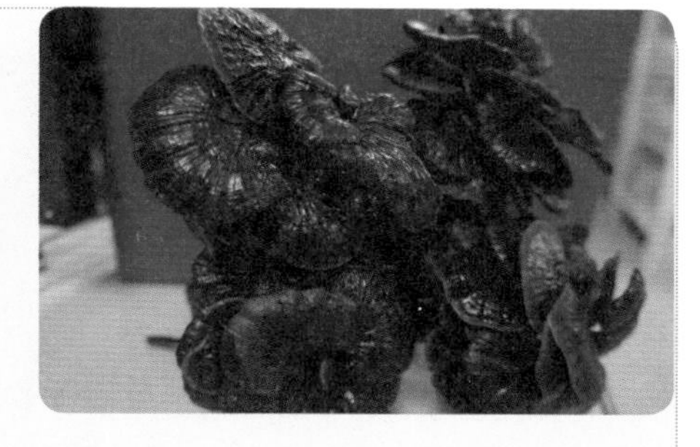

做法：取灵芝10克剪碎，放入茶壶后加入沸水冲泡，温饮代茶，可冲至无味。

功效：扶正固本，滋补强壮，抗肿瘤，增加免疫力，益气安神，抗疲劳，改善睡眠，增进食欲。

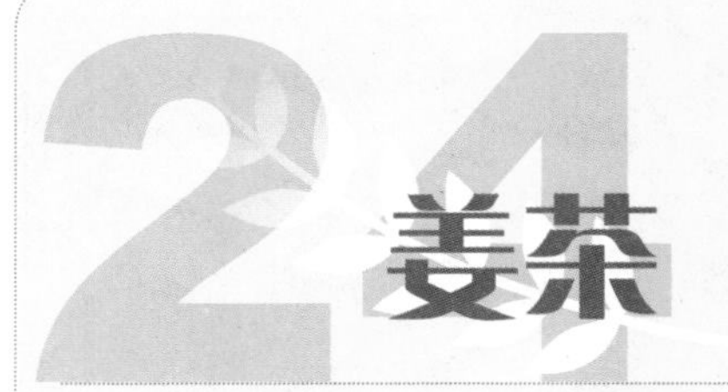

24 姜茶

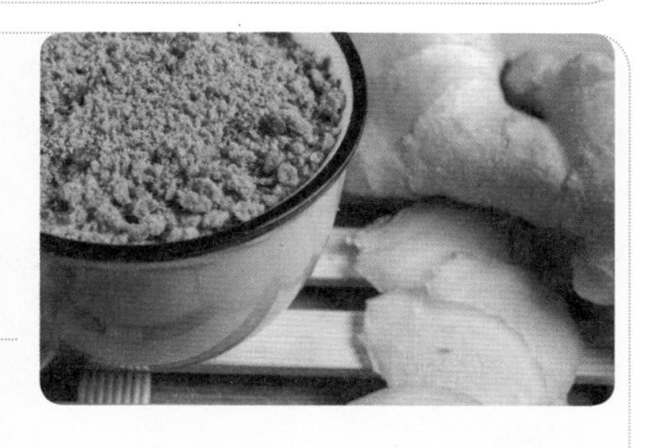

做法：取生姜或干姜去皮切片后，与红茶一起冲泡后趁热频饮。

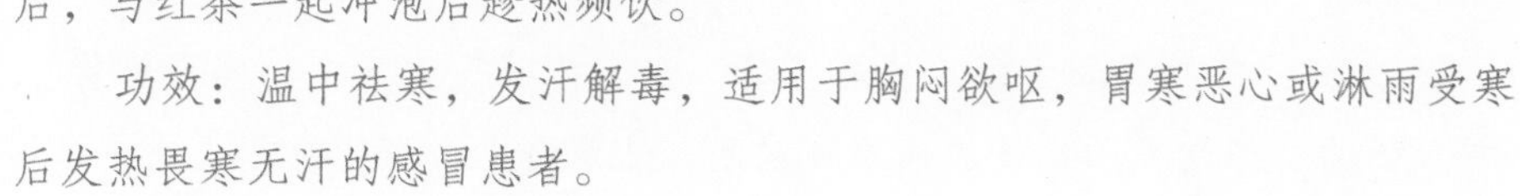

功效：温中祛寒，发汗解毒，适用于胸闷欲呕，胃寒恶心或淋雨受寒后发热畏寒无汗的感冒患者。

25 柠檬草茶

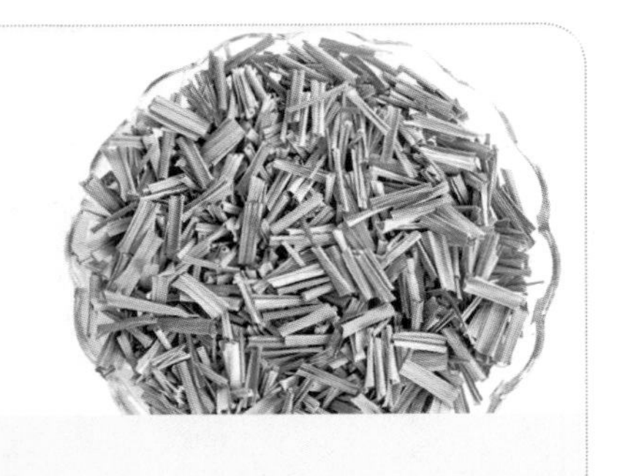

做法：取制过的柠檬草3~5克放入玻璃杯中，加入沸水冲泡后饮用，可反复冲泡，直至汤色变淡。

功效：芳香化湿，行气解郁，利尿解毒，消脂减肥，适合闷闷不乐、两胁疼痛、感冒头痛、食多积滞的肥胖糖尿病患者饮用。

26 竹叶茶

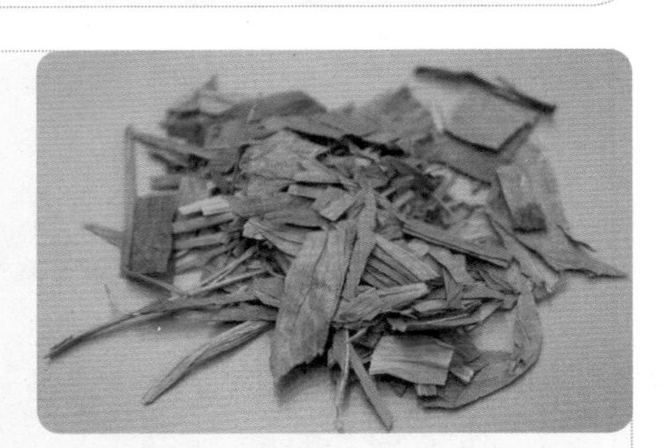

做法：取淡竹叶6克，绿茶3克，放入玻璃杯中，注入沸水冲泡后饮用。

功效：消暑除烦，清热利尿，生津退虚热，适合盛夏时节暑热逼人，心情烦躁、小便不通、失眠的患者饮用。

27 黄芪茶

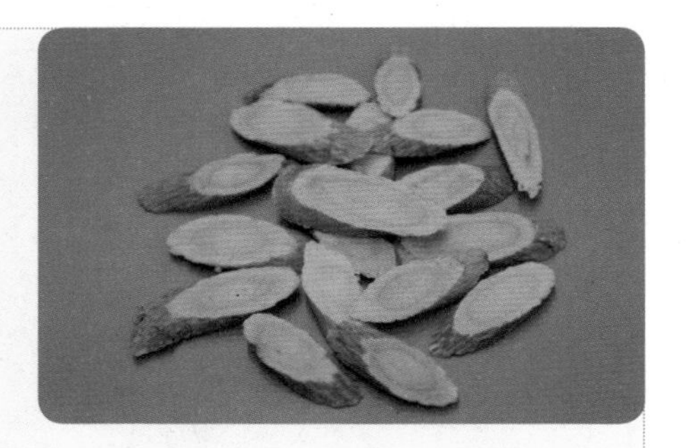

做法：取黄芪20~30克切片，放入壶中加开水冲泡，代茶饮用，直至无味。

功效：益气固表止汗，降压降糖，适合体胖气虚汗多、容易感冒、神疲乏力、咳喘无力的糖尿病患者饮用，注意有上火症状时勿饮。

28 金莲花茶

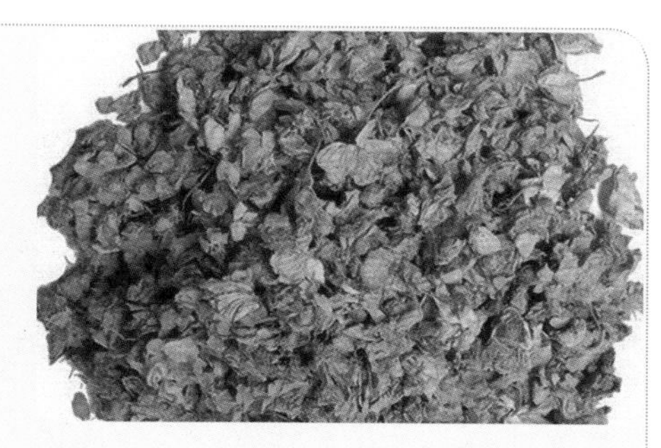

做法：取一小茶匙金莲花花瓣，置于玻璃杯中，冲入滚烫开水后泡 10 分钟左右可饮用。

功效：清热解毒，养肝明目，提神醒脑，有咽干、喉咙痛、双目干涩发胀、头脑昏沉等上火症状的糖尿病患者可饮用。

29 赶黄草茶

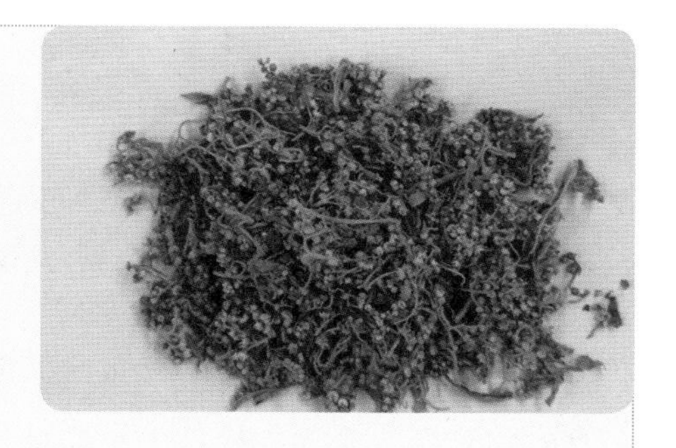

做法：取一小茶匙赶黄草置于玻璃杯中，冲入滚烫开水冲泡，可反复冲泡至味淡。

功效：清热解毒，护肝保肝，降脂降糖，润肺除痰，疏肝理气，适合工作压力大、经常喝酒、容易出现上火症状以及患有脂肪肝等肝脏疾病的糖尿病患者饮用。

30 藏红花茶

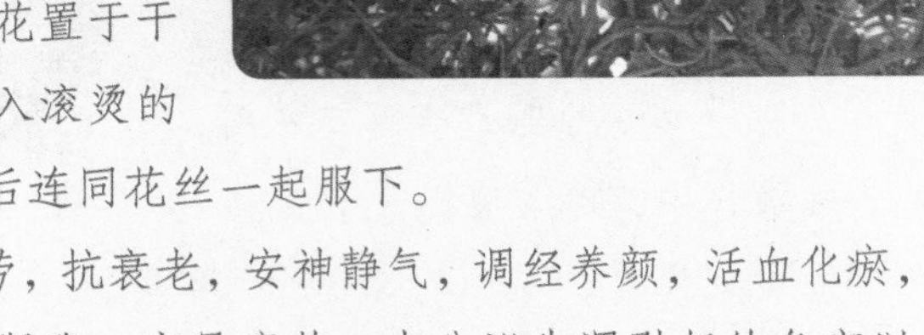

做法：取3～8根藏红花置于干净的、烫过的玻璃杯中，注入滚烫的沸水冲泡，可反复续水，最后连同花丝一起服下。

功效：增强体质，抗疲劳，抗衰老，安神静气，调经养颜，活血化瘀，适合于免疫力低，长期精神紧张，容易疲劳，内分泌失调引起的色斑以及高血压、高血脂患者，怀孕者禁用。

31 苦荞茶

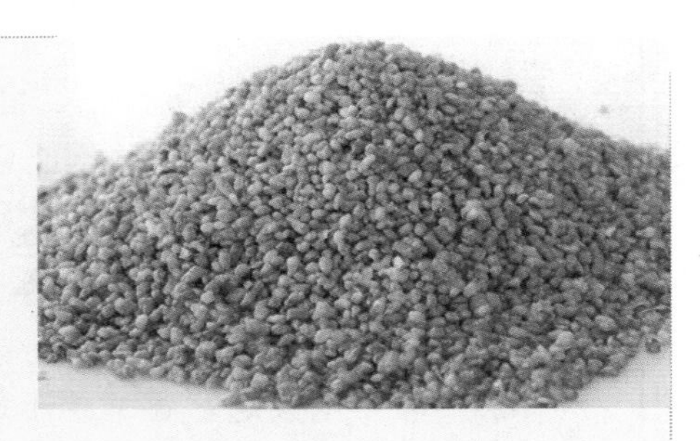

做法：把苦荞放进面粉筛里反复筛几次，然后把筛干净的苦荞倒进锅里翻炒直至炒出香味，使大部分苦荞变成金黄色，放凉后可反复冲泡，以茶代饮。

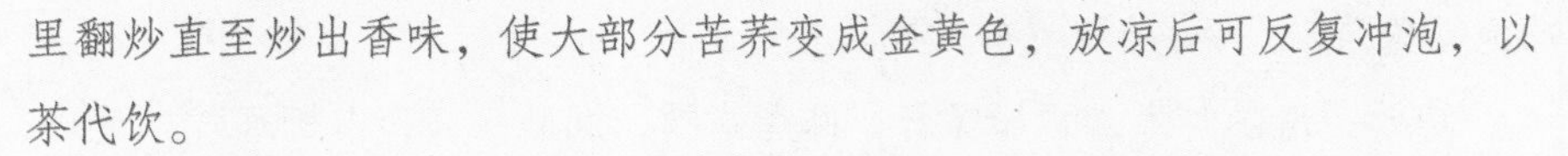

功效：健胃消食，减肥瘦身，提神醒脑，降压降糖，适合食多积滞、口臭，注意力不集中以及患有高胆固醇、高血压、脑血栓的糖尿病患者饮用。